Neurochirurgie

Herausgegeben von Wilhelm Grote

Mit Beiträgen von
W. Bettag
W. J. Bock
H.-E. Clar
W. Grote
H. M. Mehdorn
H.-E. Nau
K. Roosen

2., neubearbeitete Auflage
139 Abbildungen in 260 Einzeldarstellungen
17 Tabellen

1986
Georg Thieme Verlag Stuttgart · New York

CIP-Kurztitelaufnahme der Deutschen Bibliothek

Neurochirurgie / hrsg. von Wilhelm Grote. Mit Beitr. von W. Bettag ... – 2., neubearb. Aufl. – Stuttgart ; New York : Thieme, 1986.
1. Aufl. u. d. T.: Grote, Wilhelm: Neurochirurgie
NE: Grote, Wilhelm [Hrsg.]; Bettag, Winfried [Mitverf.]

Wichtiger Hinweis: Medizin als Wissenschaft ist ständig im Fluß. Forschung und klinische Erfahrung erweitern unsere Kenntnisse, insbesondere was Behandlung und medikamentöse Therapie anbelangt. Soweit in diesem Werk eine Dosierung oder eine Applikation erwähnt wird, darf der Leser zwar darauf vertrauen, daß Autoren, Herausgeber und Verlag größte Mühe darauf verwandt haben, daß diese Angabe genau dem **Wissensstand bei Fertigstellung des Werkes** entspricht. Dennoch ist jeder Benutzer aufgefordert, die Beipackzettel der verwendeten Präparate zu prüfen, um in eigener Verantwortung festzustellen, ob die dort gegebene Empfehlung für Dosierungen oder die Beachtung von Kontraindikationen gegenüber der Angabe in diesem Buch abweicht. Das gilt besonders bei selten verwendeten oder neu auf den Markt gebrachten Präparaten und bei denjenigen, die vom Bundesgesundheitsamt (BGA) in ihrer Anwendbarkeit eingeschränkt worden sind.

1. Aufl. 1975

Printed in Germany
Satz: Setzerei Lihs, D-7140 Ludwigsburg; gesetzt auf Linotype System 4 mit Linotron 202
Druck: Karl Grammlich, D-7401 Pliezhausen

ISBN 3-13-518402-1 1 2 3 4 5 6

Vorwort der 2. Auflage

Eine 2. Auflage wurde schon deswegen notwendig, weil in den vergangenen 10 Jahren nach Erscheinung des ersten Taschenbuches vor allem im diagnostischen, aber auch im therapeutischen Bereich Entwicklungen zu verzeichnen sind, die zum Teil entscheidende Änderungen im klinischen Vorgehen bewirkt haben. In der Diagnostik haben die Computertomographie und zuletzt auch die Kernspintomographie die kranialen und spinalen Untersuchungs- und Aussagemöglichkeiten erheblich verbessert und erweitert, die invasive Untersuchungsmethode der Enzephalographie und Ventrikulographie überflüssig gemacht und die Anwendung der Angiographie in der Tumordiagnostik eingeschränkt. Im therapeutischen Sektor sind z. B. neuere Konzepte in der Geschwulstbehandlung, in der Intensivüberwachung, in der Wirbelsäulenchirurgie zu erwähnen und im mikrochirurgischen Bereich vor allem die Gefäßanastomosen.
Der Umfang des Buches wurde vom Text und Bildmaterial her gestrafft, so daß die entscheidenden Dinge schneller erfaßbar geworden sind und Wiederholungen gegenüber anderen Taschenbüchern (Neurologie, Anästhesie, Radiologie u. a.) vermieden wurden.
Der Mitarbeiterkreis konnte erweitert werden, was der besonders intensiven Überarbeitung und Neufassung nützlich sein soll.
Dem Georg Thieme Verlag danke ich für die stets freundliche Hilfe bei der Bearbeitung dieser 2. Auflage.

Essen, im Frühjahr 1986 WILHELM GROTE

Vorwort der 1. Auflage

Die moderne Neurochirurgie wird innerhalb der gesamten Medizin zu den jüngeren Fächern gerechnet, die ähnlich der Augenheilkunde, Orthopädie, Urologie u. a. seit dem vergangenen Jahrhundert versucht hat, sich von der „Mutter" Chirurgie zu lösen und sich als eigenständiges Fach zu behaupten. Wenn die Neurochirurgie allgemein auch als jüngeres medizinisches Fach apostrophiert wird, so gehen seine Anfänge bereits in die Steinzeit zurück. Aus einem 1862 in Oberägypten entdeckten Papyrus wissen wir, daß die altägyptische Medizin schon 3000 Jahre v. Chr. über Erfahrungen und Behandlungsvorschriften von Schädelerkrankungen verfügte. Seit der Mitte des vergangenen Jahrhunderts fanden zudem Archäologen in vielen Teilen der Welt eine große Anzahl chirurgisch geöffneter früh- und vorgeschichtlicher Schädel. Bei diesen Schädeln waren Teile der Schädeldecke entfernt. Diese Defekte mußten durch Operationen am lebenden Menschen entstanden sein, wie vor allem an über 10000 in Peru gefundenen trepanierten Schädeln erkennbar wurde, da die Defektränder Knochenregenerate aufwiesen, die nur zu Lebzeiten der Betreffenden entstanden sein konnten. Aus den Schädelfunden lassen sich auch bereits verschiedene Methoden der Schädelöffnung nachweisen.

Sowohl in der antiken als auch in der byzantinischen, alexandrinischen und arabischen Medizin wird die Schädeltrepanation als ein gefährlicher Eingriff angesehen und offenbar durchweg als Ultima ratio bei ausweglosen Fällen. Das scheint auch der Grund zu sein, warum die Medizin des Mittelalters ihre Kenntnis der Schädelöffnung mehr aus der Theorie als aus der praktischen Erfahrung schöpft. Die Renaissance führte in der Hirnchirurgie zu einer eigenständigen Betrachtung und praktischen Tätigkeit. Erst im vergangenen Jahrhundert haben neben phrenologischen Untersuchungen, wobei man Zusammenhänge zwischen Schädelform und geistig-sittlichen Anlagen zu ergründen suchte, vor allem die Lokalisationsforschung, die Fortschritte der Anästhesie, die Antiseptik LISTERS und die daraus sich entwickelnde Asepsis eine entscheidende Entwicklung der modernen Hirnchirurgie ermöglicht.

Vor der Indikationsstellung zur Operation und dem nachfolgenden Eingriff steht die Diagnose. Außer der Befunderhebung durch eine allgemeine körperliche und neurologische Untersuchung sind durch

Erfindung und Nutzanwendung spezieller Untersuchungsmethoden entscheidende Wege geöffnet worden zur gezielten Behandlung mannigfacher, früher unheilbarer Erkrankungen des Nervensystems. Man entwickelte die röntgenologische Sichtbarmachung der Hirnkammern und der Hirngefäße, die Elektroenzephalographie und zuletzt die Hirn- und Rückenmarks-Szintigraphie.
Welche Erkrankungen sind heute für den Neurochirurgen operativ anzugehen? Einmal ist ein großer Teil von Schädel-Hirn-Verletzungen operativ zu versorgen und eine Vielzahl nachfolgender Komplikationen. Weiter sind es die Verletzungen der Wirbelsäule mit Beteiligung des Rückenmarks und der Nervenwurzeln, mit Teillähmungen oder kompletten Querschnittsbildern, sowie Verletzungen sonstiger Körpernerven, die einer operativen Korrektur bedürfen. Geschwülste des Gehirns und Rückenmarks generell stellen keine unheilbare Erkrankung mehr dar. Ebenso gibt es operative Behandlungsmöglichkeiten bei einem großen Teil sogenannter Schlaganfälle im Jugendalter, und auch der Schlaganfall im späteren Alter ist nicht selten operativ mit Erfolg anzugehen. Krampfleiden sind zu einem Teil nur operativ heilbar. Die Parkinsonsche Erkrankung wird mit Erfolg durch gezielte Hirneingriffe – sogenannte stereotaktische Operationen – behandelt. Bei manchen Geisteskrankheiten ist eine Persönlichkeitsänderung mit dem Ziel einer Krankheitsbesserung nur durch einen hirnchirurgischen Eingriff (Psychochirurgie) zu erreichen. Unerträgliche, auch durch jegliche Medikamente nicht zu beeinflussende Schmerzzustände an den verschiedensten Körperabschnitten können durch chirurgische Eingriffe am Nervensystem vielfach beseitigt werden. Darüber hinaus sind es angeborene Mißbildungen des Gehirns und des Rückenmarks, die z. T. unmittelbar nach der Geburt bereits operativ behandelt werden müssen, oder der kindliche Wasserkopf mit seinen verheerenden Auswirkungen auf die körperliche und geistige Entwicklung. Der zunehmend sich verbreitende Bandscheibenschaden ist häufig nur operativ zu beheben.
Dieses Taschenbuch soll vor allem den Medizinstudenten ansprechen, aber auch den neurochirurgisch besonders interessierten jüngeren Kollegen wie auch den nicht speziell neurochirurgisch ausgebildeten Arzt, ohne jedoch zusätzlich ausführliche Grundlagen in der Neurologie, Neuropathologie u. a. zu bringen. Das eigenständige neurochirurgische Wissen soll über diesen Kreis hinaus auch den nicht ärztlich Tätigen vermittelt werden, die mit dem Neurochirurgen enge arbeitsmäßige Kontakte haben oder die sich über eine Krankheitssituation orientieren wollen. Es wurde deshalb nicht nur Wert auf eine übersichtliche Krankheitsdarstellung mit allen diagnostischen Möglichkeiten gelegt, sondern vor allem auch versucht, eine lebensnahe, kritische Darstellung vornehmlich der operativen Therapie und ihrer Prognose zu geben.

Herrn Prof. Dr. EBERHARD LÖHR und seinem Mitarbeiter Dr. OTHMAR FIEBACH sei herzlich gedankt für ihre Unterstützung bei der Zusammenstellung des röntgenologischen Bildmaterials und Herrn ALFONS DREWS für die Anfertigung übersichtlicher Zeichnungen. Besonderer Dank gilt vor allem auch Herrn Dr. med. h. c. GÜNTHER HAUFF und seinen Mitarbeitern im Georg Thieme Verlag, die erst die Entstehung dieses Buches ermöglichten und vor allem auch für eine großzügige Ausstattung hinsichtlich des Bildmaterials sorgten.

Essen, im März 1975 WILHELM GROTE

Anschriften

Bettag, W., Prof. Dr., Leitender Arzt der Neurochirurgischen Klinik, Städtische Kliniken Duisburg, Zu den Rehwiesen 9, 4100 Duisburg 1

Bock, W. J., Prof. Dr., Direktor der Neurochirurgischen Klinik der Universität Düsseldorf, Moorenstr. 5, 4000 Düsseldorf

Clar, H.-E., Prof. Dr., Chefarzt der Neurochirurgischen Klinik am Klinikum Ingolstadt, Krumenauerstr. 25, 8070 Ingolstadt

Grote, W., Prof. Dr., Direktor der Neurochirurgischen Klinik im Klinikum der Universität Essen, Hufelandstr. 55, 4300 Essen 1

Mehdorn, H. M., Priv.-Doz. Dr., Oberarzt der Neurochirurgischen Klinik im Klinikum der Universität Essen, Hufelandstr. 55, 4300 Essen 1

Nau, H.-E., Priv.-Doz. Dr., Oberarzt der Neurochirurgischen Klinik im Klinikum der Universität Essen, Hufelandstr. 55, 4300 Essen 1

Roosen, K., Prof. Dr., Oberarzt der Neurochirurgischen Klinik im Klinikum der Universität Essen, Hufelandstr. 55, 4300 Essen 1

Inhaltsverzeichnis

1 Intrakranielle Tumoren

Einleitung

Intrakranielle Tumoren nehmen ihren Ursprung von einer Vielzahl unterschiedlicher Gewebsarten und Strukturen. Für Klinik, Diagnostik und Therapie ist neben dem Ursprung bei intrakraniellen Raumforderungen die Lokalisation von Bedeutung.
Hirntumoren zeigen:
1. *lokale Veränderungen* (Tab. 1.**1**)
Eine Raumforderung bewirkt eine Verlagerung intrakranieller Strukturen (Hirnteile, Gefäße, Ventrikel, Zisternen, Hirnnerven, Falx, Tentorium). Die Lokalisation einer Geschwulst ist für die Ausbildung der klinischen Symptomatik von Bedeutung. Hieraus ergeben sich typische diagnostische Befunde. Daher ist die Lokalisation eine Grundlage gezielter therapeutischer Maßnahmen (wie Art des operativen Vorgehens, Radikalität des Eingriffs, Notwendigkeit einer Bestrahlung).

Tabelle 1.**1** Klinik und diagnostische Befunde bei Tumoren unterschiedlicher Lokalisation

Lokalisation	Klinik	Angiogramm	CT/NMR
frontal	hirnorganisches Psychosyndrom, Antriebsminderung, Kritiklosigkeit, gesteigerte Erregbarkeit, Euphorie	Verlagerung der A. cerebri anterior zur Gegenseite	Amputation des Vorderhorns des Seitenventrikels, Verlagerung der Mittelstruktur
präzentral	Krampfanfälle motorisch, herdförmig (Jackson), generalisiert (Grand mal); Hemiparese, motorische Aphasie	Verlagerung der A. cerebri anterior, Herabdrängung der A. pericallosa	Verlegung des vorderen Anteils des Seitenventrikels
postzentral	vorwiegend sensible, aber auch motorische Anfälle	Verlagerung des hinteren Anteils der A. pericallosa	Verlegung des mittleren Anteils des Seitenventrikels

Fortsetzung Tabelle 1.**1**

Lokalisation	Klinik	Angiogramm	CT/NMR
temporal	Krampfanfälle (Temporallappenepilepsie) (Aura mit Geruch und Geschmackshalluzination), Absenzen, Dämmerattacken, motorische (Broka-), sensorische (Wernicke-) Aphasie	Anhebung der A. cerebri media	Kompression des Unterhorns des Seitenventrikels
parietal	fokale oder generalisierte Anfälle postiktal, flüchtige Hemiparese; dominante Hemisphäre: mnestische Aphasie, Werkzeugstörungen, Alexie, Akalkulie, Agraphie	Auseinanderdrängung der Endäste der A. cerebri anterior und media; cave: variabler Gefäßverlauf!	Verlagerung des hinteren Anteils des Seitenventrikels
okzipital	homonyme Hemianopsie (Rindenblindheit), optische Agnosie (Seelenblindheit), optische Reizerscheinungen (Photopsien)	Auseinanderdrängung der Endäste der A. cerebri posterior	Verlegung des Hinterhorns des Seitenventrikels
medial	Halbseitensymptome, extrapyramidale Störungen, hyothalamische endokrine Funktionsstörungen (Diabetes insipidus)	Verlagerung der A. cerebri media und Aa. thalamostriatae nach lateral	Deformierung des Seitenventrikels, Verlegung des III. Ventrikels, Verschlußhydrozephalus
Pons	Halbseitensymptome (Pyramidenbahn), nukleäre Hirnnervenstörungen, Vierhügeldach (Parinaud-Syndrom, vertikale Blickparese)	Verlagerung der A. basilaris an den Klivus	Dorsalverlagerung des IV. Ventrikels, Verlegung der Cisterna pontis

Fortsetzung Tabelle 1.**1**

Lokalisation	Klinik	Angiogramm	CT/NMR
Kleinhirn	Ataxie, Dysmetrie, Asynergie, Dysdiadochokinese, Intentionstremor, Reboundphänomen, Hypotonie, skandierende Sprache	Verlagerung der A. basilaris an den Klivus	Verlagerung des IV. Ventrikels, Verschlußhydrozephalus
Hirnbasis (Schädelgrube) vordere	Hirnnerv Anosmie I Visusstörungen II Doppelbilder III	Anhebung des vorderen Anteils der A. cerebri anterior	Verkürzung der Vorderhörner der Seitenventrikel, Verlegung der frontobasalen Zisternen
mittlere	Gesichtsfeldstörungen II (Chiasma) Doppelbilder III, IV, VI Störungen des Gefühls im Gesicht, Geschmack V hormonelle Störungen	Anhebung des basalen Anteils der A. cerebri media	Anhebung des III. Ventrikels, Verlegung der medibasalen Zisternen
hintere	s. oben V Parese, mimische, Muskulatur, peripher VII Anakusis, Gleichgewichtsstörung VIII Gaumensegelparese IX Heiserkeit, Stimmbandlähmung X Schultermuskelparese XI Zungenmuskelparese XII	Verlagerung der A. basilaris und der A. cerebelli posterior inferior	Verlagerung des IV. Ventrikels, Verlegung der Zisternen der hinteren Schädelgrube

2. *zellspezifische Veränderungen* (Tab. 1.**2**)
Zellspezifisches Tumorwachstum und regressive Veränderungen führen zur Umgebungsreaktion (Ödem, Nekrose, Verkalkung, Blutungen, Zystenbildung, Gefäßveränderungen, Gewebeproliferation). Der Ursprung eines Tumors aus einer bestimmten Zellgruppe ist entscheidend für die Malignität, Rezidiv- und Metastasenbildung sowie die Ausbildung sekundärer Veränderungen. Diese Befunde beeinflussen wesentlich das diagnostische und therapeutische Konzept (Operation, Bestrahlung, Chemotherapie).
Wenn aus didaktischen Gründen *Lokalisation und Ursprung* getrennt werden, ist doch immer eine gemeinsame Betrachtung beider Faktoren notwendig.
Durch die vorgegebene räumliche Enge des Schädelinnenraumes bewirken – anders als im übrigen Körper – raumfordernde Prozesse wie Tumoren frühzeitig allgemeine Reaktionen, die die Hirnfunktion als Ganzes betreffen können. Diese Veränderungen haben für die Ausprägung der klinischen Symptomatik große Bedeutung und können in mehrere Phasen eingeteilt werden (Tab. 1.**2**):

1. fokale Reaktion,
2. Raumforderung,
3. Massenverlagerung,
4. Einklemmung.

Die *fokale Reaktion* führt in der unmittelbaren Umgebung des Herdes durch Tumorwachstum und Gewebsreaktion zur Störung der Bluthirnschranke. Die Schranke stellt eine spezifische membranbedingte Bar-

Tabelle 1.**2** Klinische und diagnostische Befunde bei verschiedenen Stadien der Raumforderung und Hirndruck

Stadien der Raumforderung	Schema	Klinik	Angiogramm	CT/NMR
1. Herdbefund	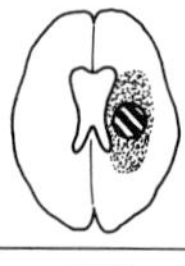	Herdsymptome	lokale Spreizung von Endarterien	Herdbefund partielle Verlegung Ventrikel und Zisternen
2. Raumforderung	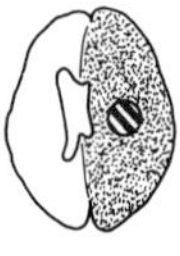	Herdsymptome Halbseitensymptome	lokale Gefäßverlagerung	ausgedehnter Prozeß Verlegung Seitenventrikel und Subarachnoidalräume

Fortsetzung Tabelle 1.**2**

Stadien der Raumforderung	Schema	Klinik	Angiogramm	CT/NMR
3. Massenverlagerung	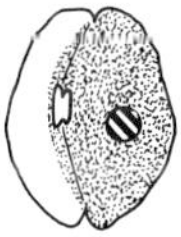	Herdsymptome Halbseitensymptomatik Hirndruckzeichen	lokale Gefäßverlagerung Verlagerung der Aa. cerebri anteriores zur Gegenseite	ausgedehnter Prozeß Verlegung von Ventrikel und Zisternen Verlagerung der Mittelstrukturen
4. Einklemmung	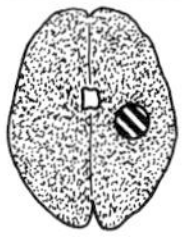	Halbseitensymptome Hirndruckzeichen Bewußtlosigkeit Einklemmungszeichen: Opisthotonus Streckmechanismen Tetraplegie Atemstörungen Bradykardie Hypertonus Okulomotoriusparese (Mydriasis) Pupillenstörungen (wechselndes Pupillenspiel)	Gefäßverlagerung massive Verlagerung der Aa. cerebri anteriores	Verlegung sämtlicher Reserveräume (Ventrikel und Zisternen) Hirnstammkompression
Hirndruck	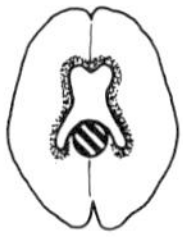	Kopfschmerzen (bes. morgens) Erbrechen (nüchtern) Benommenheit, Apathie Stauungspapille (nicht vor 48 Std. nachweisbar) Fundusblutungen Abduzensparese	gespannter Verlauf A. cerebri anterior bds. A. basilaris an den Klivus gepreßt	Hydrozephalus (occlusus) periventrikulares Ödem Verlegung der Subarachnoidalräume

riere zwischen Gefäßsystem und hirneigenem Interstitium dar. Die Bluthirnschranke, die im normalen Zustand für die Bestandteile des Blutes, wie Albumine und größere Moleküle, dicht ist, zeigt bei Hirntumoren in der Umgebung der Gefäße auffällige Veränderungen mit Austritt von Flüssigkeit in den interstitiellen Raum. Dieses Extravasat wird als vaskulär bedingtes Hirnödem bezeichnet und ist bei den einzelnen Hirntumoren unterschiedlich stark ausgeprägt, oft ist dieses peritumorale Hirnödem für die Stärke der klinischen Symptomatik mit verantwortlich (vgl. Abb. 1.**8**).

Eine *Raumforderung* liegt dann vor, wenn ein Tumor die lokalen Grenzen überschritten hat und es dadurch sowie infolge sekundärer Reaktionen zu einer Verlegung von Ventrikeln und Zisternen sowie der kortikalen Subarachnoidalräume gekommen ist. Die klinische Symptomatik tritt dann meist als Halbseitensymptomatik in Erscheinung.

Von einer *Massenverlagerung* spricht man erst, wenn zusätzlich zur Raumforderung eine Verlagerung von Hirngewebe mit Verlagerung der Mittelstrukturen zur Gegenseite stattfindet. Klinisch treten neben Halbseitenzeichen Hirndrucksymptome hinzu, die durch die zunehmende Einengung der Reserveräume (Ventrikel, Zisternen, Subarachnoidalräume) bedingt sind. Bei Verlegung von Teilen der Seitenventrikel kann es zu partieller Aufweitung abhängiger Ventrikelanteile kommen. Ein partieller oder vollständiger Verschluß des III. Ventrikels, des Aquädukts oder des IV. Ventrikels führt rasch zu einem Okklusionshydrozephalus oberhalb der Einengung.

Zur *Einklemmung* kann es kommen, wenn alle Reserveräume durch die tumorbedingten Veränderungen aufgebraucht sind. *Leitsymptom ist Bewußtlosigkeit.* Ein solcher Zustand ist akut lebensbedrohlich, da durch Kompression vitaler Hirnareale des Mittelhirns oder der Medulla oblongata zentrale Regulationsstörungen von Kreislauf und Atmung auftreten. Nur sofortige Beatmung und Entlastung der komprimierten Hirnregion können das Leben des Patienten retten. Eine Einklemmung kann sich entwickeln im Bereich des:

Tentoriumschlitzes (obere oder Mittelhirneinklemmung),

Foramen magnum (untere oder Medulla-oblongata-Einklemmung).

Im *Tentorium* kommt es nach Verlegung der Zisternen zur Herniation von Teilen des Temporallappens (Gyrus uncinatus und Gyrus hypocampalis), mit Kompression von Mittelhirn, Hirnschenkeln, V. basalis, Aa. cerebri posteriores und Nn. oculomotorii. Klinisch beobachten wir zu Beginn eine Erweiterung der Pupillen sowie Streckmechanismen. Während eine kurzfristige, partielle Mittelhirneinklemmung mit Defekten überlebt werden kann, führt eine vollständige, langfristige Einklemmung immer zum Tode des Patienten.

Zur Kompression der Medulla oblongata kann es kommen, wenn Teile des Kleinhirns (Kleinhirntonsillen) bei Raumforderungen in der hinteren Schädelgrube durch das Foramen magnum in den zervikalen Spinalkanal treten. Klinisch kommt es akut zu einer medullären Querschnittssymptomatik mit Atemstillstand. Wegen der räumlichen Enge und der hohen Vulnerabilität der Medulla wird ein solches Ereignis nur selten überlebt, selbst bei sofortiger Beatmung und Entlastung.

Hirndruck

Nimmt das intrakranielle Volumen bei einem Hirntumor zu, dann wird es in erster Linie zur Abnahme der Reserveräume kommen. Eine zusätzlich begrenzte Kompression des elastischen Hirngewebes ist möglich, ohne daß sich eine Steigerung des intrakraniellen Drucks entwickelt. Sind diese Kapazitäten erschöpft, dann steigt der intrakranielle Druck rasch an (Druck-Volumen-Diagramm). Unbehandelt führt eine progrediente Drucksteigerung zur Einklemmung. Bei Großhirntumoren, häufiger noch bei Prozessen der hinteren Schädelgrube, besteht eine Druckdifferenz zwischen intrakraniellem Raum und Spinalkanal; daher ist eine Lumbalpunktion kontraindiziert. Es droht die Gefahr einer akuten Einklemmung im Tentoriumschlitz oder Foramen magnum. Zum Ausschluß einer Raumforderung müssen genaue Anamnese, Fundusspiegelung und vorherige CT/NMR-Diagnostik herangezogen werden.

Lokalisation (Abb. 1.**1**)

Der Schädelinnenraum wird durch das Tentorium in die supratentorielle und infratentorielle Region getrennt. Supratentoriell ist das Großhirn mit Stammganglien und Zwischenhirn lokalisiert. Infratentoriell liegen der Hirnstamm, das Kleinhirn und die Medulla oblongata. Basal können wir am Schädel eine vordere, mittlere und hintere Schädelgrube unterscheiden, der die Hirnbasis mit Orbital- und Riechhirn, Temporallappen und Kleinhirn mit Hirnstamm aufliegen. Basal verlaufen die arteriellen Gefäße (Circulus arteriosus Willisi) und die Hirnnerven, die durch die Zisternen und die entsprechenden Foramina der Schädelbasis hindurchtreten (vgl. Tab. 1.**1**).

Frontal (Abb. 1.**2** u. 1.**3**)

Im Gegensatz zur Ausdehnung des Os frontale, das vom Orbitarand bis zur Kranznaht reicht, erstreckt sich das Stirnhirn bis zum Sulcus praecentralis, zwei Querfinger hinter der Kranznaht. Tumoren in der Frontalregion bleiben lange Zeit stumm. Die genaue Anamnese, insbesondere die Fremdanamnese, ergibt doch Hinweise, die auf eine organische Wesensänderung deuten. Patienten mit frontalen Tumoren

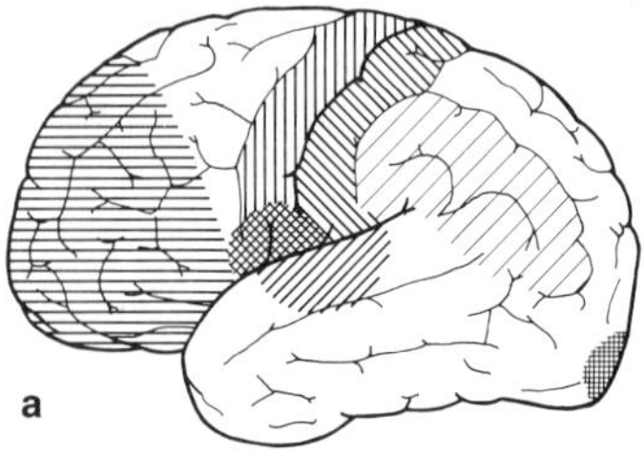

a

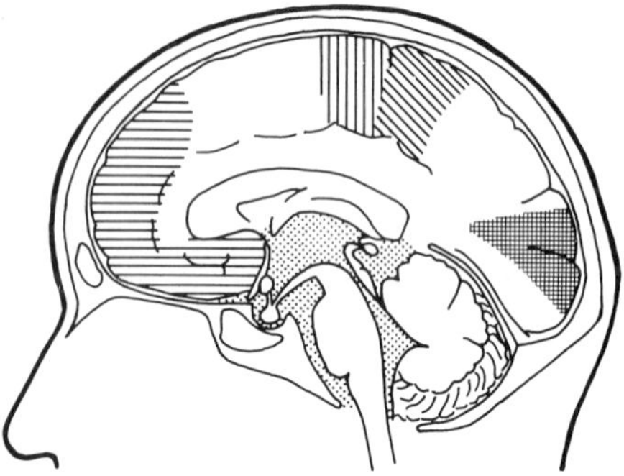

b

Abb. 1.**1 a–c**

a Linke Großhirnhemisphäre mit Funktionsarealen,

b Schnitt durch die Mittellinie:

- frontal
- präzentral (Pyramidenregion)
- postzentral (sensorisches Rindenfeld)
- motorische Sprachregion (BRO KA)
- sensorische Sprachregion (Wernicke) Angularis-Bereich
- Sehrinde
- Liquorraum

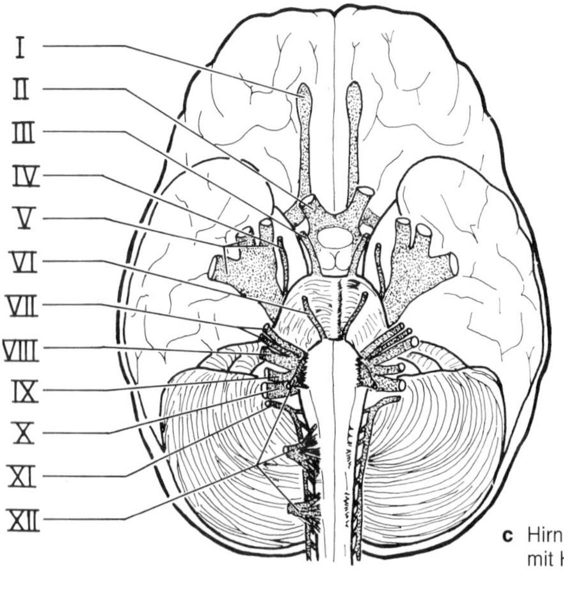

c Hirnbasis mit Hirnnerven I–XII

Abb. 1.**2 a–d**
Schema einer frontalen Raumforderung:
a u. **b** Angiogramm,
c u. **d** Computertomogramm (CT)

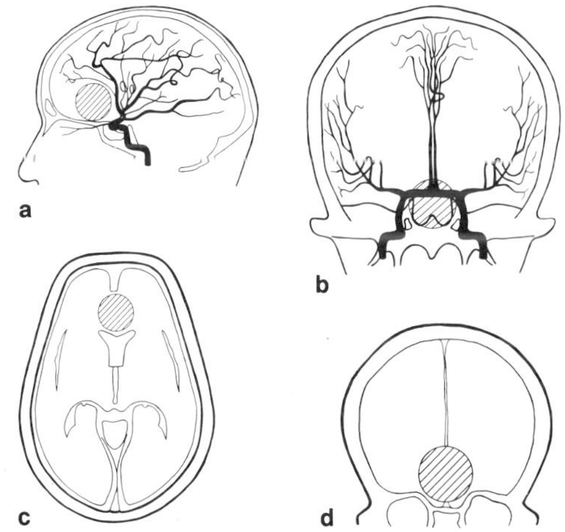

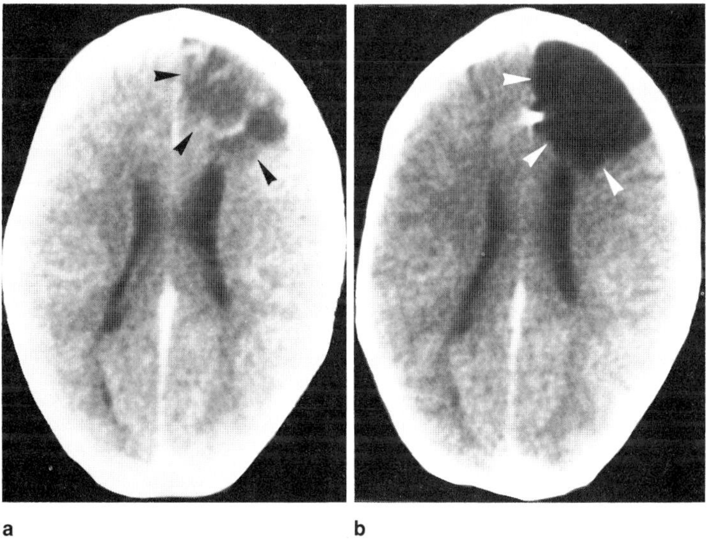

Abb. 1.**3 a** u. **b** Computertomogramm einer 45jährigen Patientin mit einem Oligodendrogliom rechts frontal. **b** Kontrolle 2 Jahre postoperativ: hypodenser Defektbezirk mit Clipartefakt an der Falx

dissimulieren häufiger als Patienten mit Tumoren in anderen Hirnregionen. Dies deutet auf eine tumorbedingte Verminderung der Kritikfähigkeit hin.
Aus diesen Gründen werden frontale Tumoren meist sehr spät erkannt. Daher ist es angezeigt, in allen Fällen unklarer psychischer Veränderungen eine gezielte neuroradiologische Diagnostik einzuleiten.

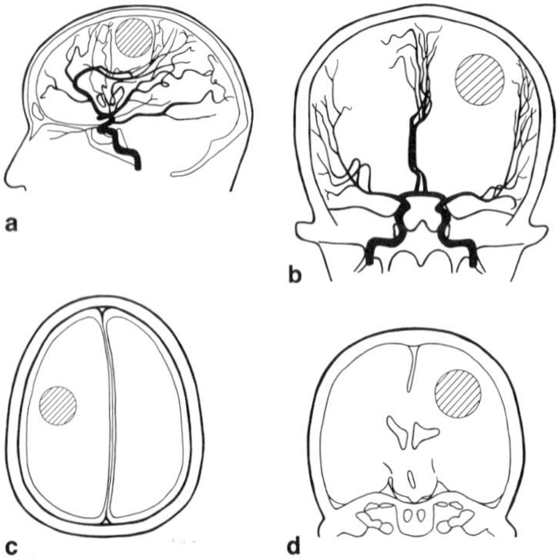

Abb. 1.**4 a–d** Schema einer präzentralen Raumforderung: **a** u. **b** Angiogramm, **c** u. **d** Computertomogramm

Präzentral (Abb. 1.**4** u. 1.**5**)

Tumoren, die vom Gyrus praecentralis ausgehen, führen frühzeitig zu Anfällen, die fokal, motorisch als Jackson-Epilepsie beginnen können, häufig generalisieren und als Grand-mal-Anfälle in Erscheinung treten. Je nach der Lokalisation des Herdes in der motorischen Rinde sehen wir brachiofazialbetonte oder beinbetonte Anfälle. In einigen Fällen kann es zur Epilepsia partialis continua (Kozevnikov), einem fokalen Status epilepticus, kommen. Postiktale Paresen, aber auch spontane Hemi- und Monoparesen können bei Tumoren dieser Lokalisation auftreten. In einzelnen Fällen sind sogar isolierte „Peronäusparesen" bei Geschwülsten in der Präzentralregion aufgetreten, die zu erheblichen diagnostischen Schwierigkeiten geführt haben. Wichtig ist das „Mantelkantensyndrom", eine zerebrale Paraparese der Beine, hervorgerufen durch eine Raumforderung im Bereich des medialen Gyrus praecentralis beidseits bei Tumoren der Falx cerebri.

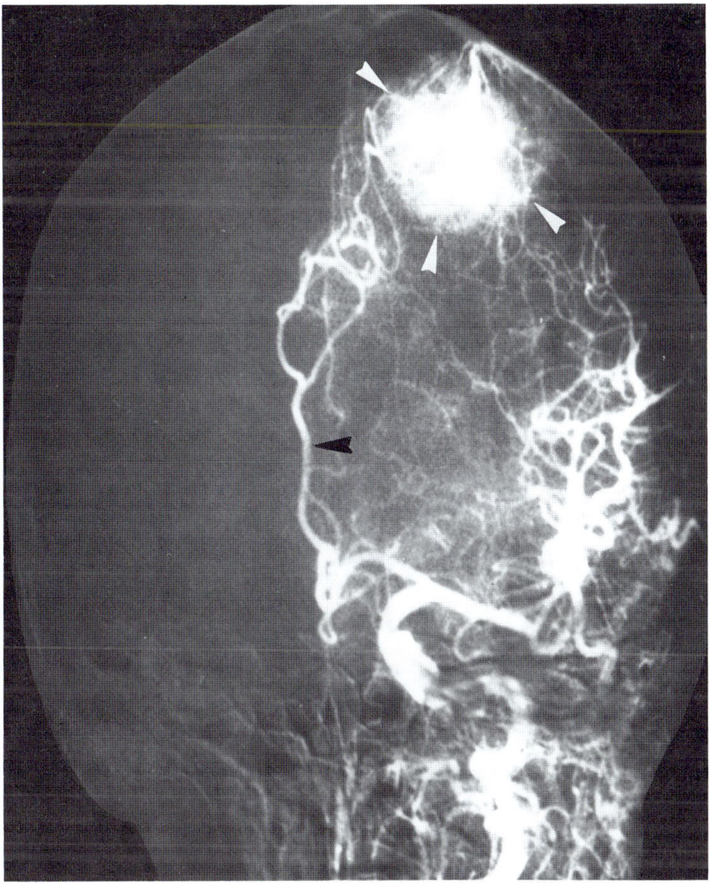

Abb. 1.**5** Angiogramm a.–p. eines 37jährigen Patienten mit einem Konvexitätsmeningeom links präzentral (Subtraktionsangiographie).
Starke Anfärbung des Tumors in der arteriellen Phase (▷), deutliche Raumforderung mit Verlagerung der A. cerebri anterior nach rechts (▶)

Postzentral (Abb. 1.**6**)

Bei Prozessen des Gyrus postcentralis dominieren sensible Störungen, die klinisch in ähnlicher Weise anfallsartig auftreten können wie Läsionen der motorischen Rinde. Im Gegensatz zu motorischen Entladungen, die für die Umgebung sehr alarmierend sind, handelt es sich bei

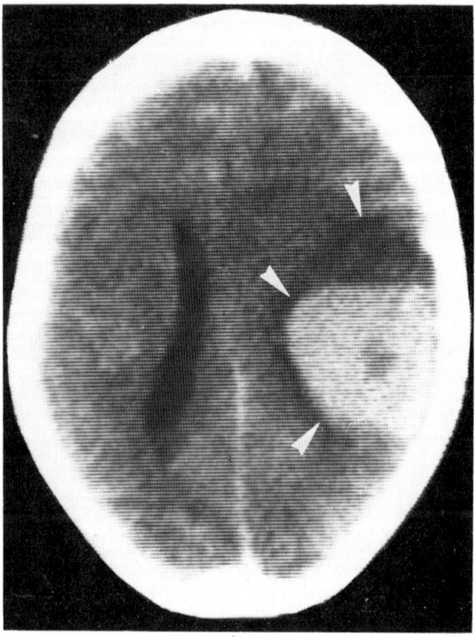

Abb. 1.**6** Computertomogramm einer 37jährigen Patientin mit einem Konvexitätsmeningeom, zentrale hypodense Zone (Nekrose?). Raumforderung mit Verlegung des homolateralen Seitenventrikels, ausgedehnte Massenverlagerung

Störungen der sensorischen Region um subjektive Erscheinungen der Patienten. Postiktal können Sensibilitätsausfälle nachweisbar sein.

Temporal (Abb. 1.**7**–1.**9**)

Im Vordergrund temporaler Raumforderungen stehen Anfälle, die durch enge Lagebeziehung des Temporallappens zum limbischen System eine komplexe Symptomatik aufweisen können (Schläfenlappenepilepsie):

- sensorische Störungen, z. B. als Aura (Geschmacksstörungen, unangenehme Gerüche – Unkinatuskrisen),
- autonome Phänomene (Herzklopfen, Nausea, Speichelfluß),
- psychische und psychomotorische Manifestationen,
- Dämmerzustände (als Dämmerattacke, die Zustände können auch Stunden oder Tage anhalten),
- temporale Ohnmachten,
- psychomotorische Anfälle.

Bei Lokalisation eines Tumors in der dominanten Hemisphäre treten bei kleineren Prozessen motorische (Broca) oder sensomotorische (Wernicke) Sprachstörungen auf. Größere Tumoren können zur globalen Aphasie führen. Bei Beteiligung der medialen Temporalregion

Abb. 1.**7 a–d** Schema einer temporalen Raumforderung: **a** u. **b** Angiogramm, **c** u. **d** Computertomogramm

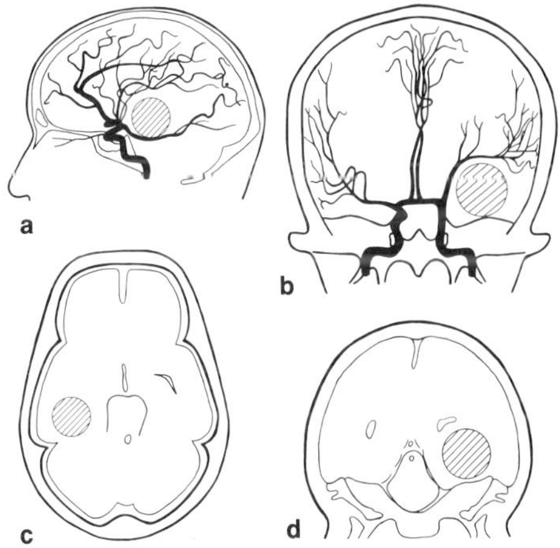

Abb. 1.**8** NMR-Image einer 53jährigen Patientin mit einem Astrozytom rechts temporal:
1 = Tumordarstellung,
2 = perifokales Ödem
Magnetom-Untersuchung der Firma Siemens, Erlangen

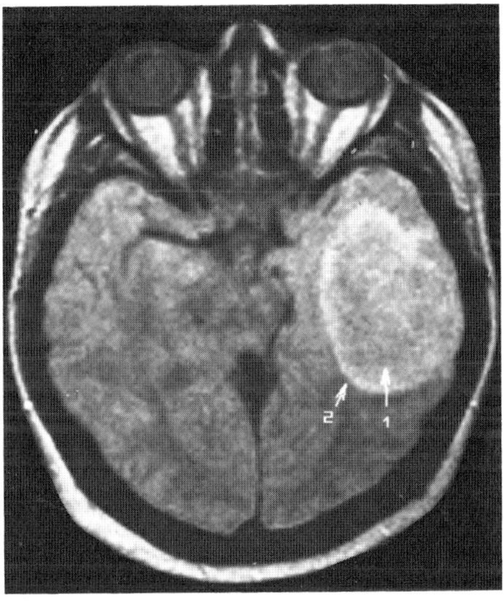

wird durch Kompression des Tractus opticus eine homonyme Hemianopsie beobachtet.

Parietal

Parietale Prozesse der dominanten Hemisphäre bewirken Ausfälle der Assoziationsfelder. Es werden vorwiegend gnostische Störungen (z. B.

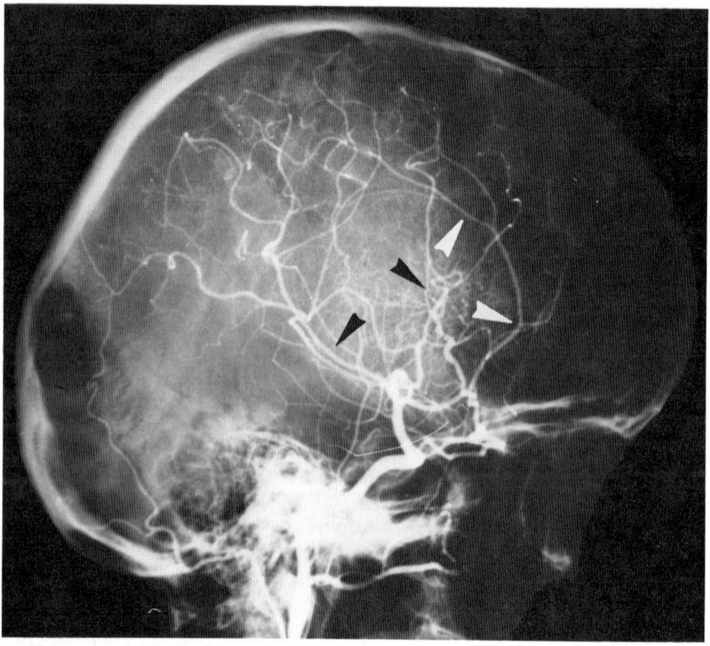

Abb. 1.**9** Angiogramm seitlich einer 46jährigen Patientin. Konvexitätsmeningeom rechts temporal, Herabdrängung der A. cerebri media, Anspannung der A. cerebri anterior (▷), Gefäßnabel mit Anfärbung des Tumors über die A. meningea media (▶)

Rechts-links-Agnosie) oder Apraxie, Agraphie, Alexie, Akalkulie (Gerstmann-Syndrom) festgestellt. Herde in der nichtdominanten Hemisphäre bleiben meist lange Zeit klinisch stumm und treten oft erst durch Hirndruckzeichen in Erscheinung.

Okzipital (Abb. 1.**10**)

Tumoren des Okzipitallappens bewirken eine homolaterale Hemianopsie der Gegenseite; das zentrale Sehen bleibt dabei erhalten. Doppelseitige Schädigungen können zur Amaurose führen. Ausgedehnte Prozesse mit Beteiligung der Projektionsfelder gehen mit einer optischen Agnosie (Seelenblindheit) einher.

Medial (Abb. 1.**11**)

Entwickelt sich ein Herd medial, kann es zur Schädigung des Thalamus und des Balkens kommen. Einerseits sehen wir Halbseitenpare-

Abb. 1.**10 a–d** Schema einer okzipitalen Raumforderung: **a** u. **b** Angiogramm, **c** u. **d** Computertomogramm

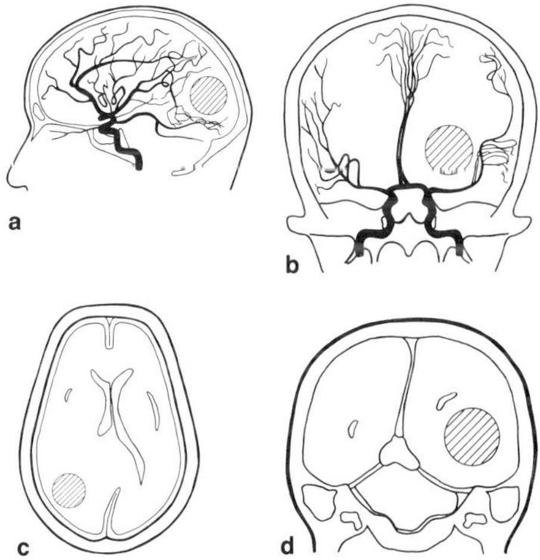

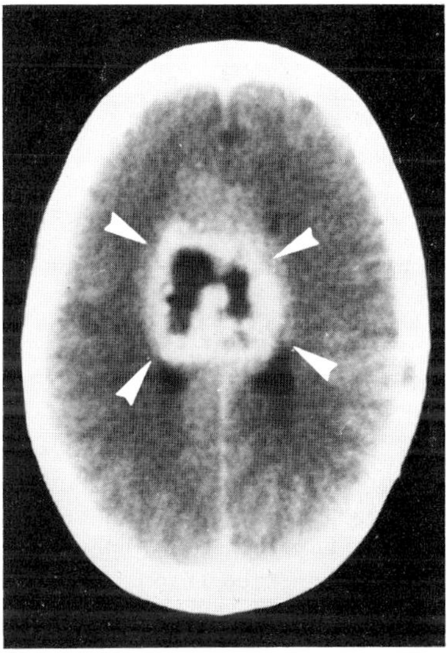

Abb. 1.**11** CT eines 60jährigen Patienten mit einem Glioblastom (Schmetterlingsgliom): hypodenser Randsaum und zentrale hypodense Nekrose

sen, die durch Schädigung der Pyramidenbahn auftreten; andererseits werden Störungen des extrapyramidalen Systems gefunden:

- Störungen des Muskeltonus (Dystonie),
- unwillkürliche Bewegungsabläufe (Hyperkinesen).

Die Erscheinungen sind jedoch nicht sehr charakteristisch ausgebildet und können nur bei genauer Untersuchung erfaßt werden. Mediobasale Prozesse können durch Ausfall der Releasing Hormone zu Funktionsstörungen des Hypothalamus führen. In der Folge können ein Diabetes insipidus und endokrine Störungen auftreten. Eine Verlegung der medialen Liquorräume ruft einen Verschlußhydrozephalus mit Hirndruckzeichen hervor.

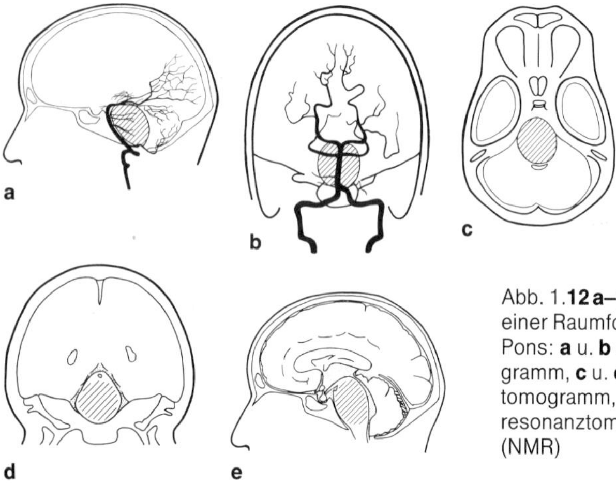

Abb. 1.**12a–e** Schema einer Raumforderung der Pons: **a** u. **b** Angiogramm, **c** u. **d** Computertomogramm, **e** Kernresonanztomogramm (NMR)

Pons (Abb. 1.**12** u. 1.**13**)

Ponstumoren führen je nach Lokalisation zu typischen Ausfallserscheinungen, die durch nukleäre Hirnnervenstörungen gekennzeichnet sind. Am häufigsten klagen die Patienten Doppelbilder. Später treten Paresen, Sensibilitäts- oder Gleichgewichtsstörungen hinzu. Bei Druck auf die Vierhügelregion kommt es zum Parinaud-Syndrom, das durch vertikale Blickparesen sowie nukleäre StörOngen des N. oculomotorius (Pupillenstarre) gekennzeichnet ist.
Bei Ausdehnung im kaudalen Bereich der Pons können auch Kernareale der unteren Hirnnerven beteiligt sein. Eine Zuordnung zu bestimmten Gefäßprovinzen (Ponssyndromen) findet sich meist nicht.

Kleinhirn (Abb. 1.**14**)

Raumfordernde Tumoren des Kleinhirns können bei genauer Untersuchung eine Vielzahl von Ausfallserscheinungen verursachen, die die sichere Lokalisationsdiagnostik erlauben. Entsprechend der Größe des Prozesses können diese Symptome isoliert oder kombiniert auftre-

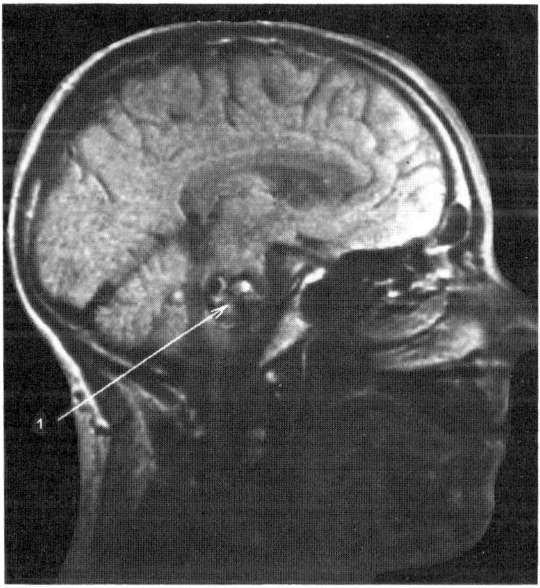

Abb. 1.**13** NMR-Untersuchung eines 23jährigen Patienten mit einem Ponstumor. Sagittale Rekonstruktion. 1 = Ponsherd mit heterogener Innenstruktur (Magnetom-Untersuchung Fa. Siemens, Erlangen)

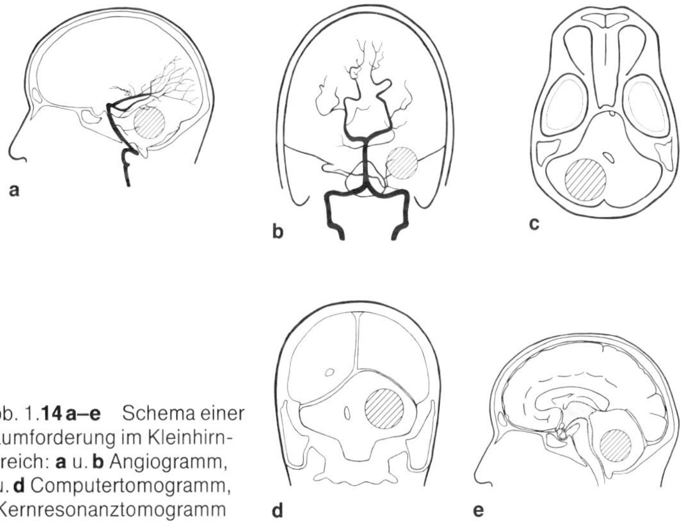

Abb. 1.**14 a–e** Schema einer Raumforderung im Kleinhirnbereich: **a** u. **b** Angiogramm, **c** u. **d** Computertomogramm, **e** Kernresonanztomogramm

ten. Bei langsam progredienten Prozessen entstehen lange Zeit keine Symptome, da Kleinhirnausfälle weitgehend kompensiert werden können, solange keine Kleinhirnkerne mitgeschädigt sind. Oft stehen Hirndruckzeichen infolge Verschlußhydrozephalus durch Verlegung des Aquäduktes und des IV. Ventrikels klinisch im Vordergrund.

Basal (Abb. 1.**15** u. 1.**16**)

Kleine Tumoren der Basis führen in erster Linie zu Hirnnervenausfällen, die eine genaue Lokalisation des Prozesses ermöglichen (lokale Symptomatik). Weitere Größenzunahme geht mit Nachbarschaftssymptomen (benachbarte Hirnnerven, Hirnkompression) einher. Sehr ausgedehnte Geschwülste können dann zusätzlich Fernsymptome hervorrufen (Hirndruck). Für die Lokalisation eines Basistumors können einzelne Hirnnerven als Kennerven angesehen werden. Entwickelt sich ein Prozeß in der vorderen Schädelgrube, kann der Ausfall des N.olfactorius hierfür als pathognomonisch angesehen werden. Doch werden langsam progrediente Ausfälle von Geruch und Geschmack einen Patienten selten zum Arzt führen. Aus diesem Grund werden frontobasale Prozesse meist erst nach Auftreten von Nachbarschaftssymptomen (Visusstörungen) oder Fernsymptomen diagnostiziert.
Tumoren der Sellaregion können in der vorderen Schädelgrube (suprasellär), nach temporal (parasellär) und auch in die Keilbeinhöhle (subsellär) wachsen. Kleine Tumoren, die in der Sella (intrasellär) wachsen, werden auffällig, wenn sie hormonaktiv sind. Hormoninaktive Tumoren werden zufällig bei Röntgenaufnahmen des Schädels (Ballonsella, Doppelkontur des Sellabodens) entdeckt. Ausgedehntere Geschwülste führen zur Kompression des Chiasmas (Visusminderung, bitemporale Hemianopsie = „Chiasmasyndrom"). Intra- und paraselläres Wachstum kann im Sinus cavernosus zur Schädigung des N. oculomotorius führen. Als Nachbarschaftssymptome sehen wir selten Krampfanfälle. Das Auftreten eines Hydrozephalus durch Kompression des III. Ventrikels ist immer ein Fernsymptom riesiger Tumoren.
Raumfordernde Prozesse der mittleren Schädelgrube weisen als Lokalsymptom Trigeminusausfälle auf. Nachbarschaftssymptome sind Doppelbilder durch Beteiligung der Nn. oculomotorius, abducens und trochlearis. Krampfanfälle weisen auf eine Kompression des Temporallappen hin. Prozesse der hinteren Schädelgrube gehen häufig vom Kleinhirnbrückenwinkel aus. Kennerv ist der N. statoacusticus. Tumoren dieser Region nehmen meistens ihren Ausgang vom N. vestibularis und beginnen mit Schwindelerscheinungen. Zunehmende Ausfälle werden häufig kompensiert. Daher kommen die Patienten meist erst zum Arzt, wenn Hörstörungen auftreten. Größere Tumoren weisen als Nachbarschaftssymptome Ausfälle des N. trigeminus sowie der unteren Hirnnervengruppe (IX–XI) auf. Auffälligerweise werden nur sel-

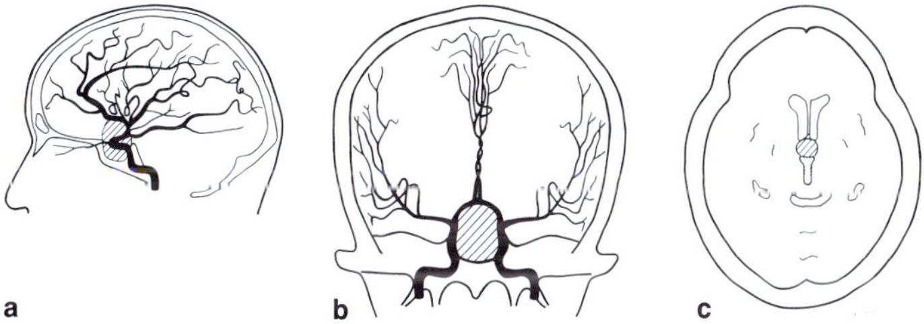

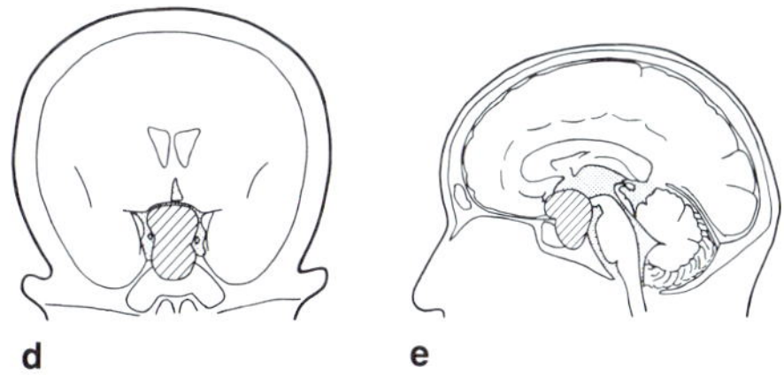

Abb. 1.**15 a–e** Schema einer basalen Raumforderung im Sellabereich: **a** u. **b** Angiogramm, **c** u. **d** Computertomogramm, **e** Kernresonanztomogramm

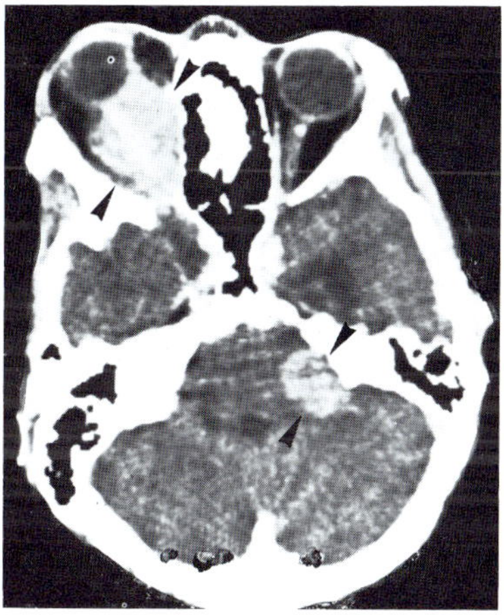

Abb. 1.**16** 20jähriger Patient mit Morbus Recklinghausen. Multiple Meningeome: linke Orbita und Brückenwinkel rechts

ten Paresen des N. facialis nachgewiesen. Zusätzlich können Ausfälle durch Kompression des Kleinhirns und der Pons zu beobachten sein. Doppelbilder und Hirndruckzeichen durch Verlegung des Aquädukts und des IV. Ventrikels müssen als Fernsymptome angesehen werden. Tumoren im Bereich des Foramen magnum treten mit Paresen der unteren Hirnnervengruppe hervor, z. B. als Gaumensegelparese, Heiserkeit oder Zungenatrophie. Nachbarschaftszeichen sind durch zusätzliche Kleinhirnstörungen oder Kompression der Medulla oblongata (Querschnittssymptomatik) gekennzeichnet.

Diagnostik

Die neurologische Untersuchung steht nach wie vor im Vordergrund aller diagnostischen Maßnahmen. Zur weiteren Abklärung stehen zur Verfügung:
laborchemische Befunde – Liquordiagnostik,
neurophysiologische Methoden EEG/EVOP,
röntgenologische Techniken – Nativaufnahme,
Angiographie, Computertomographie,
Isotopenuntersuchungen – Hirn-/Knochenszintigraphie,
Kernresonanztechnik (NMR).

Dabei sollen nichtinvasive Methoden (EEG/EVOP, Röntgennativaufnahmen, CT) vor invasiven Untersuchungen (Angiogramm) durchgeführt werden.
Die *Liquordiagnostik* kann eine besondere artdiagnostische Bedeutung haben. Tumoren führen in der Regel zu einer unspezifischen Veränderung der Liquorzusammensetzung als Folge der Störung der Bluthirnschranke. Neurinome können eine typische Eiweißerhöhung hervorrufen, so daß eine Differenzierung gegenüber Meningeomen möglich ist. Keimzelltumoren können mit einer Erhöhung der Gonatropine einhergehen. Von großer Bedeutung für das therapeutische Vorgehen ist der liquorzytologische Nachweis von Tumorzellen. Er erlaubt eine Aussage über eine Metastasierung von Tumorzellen im Liquorraum.
Das EEG hat heute noch seinen festen Platz bei Verlaufskontrollen und zur Überwachung von Krampfherden, zur Sicherung des Therapieeffektes einer antikonvulsiven Therapie. Mit dem Einsatz von evozierten Potentialen (EVOP) kann darüber hinaus der Läsionsort im visuellen oder akustischen System differenziert werden.
Mit der *Röntgennativuntersuchung* können alle knöchernen Veränderungen des Schädels erkannt und lokalisiert werden. Insbesondere ist es möglich, mit dieser einfachen Methode Verdichtungen, Verdickungen, osteolytische Herde, Aufhellungen und Defekte zu erkennen. Fehlbildungen, Asymmetrien, Hirndruckzeichen (Impressiones digitatae, Nahtsprengungen, evtl. Sellaentkalkungen) und Gefäßfurchen fallen auf. Darüber hinaus sehen wir intrakranielle Verkalkungen sowie Verschattungen der Nebenhöhlen.
Die *Angiographie* erlaubt die gezielte Darstellung aller intrakraniellen Gefäße, die meist isoliert mit der Kathetermethode über den Aortenbogen sondiert werden. Sie ist wie die digitale Subtraktionsangiographie in der Tumordiagnostik nur für gezielte Fragestellungen einzusetzen (genaue Darstellung der Gefäßverläufe, Vaskularisation und ve-

nöse Drainagen), wenn diese Informationen für die Operationsindikation oder -planung erforderlich sind (vgl. Abb. 1.**5** u. 1.**9**).
Die *Computertomographie* (CT) des Schädels ist heute die Methode der Wahl in der Diagnostik und Verlaufskontrolle von Hirntumoren. Es kann die Lokalisation eines Tumors genau erkannt, darüber hinaus die innere Struktur, wie zentrale Nekrosen, Zysten, Kalkherde, Blutungen, sichtbar werden. Auch werden sekundäre Veränderungen der Umgebung (perifokales Ödem, Raumforderung, Massenverlagerung, Einklemmung oder Verschlußhydrozephalus dargestellt. Rekonstruktionen können in mehreren Schnittebenen zusätzlich vorgenommen werden.
Nach Applikation von Kontrastmittel läßt sich das Ausmaß der perifokalen Störungen der Bluthirnschranke (z.B. als Anfärbung der Tumorkapsel oder Kontrastmittelanreicherung im Tumor) erkennen. Diese Methode eignet sich besonders für Verlaufs- und Therapiekontrollen (Abb. 1.**3**, 1.**6**, 1.**11**, 1.**16** u. 1.**19**).
Als weitere Methode ist die *Hirnszintigraphie* zu erwähnen, die heute nur noch in der Vorfelddiagnostik, z.B. bei Fokussuche (multiple Körpermetastasen), eine gewisse Rolle spielt.
Bei der *Kernresonanzmethode* NMR wird die elektrische Ladung der sich drehenden Atomkerne des Körpers in einem starken Magnetfeld gleichzeitig einem Hochfrequenzimpuls (Resonanz) ausgesetzt. Eine Analyse der Abweichung der Atomkerne aus dem Magnetfeld kann gemessen und zu einem Computerbild rekonstruiert werden.
Mit dieser Methode, die ohne ionisierende Strahlen arbeitet, kann ein höheres Auflösungsvermögen intrakranieller Strukturen erzielt werden als mit dem CT. Zusätzlich ist es auch möglich, Rekonstruktionen in mehreren Ebenen anzufertigen (vgl. Abb. 1.**8** u. 1.**13**).

Morphologie

Einteilung (Tab. 1.3)

Von besonderer Bedeutung für Klinik und Therapie der Hirntumoren ist eine zelluläre Differenzierung. Diese ist nur dann sinnvoll, wenn sie klinische Relevanz hat, d.h., wenn aus einer solchen Graduierung Rückschlüsse auf Verlauf und Prognose einer Tumorerkrankung eines Patienten möglich sind.
Erste Versuche einer Graduierung von Gliomen in verschiedene Malignitätsgrade entsprechend klinischen Verläufen und in Anlehnung an die Klassifizierung in der Pathologie gehen auf KERNOHAN (1949) zurück.
Zur Systematik wurden verschiedene, vorwiegend deskriptive Systeme entwickelt. Die von ZÜLCH (1979) vorgestellte Nomenklatur der WHO-Klassifikation richtet sich nach dem Ursprung der Tumoren aus einem der drei Keimblätter (Tab. 1.**3**).

Tabelle 1.**3** Einteilung der Tumoren des Zentralnervensystems (WHO 1979)

I. Neuroepitheliale Tumoren

A. astrozytäre Tumoren

1. Astrozytom
2. pilozytisches Astrozytom
3. subependymales Riesenzellastrozytom (Ventrikeltumor bei tuberöser Sklerose)
4. Astroblastom
5. anaplastisches (malignes) Astrozytom

B. Oligodendrogliomzelltumoren

1. Oligodendrogliom
2. gemischt Oligoastrozytom
3. anaplastisches (malignes) Oligodendrogliom

C. ependymale und Chorioid-Plexus-Tumoren

1. Ependymom
2. anaplastisches (malignes) Ependymom
3. Chorioid-Plexus-Papillom
4. anaplastisches (malignes) Chorioid-Plexus-Papillom

D. Pinealistumoren

1. Pineozytom
2. Pineoblastom

E. neuronale Tumoren

1. Gangliozytom
2. Gangliogliom
3. Ganglioneuroblastom
4. anaplastisches (malignes) Gangliozytom und Gangliogliom
5. Neuroblastom

F. wenig differenzierte und embryonale Tumoren

1. Glioblastom
2. Medulloblastom
3. Medulloepitheliom
4. primitives polares Spongioblastom
5. Gliomatosis cerebri

II. Tumoren der Nervenscheiden

A. Neurilemmom (Schwannom, Neurinom)
B. anaplastisches (malignes Neurilemmom, Neurinom)
C. Neurofibrom
D. anaplastisches (malignes Neurofibrom, Neurofibrosarkom, neurogenes Sarkom)

Fortsetzung Tabelle 1.**3**

III. Tumoren der Meningen und verwandter Gewebe

- A. Meningeom (meningothelimatös, fibrös, transitional, psammös, angiomatös, hämangioperizytisch, papillär, anaplastisch [maligne])
- B. Moningealsarkom
- C. xanthomatöse Tumoren
- D. primäre melanotische Tumoren
  1. Melanom
  2. meningeale Melanomatose

IV. Primär maligne Lymphome

V. Gefäßgeschwülste

- A. Hämangioblastome
- B. monsterzelluläres Sarkom

VI. Keimzelltumoren

- A. Germinom
- B. embryonales Karzinom
- C. Teratom

VII. Andere Mißbildungstumoren und tumorartige Veränderungen

- A. Kraniopharyngeom
- B. Zyste der Rathkeschen Tasche
- C. Epidermoid
- D. Dermoidzyste
- E. Kolloidzyste des III. Ventrikels
- F. enterogene Zysten
- G. andere Zysten
- H. Lipom
- I. Choristom
- J. hypothalamisches neuronales Hamartom
- K. nasale Gliaheterotrophie

VIII. Gefäßfehlbildungen

- A. kapilläre Teleangiektasie
- B. kavernöses Angiom
- C. arteriovenöse Fehlbildung
- D. venöse Fehlbildungen
- E. Sturge-Weber-Erkrankung (zerebrofaziale oder zerebrotrigeminale Aniomatose)

Fortsetzung S. 24

Fortsetzung Tabelle 1.**3**

IX. Tumoren des Hypophysenvorderlappens

A. Hypophysenadenome
1. eosinophil
2. basophil
3. gemischt eosinophil-basophil
4. chromophob

B. Hypophysenadenokarzinom

X. Lokale Ausbreitung regionaler Tumoren

A. Glomus-jugulare-Tumoren
B. Chordom
C. Chondrosarkom
D. Olfaktoriusneuroblastom
E. adenoidzystisches Karzinom (Zylindrom)
F. andere

XI. Metastatische Tumoren

XII. Andere Tumoren

Vorwiegend Astrozytome, Oligodendrogliome und Ependymome werden in die Grade I–IV eingeteilt, wobei die Grade I und II die benigneren und die Grade III und IV die maligneren Varianten repräsentieren (Abb. 1.**17**)

Grade I und II
makroskopisch: speckige Schnittfläche;
mikroskopisch: geringe Zelldichte, kaum Zellatypie, keine oder vereinzelte Mitosen, geringe Vermehrung der Gefäße, differenziertes schwammartiges Gewebe mit Faserbildung.

Grade III und IV
makroskopisch: Hämorrhagien, Nekrosen;
mikroskopisch: vermehrte Zellpolymorphie, Riesenzellen, zahlreiche Mitosen, pathologische Gefäße, Gefäßproliferation, Nekrosen, Zysten, Blutungen, Verkalkungen.
Differenzierte Formen lassen sich hierbei noch normalen Gliazelltypen zuordnen. Mit zunehmender Verwilderung der Zellen ist eine solche Unterscheidung immer ungeauer, so daß im finalen Grad der Anaplasie eine Rückführung auf einen bestimmten Gliatyp nicht mehr möglich ist. Diese Tumorform bezeichnen wir heute als Glioblastom (STOCHDORPH).

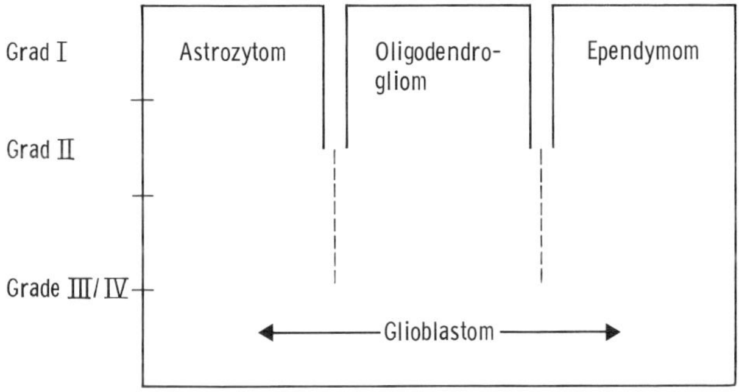

Abb. 1.**17** Graduierung von Astrozytom, Oligodendrogliom und Ependynom im Vergleich zum Glioblastom (nach *Henschen, Kernohan* u. Mitarb., *Ringertz*)

In Übereinstimmung mit zunehmender Proliferationstendenz werden bei malignen Tumoren oft ausgeprägte Gefäßveränderungen gefunden, die z. T. wesentlich für die Symptomatik verantwortlich sind. Wir finden Endothelproliferation, Gefäßneubildungen mit arteriovenösen Kurzschlüssen und Blutungen und Nekrosen. Diese gefäßbedingten Veränderungen haben einen wesentlichen Einfluß auf die spezifische Bluthirnschranke (Abb. 1.**18**). Oft ist dieses peritumorale Hirnödem

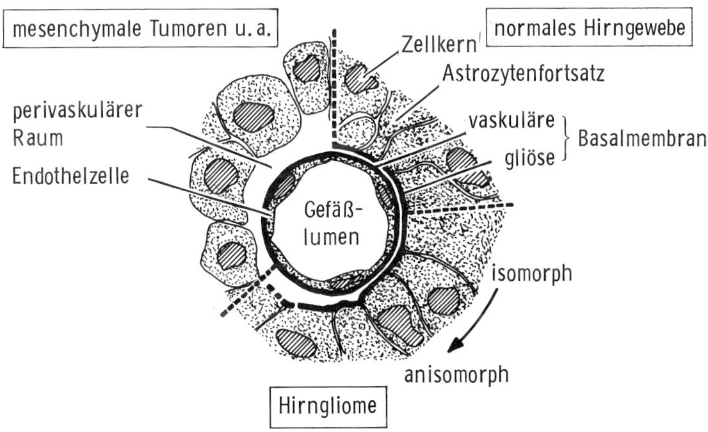

Abb. 1.**18** Bluthirnschrankenveränderung bei Hirntumoren im Vergleich zum normalen Hirngewebe (nach *Gerhard*)

für die Stärke der klinischen Symptomatik verantwortlich (vgl. Tab. 1.**2**).
Im Computertomogramm kann der Austritt des Kontrastmittels als Tumoranfärbung (Enhancement) nachgewiesen werden. Mit synthetischen Corticoiden, die die Bluthirnschranke abdichten sollen, ist innerhalb von Stunden eine Besserung der klinischen Symptomatik zu erzielen.

Astrozytäre Tumoren (Tab. 1.**4**, Abb. 1.**19** u. 1.**20**, vgl. Abb. 1.**8**)
Astrozytome gehen von den Astrozyten aus und können im gesamten Gehirn lokalisiert sein.
Eine Sonderform stellen die beiderseitigen Astrozytome (Schmetterlingsgliome) und die diffusen Astrozytome dar. Der Aufbau kann homogen sein oder solidere Anteile aufweisen. Wir finden Zysten, Verschleimung, Nekrosen, Blutungen sowie ein ausgeprägtes perifokales Ödem. Astrozytome metastasieren selten. Durch das infiltrative Wachstum ist ein rezidivfreier Verlauf nicht zu erwarten.
Für die Prognose der Tumorerkrankung ist neben der Lokalisation (Operabilität) besonders der Malignitätsgrad ausschlaggebend. Wir kennen Verläufe von mehreren Jahren (Grade I–II) und wenigen Monaten (Grade III und IV). Astrozytome sind Tumoren des mittleren Lebensalters.
Pilozytäre Astrozytome gehen von der subependymalen Glia aus und entwickeln sich daher als sog. „Mittellinienspongioblastome" vorwie-

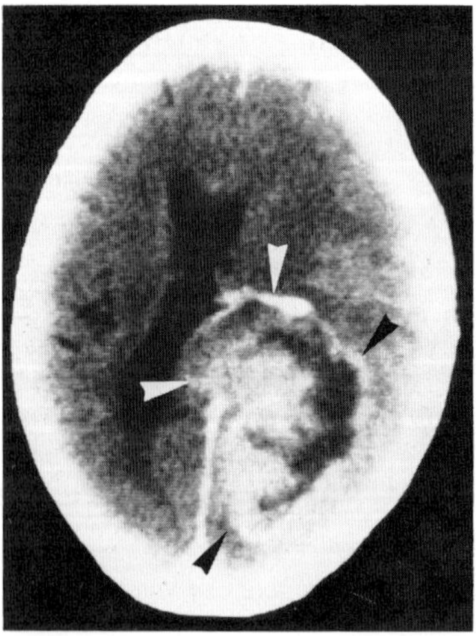

Abb. 1.**19**
Computertomogramm eines 63jährigen Patienten mit einem Astrozytom Grad IV rechts okzipital, ausgeprägte Raumforderung mit Massenverlagerung nach links

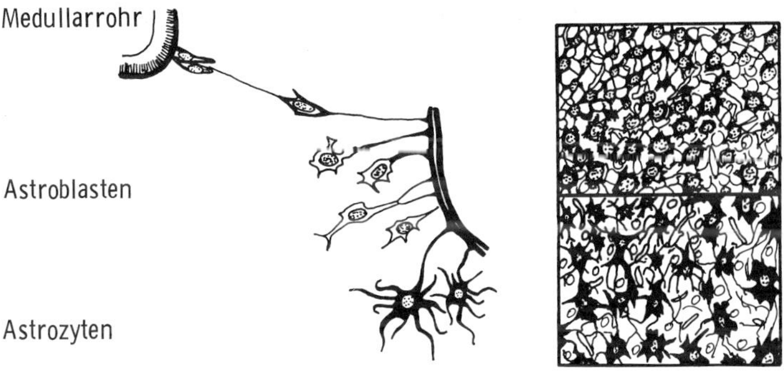

Abb. 1.**20** Entwicklung der Astrozyten und Astrozytome aus Zellen des Medullarrohres

gend ventrikelnah (Chiasma, III. Ventrikel, Mittelhirn, Aquädukt, IV. Ventrikel). Gegen das umgebende Hirngewebe sind sie meist unscharf abgegrenzt; sie können in den Ventrikeln verdrängend wachsen und zeigen eine große Neigung zur Verschleimung mit Ausbildung von Rosenthalschen Fasern (Abb. 1.**21**).

Pilozytäre Astrozytome neigen nicht zur Metastasierung oder zur malignen Entartung. Das Wachstum dieser Geschwulst ist sehr langsam, kann aber bei entsprechender Lokalisation (Pons) akut zu Symptomen führen; sie sind Tumoren des Kindes- und Jugendalters und werden jenseits des 15. Lebensjahres kaum noch beobachtet.

Multiple *subependymale Riesenzellastrozytome* können bei der tuberösen Sklerose (Morbus Bourneville, Pringle) auftreten. Typisch sind hier paraventrikuläre Verkalkungen, die z. T. weit in den Ventrikel hineinragen können oder perlschnurartig der Ventrikelwand anliegen

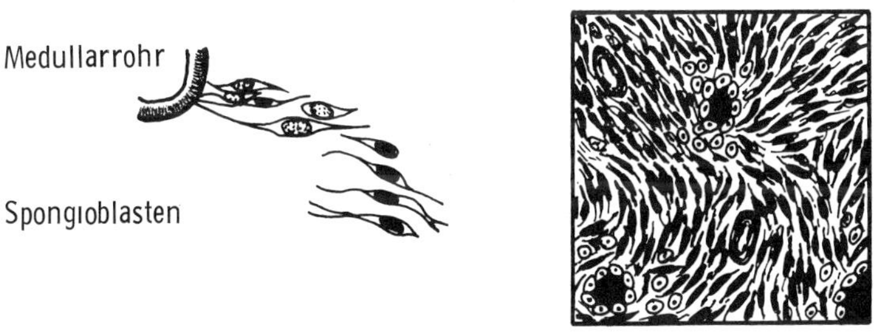

Abb. 1.**21** Entwicklung der Spongioblasten und des Pfeilerzellastrozytoms aus Zellen des Medullarrohres

Tabelle 1.**4** Ursprung, Malignitätsgrad, Wachstumsart, Rezidiv und Metastasenfrequenz bei Hirntumoren unterschiedlicher Ätiologie

Tumorart	Ursprung	Malignitätsgrad	Lokalisation	Wachstumsart	Rezidiv	Metastase
Astrozytom	Astrogliazellen	I–IV	intrazerebral	infiltrativ	immer	selten
Oligodendrogliom	Oligodendrogliazellen	I–IV	intrazerebral	infiltrativ	immer	selten
Ependymom	Ependymzellen	I–IV	Ventrikelnähe	infiltrativ/verdrängend	häufig	Liquorraum
Pinealistumor/Germinom	Pinealisparenchymzellen/Keimzellen	I–IV	Pinealisregion Zwischenhirn	verdrängend/infiltrativ	häufig	Liquorraum, extrazerebral
neuronale Tumoren (Gangliozytom Neuroblastom)	Neuroblasten	I–IV	intrazerebral	infiltrativ	häufig	besonders bei Neuroblastom
Glioblastom	undifferenzierte Zellen	IV	intrazerebral	infiltrativ	immer	häufig
Medulloblastom	Medulloblasten	IV	IV. Ventrikel Kleinhirn	infiltrativ	meist	Liquorraum, extrazerebral
Neurinom	Neurogliazellen der Schwannschen Scheide	I	Hirnnerven bes. N. VIII	verdrängend	selten	
Neurofibrom (Morbus Recklinghausen)		I (II/IV)	Hirnnerven extrazerebral	verdrängend	häufig	?
Meningeom	Arachnoidalzellen	I	extrazerebral,	verdrängend	häufig	multiple Meningeome
Kraniopharyngeom	rudimentäre Anteile der Rathkeschen Tasche	I	extrazerebral, Sellaregion	verdrängend	häufig	
Hypophysenadenom	Zellen der Adenohypophyse	I	extrazerebral, Sellaregion	verdrängend	häufig	

und den typischen Aufbau von Astrozytomen aufweisen. Sie werden vorwiegend im Jugendalter beobachtet.

Oligodendrogliome (vgl. Abb. 1.**3** u. 1.**13)**
Oligodendrogliome nehmen ihren Ausgang von der Oligodendroglia. Sie können im gesamten Zerebrum lokalisiert sein (Abb. 1.**22**).
Diese Tumoren wachsen sehr langsam; Anamnesen von 10–20 Jahren sind keine Seltenheit. Histologisch finden wir eine typische Honigwabenstruktur mit charakteristischen Rundzellen und nackten Kernen, die von einem Netz von Vakuolen umgeben sind. Die Tumoren sind charakterisiert durch regressive Veränderungen wie zystischen Zerfall, Nekrosen, Blutungen und Verfettung. Besonders hervorzuheben ist die Neigung zu Verkalkungen, die oft schon im Röntgennativbild sichtbar sind.
Der Altersgipfel liegt zwischen dem 3. und 5. Lebensjahrzehnt, Hirnstammgliome treten dagegen im Jugendalter auf. Rezidive sind immer zu erwarten; Metastasen werden selten beobachtet.

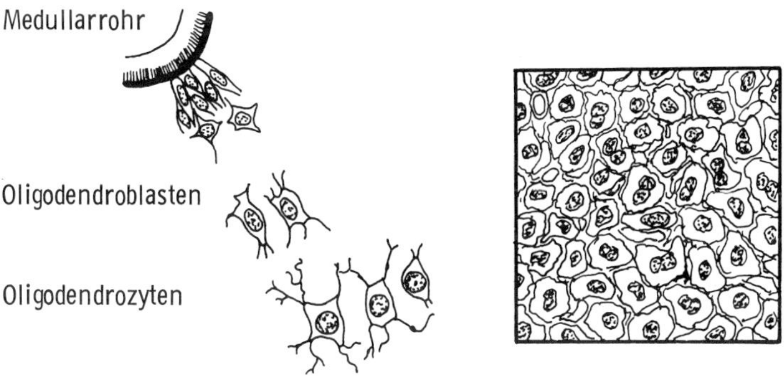

Abb. 1.**22** Entwicklung des Oligodendrozytoms und Oligodendroglioms aus Zellen des Medullarrohres

Ependymome
Ependymome nehmen ihren Ausgang vom Ependym der Ventrikel. Die Lokalisation ist daher vorwiegend auf die Ventrikel oder deren Nachbarschaft beschränkt. Seltener werden sie im Brückenwinkel beobachtet, im Ursprungsbereich wachsen sie infiltrativ, in der Ventrikelregion dagegen vornehmlich verdrängend (Abb. 1.**23**).

Histologisch finden wir typische kernfreie Höfe um die Gefäße, weil sich dort nur die Faserfortsätze der Ependymzellen finden. Der Zellverband ist locker, so daß es zu Metastasen auf dem Liquorweg kommen kann. Tumorzellen sind dann im Liquor nachweisbar. Rezidive

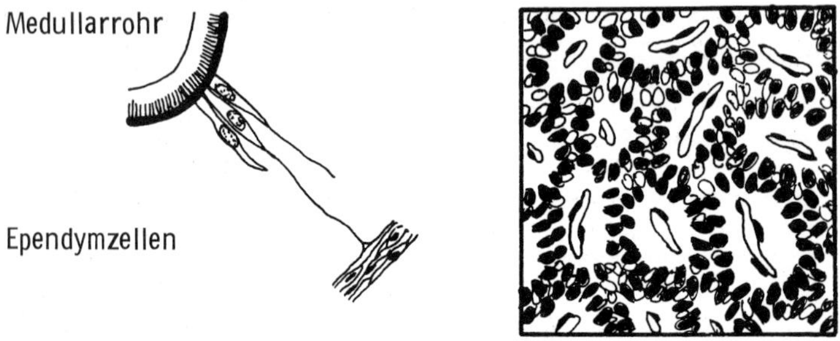

Abb. 1.**23** Entwicklung der Ependymzellen und Ependymom aus Zellen des Medullarrohres

sind häufig. In der Altersstatistik überwiegt das Kindes- und Jugendalter.

Plexuspapillome sind in ihrer Lokalisation wie die Ependymome auf die Ventrikel beschränkt. Sie nehmen ihren Ausgang vom Plexus choreoideus, der tumorös entartet, und zeigen einen schwammartigen Aufbau. Sie können die Hirnkammern vollständig ausfüllen und erweitern oder sich fingerartig in die Kammerwände eingraben. Mitosen werden nie gefunden. In seltenen Fällen treten fleckförmige Verkalkungen infolge regressiver Veränderungen (Psammomkörper) auf. Selten beobachtet man Metastasen im Liquorsystem. Infolge langsamen Wachstums sind Umgebungsreaktionen, wie Ödeme selten (Abb. 1.**24**). Eine maligne Entartung eines Plexuspapilloms kommt selten vor.

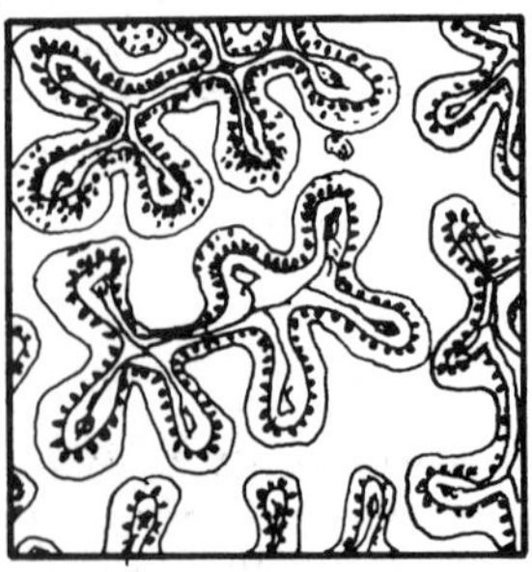

Abb. 1.**24** Schema des Plexuspapilloms

Die häufigsten Tumoren der *Pinealisregion* sind *Keimzelltumoren* (Germinome und Teratome) und nicht die echten Geschwülste der Glandula pinealis (Pineozytome oder Blastome). Germinome (Fehldifferenzierung der Keimmatrix) sind in der Mittellinie lokalisiert und werden beim Auftreten im III. Ventrikel und Hypothalamus als sog. „ektopische Pinealome" bezeichnet (Abb. 1.**25**).

Histologisch sind die Tumoren zellreich, sie zeigen eine typische Struktur aus großen Zellen mit lymphozytären Elementen. Zahlreiche Mitosen weisen auf eine rasche Proliferationsrate hin. Infolge des lockeren Zellverbandes und der Nähe zum Liquorraum und den Ventrikeln zeigen diese Tumoren eine ausgesprochene Neigung zu Metastasen im gesamten Liquorraum. Auch extraneurale Metastasen (Knochen) wurden beschrieben. Kinder und Jugendliche sind besonders befallen. Wie alle Keimzelltumoren zeigen auch die Germinome eine hohe Strahlensensibilität, Rezidive sind häufig zu beobachten.

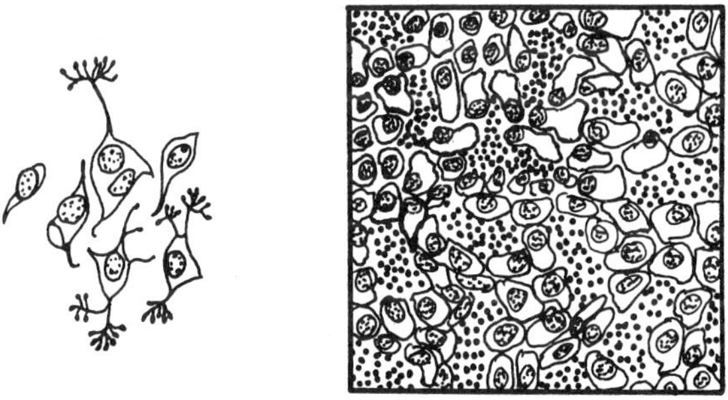

Abb. 1.**25** Entwicklung des Pinealoms aus Zellen des Pinealisparenchyms

Neuronale Tumoren

Gangliozytome sind Geschwülste, die ihren Ausgang von blastomatös veränderten Nervenzellen nehmen. Die werden bevorzugt im Boden des III. Ventrikels, in den Großhirnhemisphären, Kleinhirn und Medulla oblongata gefunden. Eine Abgrenzung zum benachbarten Gewebe ist nicht möglich. Als Zeichen regressiver Veränderungen finden wir Kalkeinlagerungen sowie eine ödematös-schleimige Durchtränkung des Gewebes mit Zystenbildung. Rezidive sind selten; Metastasen treten nicht auf (Abb. 1.**26**). Gangliozytome werden vorwiegend im Jugendalter beobachtet.

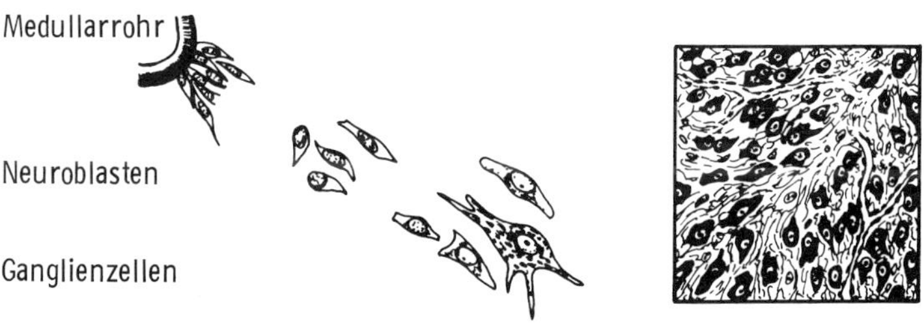

Abb. 1.**26** Entwicklung der Gangliozyten und des Gangliozytoms aus Zellen des Medullarrohres

Wenig differenzierte und embryonale Tumoren

Tumoren, die nicht mehr auf eine bestimmte Zellform zurückgeführt werden können, werden als *Glioblastome* bezeichnet. Histologisch werden Zellatypien gefunden (Zellpolymorphie, Riesenzellen, Mitosen). Gleichzeitig beobachtet man Gefäßproliferationen mit Gefäßkurzschlüssen, Nekrosen, Hämorrhagien, Verfettung, Verkalkung. Diese Veränderungen bewirken ein ausgeprägtes perifokales Ödem (Abb. 1.**27**, vgl. Abb. 1.**11**).

Glioblastome kommen in allen Hirnarealen vor mit einer Prädilektion im Marklager des Großhirns. Bei Befall des Balkens finden wir ein typisches Schmetterlingsgliom. Die Geschwulst kann derb, solide sein (meningeomartig), stark vaskularisiert mit zahlreichen Gefäßkurzschlüssen (angiomartig) oder mit großen zentralen Nekrosezysten (zystenartig).

Das Glioblastom ist der häufigste gliöse Tumor. Die Wachstumstendenz ist rapide und immer infiltrativ. Es werden gelegentlich sowohl lokale als auch Fernmetastasen im Zentralnervensystem beobachtet. Es ist eine Geschwulst des Erwachsenenalters (Maximum 5.–6. Dezennium).

Die *Medulloblastome* sollen nach Ostertag von einem Keimlager am Velum medullare posterior ausgehen. Das vorwiegende Auftreten im Kindes- und Jugendalter sowie die alleinige Lokalisation im Kleinhirnbereich sprechen für einen dysembryogenetischen Ursprung. Es ist der

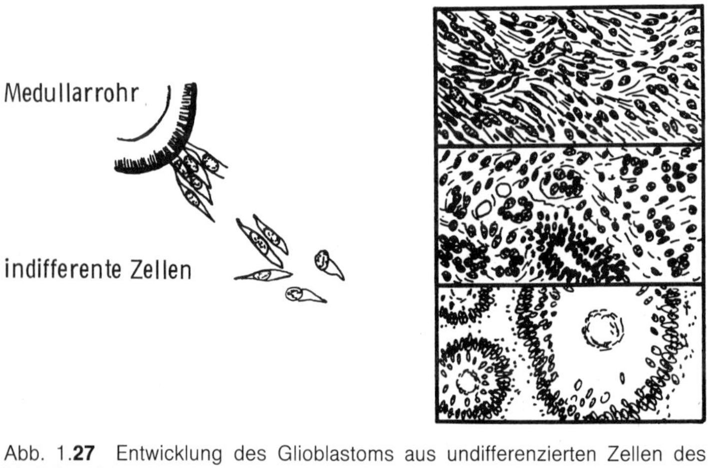

Abb. 1.**27** Entwicklung des Glioblastoms aus undifferenzierten Zellen des Medullarrohres

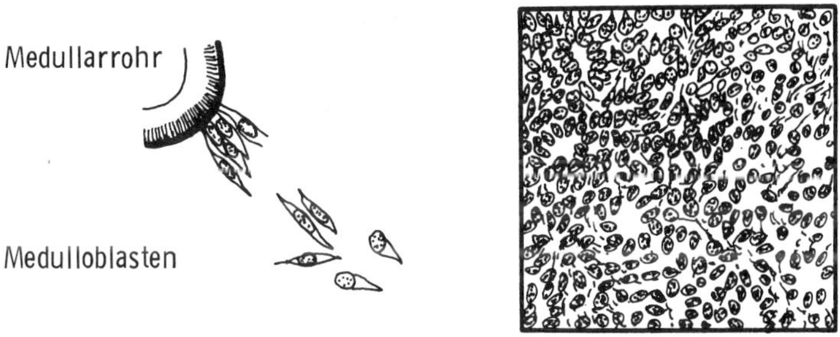

Abb. 1.**28** Entwicklung des Medulloblastoms aus Medulloblasten des Medullarrohres

häufigste neuroepitheliale Tumor der hinteren Schädelgrube im Jugendalter mit einem Gipfel zwischen dem 8. und 12. Lebensjahr (Abb. 1.**28**).

Medulloblastome liegen meist in der Mittellinie im Kleinhirnwurm, im Dach des IV. Ventrikels und in der Kleinhirnhemisphäre oder in den Kleinhirnschenkeln. Geschwulstzapfen können aus dem kaudalen IV. Ventrikel in den Spinalkanal hineinragen. Selten findet man sie in der Brücke. Wir kennen sowohl knotige Wachstumsformen als auch nach Erreichen der Arachnoidea flächenhaftes Ausbreiten der Geschwulst. Die Tumoren wachsen infiltrierend und haben eine leicht körnige Oberfläche. Gelegentlich können spontane Blutungen oder Nekrosen auftreten, während regressive Veränderungen wie Verkalkungen selten sind.

Histologisch finden wir zelldichte Tumoren mit Neigung der Geschwulstzellen, in gewissen Rhythmen angeordnet zu sein (Pseudorosetten). Auffallend sind zahlreiche Mitosen. Die Wachstumstendenz dieser Tumoren ist groß.

Metastasen sind beim Medulloblastom in ⅓ der Fälle zu beobachten, und zwar vorwiegend über den Liquorweg mit Prädilektion im Spinalkanal, aber auch in die basalen Zisternen und inneren Liquorräume; auch extraneurale Metastasen (Knochen) sind bekannt. Rezidive sind häufig zu beobachten.

Tumoren der Nervenscheiden

Neurinome sollen von versprengten Keimen der Schwannschen Scheide der Hirnnerven ausgehen. Die Tumoren bestehen im zentralen Anteil aus Neuroglia und Nervenfasern; der distale Anteil dagegen hat

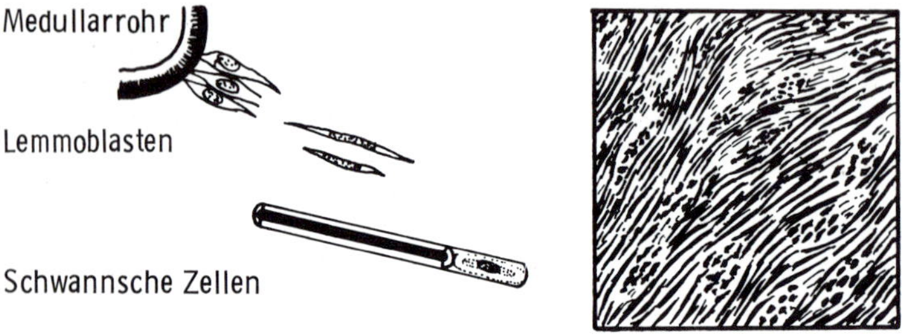

Abb. 1.**29** Entwicklung der Schwannschen Zellen und Neurinom aus Zellen des Medullarrohres

den Aufbau eines peripheren Nervs. Sie wachsen langsam, verdrängend; es gibt keine Mitosen; eine maligne Entartung ist nicht bekannt. Dagegen findet man oft regressive Veränderungen mit Verfettung und Zystenbildung (Abb. 1.**29**).
Neurinome sind am häufigsten am N. vestibularis lokalisiert, können aber auch seltener an N. trigeminus, N. glossopharyngeus, N. vagus oder N. hypoglossus vorkommen. Menschen im mittleren Lebensalter sind bevorzugt befallen.
Neurofibrome treten gehäuft bei Patienten mit Morbus Recklinghausen an verschiedenen Lokalisationen auf. Typisch ist bei diesen Patienten der Nachweis multipler Neurofibrome oder auch multipler Meningeome. Diese Tumoren neigen in einem hohen Prozentsatz zur malignen Entartung (vgl. Abb. 1.**16**).

Tumoren der Meningen und verwandter Gewebe

Meningeom (vgl. Abb. 1.**5**, 1.**6** u. 1.**9**)
Meningeome sind nach heutiger Kenntnis arachnoidalen Ursprungs und wachsen vorwiegend im Bereich der Dura mater. Ihr Wachstum ist in der Regel verdrängend und langsam. Sie bestehen aus faserreichem Gewebe unterschiedlicher Vaskularisation (angiomatös, fibromatös) mit Verkalkungen (Psammomkörpern) und können Zysten und regressive Veränderungen aufweisen. Dura, Knochen und das angrenzende Gewebe können in die Geschwulst einbezogen sein. Häufig sehen wir runde, scharf begrenzte Tumoren; es werden aber auch polyzyklische oder flächige Tumoren (Meningeom en plaque) oder multiple Knoten (z. B. Morbus Recklinghausen) beobachtet.
Meningeome können sarkomatös entarten. Metastasen können sowohl intra- als auch extraneural vorkommen. Meningeome neigen zu Rezidiven. Sie treten im mittleren Lebensalter auf.

Sarkome
Zu dieser Tumorgruppe rechnen die malignen Geschwülste der Bindegewebssubstanz, die diffus (Meningea, Gefäße) oder umschrieben (Arachnoidea des Kleinhirns) oder als Fibrosarkom vorkommen können. Morphologisch erinnert das Bild der Sarkome an das von Metastasen. Es handelt sich um zell- und mitosereiche Geschwülste. Gegen das umgebende Hirngewebe sind sie nur scheinbar scharf begrenzt. Die Geschwülste sind von einem ausgedehnten Ödem umgeben, weisen als regressive Veränderungen zentrale Zysten mit Verflüssigung, Verschleimung und größere Nekrosen auf.
Diffuses und multifokales Wachstum ist bekannt. Metastasen wurden in anderen Organen (z. B. Lunge) gefunden; die Rezidivrate ist hoch.

Melanom
Unter primären Melanomen des Gehirns versteht man eine Entartung der prigmenthaltigen Zellen der weichen Häute. Wir kennen primär diffuse Melanoblastome des Gehirns und Mißbildungen mit pigmentierten Herden und Metastasen (z. B. vom Auge her). Diese Tumorart neigt zu Metastasen im Liquorraum (Meningeosis blastomatosa). Das Wachstum ist rasch mit zahlreichen Mitosen. Lokale Rezidive innerhalb kurzer Zeit sind unausbleiblich.

Keimzelltumoren
Germinom (s. Pinealistumor)

Teratome
Zu den embryonalen Tumoren zählen die Teratome mit Bestandteilen aller drei Keimblätter. Die Tumoren können daher Anhangsgebilde der Haut, auch nervengewebeartige Strukturen, Fett, Knorpel und andere Bestandteile enthalten. Der Vorzugssitz ist die Pinealisregion. Die Geschwülste wachsen langsam verdrängend und sind meist gut abgegrenzt. Durch regressive Veränderungen bilden sich Zysten und Verknöcherungen; Metastasen und maligne Entartungen wurden nicht nachgewiesen.

Andere Mißbildungstumoren und gutartige Veränderungen

Kraniopharyngeom
Das Kraniopharyngeom nimmt seinen Ausgang von rudimentären Anteilen der Rathkeschen Tasche. Der Tumor weist eine feste Kapsel auf mit netzartigen Zellverbänden im Inneren. Es können sich mehrkammerige Zysten mit cholesterinhaltiger Flüssigkeit bilden. Auch solide Tumoren mit Verkalkungen sind zu beobachten. Diese Tumoren sind vorwiegend in der Sellaregion lokalisiert, können supraselllär, auch intra- und subsellär ausgedehnt sein. Zur Hirnbasis sind sie abgekap-

selt; größere Tumoren füllen die basalen Zisternen aus oder wachsen in den III. Ventrikel bis in die Seitenventrikel vor.
Die Kraniopharyngeome wachsen langsam, zeigen keinen Hinweis auf Malignität; es sind Tumoren vorwiegend des Jugendalters, doch auch bei älteren Menschen zu beobachten. Das Hauptproblem ist die Rezidivneigung der zystischen und auch soliden Tumoranteile.

Epidermoid

Beim Epidermoid entspricht der Aufbau der Kapsel der typischen dreischichtigen Epidermis. Im Inneren sind diese Tumoren angefüllt mit perlmuttartigen Massen. Als Ursprung werden versprengte Keime angenommen. Aus diesem Grunde wird als Vorzugssitz die Basisregion gefunden mit Überwiegen des Kleinhirnbrückenwinkels. Doch auch in den Seitenventrikeln, der Vierhügelplatte oder an der Konvexität treten Epidermoide auf. Das Wachstum erfolgt langsam durch Zellabschilferung. Im Zentrum des Tumors findet eine Degeneration und die cholesterinhaltige Umwandlung der Zellen statt. Die Tumoren sind meist scharf abgegrenzt, können jedoch in die Zisternen vorwachsen und diese ausfüllen und mit Umgebungsstrukturen (Gefäße, Hirnnerven) verwachsen sein. An regressiven Veränderungen findet man autolytische Erweichung und Verkalkung; Metastasen sind nicht bekannt; Rezidive entstehen nach unvollständiger Resektion. Maligne Entartung ist möglich.
Die Prognose ist abhängig von der Lokalisation und Ausdehnung des Epidermoids; nach vollständiger Resektion der Kapsel kommt es zur Heilung.

Dermoidzyste

Dermoide nehmen ihren Ausgang von Zellen der Dermis. Es werden daher in den Tumoren Anhangsgebilde der Haut wie Drüsen, Haare, Zahnanlagen u. ä. gefunden. Das Wachstum ist in der Regel langsam verdrängend, doch sind nach Spontanperforation dieser Zysten aseptische Meningitiden beobachtet worden. Wachstum und Prognose ähneln dem der Epidermoide.

Lipome

Lipome gehen als Hemmungsfehlbildung von der Meninx primitiva aus. Sie treten besonders mit anderen Fehlbildungen auf (z. B. Balkenmangel) und sind häufig im Mittelspalt der Zisternen und Ventrikel sowie der Vierhügelplatte anzutreffen. Histologisch bestehen sie aus regelmäßigen Fettzellen. Die Randzone kann mehr Lipoblasten aufweisen und einen Kalkmangel ausbilden. Diese Tumoren wachsen sehr langsam, vorwiegend expansiv, sind aber von dem Hirngewebe nicht immer durch eine Kapsel abgegrenzt. Rezidive können vorkommen. Maligne Entartung oder Metastasen sind nicht beschrieben.

Tumoren des Hypophysenvorderlappens

Hypophysenadenom

Hypophysenadenome können in endokrin aktive und inaktive Tumoren unterteilt werden. Zur ersten Gruppe rechnen die eosinophilen und basophilen Adenome und die Prolaktinome. Charakteristikum ist eine Hypersekretion von glandotropen Hormonen. Gemeinsam ist diesen Tumoren ein vorwiegend intraselläres Wachstum. Histologisch können azidophile Sekretgranula nachgewiesen werden.

Tumoren, die weder mikroskopisch noch endokrin Zeichen einer vermehrten Hormonsekretion zeigen, werden als hormoninaktive oder chromophobe Adenome bezeichnet. Diese Tumoren besitzen eine starke Wachstumstendenz. Die Ausdehnung kann in jeder Richtung erfolgen. Hat die Geschwulst die Kapsel noch nicht durchbrochen, erfolgt die Ausdehnung vorwiegend intra- und supraselllär. Es werden auch ausgedehnte Tumoren mit Einbruch in die Keilbeinhöhle nach parasellär in den Sinus cavernosus sowie nach retrosellär beobachtet.

Histologisch findet man neben zylindrischen Zellen, die strangartig entlang der Kapillaren angeordnet sind, eine reichliche Vaskularisation. Adenome sind überwiegend solide aufgebaut. Sie wachsen vorwiegend langsam, verdrängend, nach Durchbrechen der Tumorkapsel auch infiltrativ. Zystische Adenome sind selten, doch können zentrale Nekrosen und Hämorrhagien auftreten. In einigen Fällen werden Hypophysenapoplexien mit rascher Progredienz beobachtet. Maligne Entartung oder Metastasierung von Hypophysentumoren ist bisher nicht eindeutig belegt; Rezidive dagegen sind sehr häufig. Als Prädilektionsalter wird die mittlere Lebensphase angesehen.

Lokale Ausbreitung regionaler Tumoren

Als Ausgangsgewebe der *Chordome* werden embryonale Chordareste angesehen. Die Tumoren sitzen in der Region der basalen Mittellinie (Sella, Nasopharynx, Klivus), mit der Bevorzugung des Klivus.

Chondrome wachsen langsam, verdrängend auch im Bereich des Knochens infiltrierend und destruierend. Sie können z.T. gallertig oder grobknotig sein mit Blutungen, Zysten und häufig Verkalkungen. Es muß immer mit Rezidiven gerechnet werden. Chondrome gehen von der Dura aus, können am Plexus der Seitenventrikel, besonders aber an der Schädelbasis vorkommen (z.B. Keilbein-Sella-Region).

Diese Tumoren wachsen langsam in Richtung auf das Hirn verdrängend, ggf. mit perifokalem Ödem. Eine Sonderform nehmen die Mischzelltumoren, die Chondrofibromyxome ein. Sie haben die gleiche Prädilektion wie die Chondrome, weisen aber eine raschere Wachstumstendenz und große Rezidivneigung auf.

Osteome des Schädels mit intrakraniellem Wachstum sind häufig Zufallsbefunde, da sie bei sehr langsamem Wachstum selten klinische Symptome hervorrufen. Morphologisch finden wir den Aufbau eines typischen Osteoms mit Knochenneubildung. Stärker ist das Wachstum in den Nebenhöhlen und der Orbitaregion. Doch muß bei rascherem Wachstum oder Rezidiven nach Entfernung an ein nicht so seltenes Osteosarkom gedacht werden. Diese Tumoren wachsen infiltrierend.

Metastatische Tumoren

Bei Hirnmetastasen handelt es sich fast ausschließlich um hämatogene Absiedlungen extraneuraler Primärtumoren. Der Häufigkeit nach steht das Bronchialkarzinom im Vordergrund; es folgen Mammakarzinom, Hypernephrom und malignes Melanom. Histologisch können die Metastasen dem Primärtumor gleichen oder völlig undifferenziert sein. Die Absiedlungen können singulär sein, sind aber häufig multipel.
Die zerebrale Metastasierung kann erstes Zeichen eines noch unbekannten Primärtumors sein. Eine besondere Vorzugslokalisation ergibt sich nicht, obwohl Großhirnabsiedlungen überwiegen. Gegen das Hirn sind sie abgegrenzt, zeigen mehr verdrängendes als infiltratives Wachstum. Die Wachstumstendenz ist meist durch den Charakter des Primärtumors vorherbestimmt und abhängig von der Mitoserate. Es fällt eine hochgradige Neigung zur Nekrosebildung auf mit Verflüssigung, Zystenbildung und Blutungen. Als Folge der Umgebungsreaktion ist ein ausgeprägtes Ödem zu finden, das meist die Größe der Metastasen an Ausdehnung übertrifft.
Die Prognose ist abhängig von dem Primärtumor und dessen Progredienz.

Therapie

In der Behandlung der Hirntumoren stehen folgende Therapieformen zur Verfügung:
1. Operation,
2. Bestrahlung,
3. Chemotherapie,
4. Allgemeine Therapie.

Operation (Tab. 1.5)

Mit der Operation verfolgt man drei therapeutische Ziele:
1. *Entfernung oder Verkleinerung der Tumormasse*
Hierdurch kann die rascheste Wirkung durch Beseitigung der Raumforderung erzielt werden.

Tabelle 1.**5** Therapie und Prognose der Hirntumoren nach der Histologie

Tumorart	Operation	Bestrahlung	Chemotherapie	Prognose: Überleben	Prognose: Heilung
Astrozytom / Oligodendrogliom / Ependymom	möglichst radikal	Grade I u. II: keine	keine	Jahre	keine
		Grade III u. IV: Ganzhirn	relative Indikation	Monate	keine
Pinealistumor/	relative Indikation	Ganzhirn	bei diffuser Aussaat	Jahre	evtl. möglich
Germinom	keine	Liquorraum u. Herddosis			
Neuronale Tumoren: (Gangliozytom	möglichst radikal	Ganzhirn	keine	Jahre	
Neuroblastom	keine		bei diffusem Befall	Monate	infaust
Glioblastom	möglichst radikal	Ganzhirn	relative Indikation	Monate	infaust
Medulloblastom	möglichst radikal	Liquorraum u. Herddosis	bei diffuser Aussaat	Jahre	evtl. möglich
Neurinom	vollständige Exstirpation			Jahrzehnte	sicher
Neurofibrom (Morbus Recklinghausen)	relative Indikation evtl. Tumorverkleinerung	bei maligner Entartung		Jahre	keine

Fortsetzung Seite 40

Fortsetzung Tabelle 1.**5**

Tumorart	Operation	Bestrahlung	Chemotherapie	Prognose	
				Überleben	Heilung
Meningeom	vollständige Exstirpation	bei maligner Entartung und Rezidiv		Jahrzehnte	möglich (Rezidiv)
Kraniopharyngeom	vollständige Exstirpation	bei Inoperabilität u. Rezidiv		Jahrzehnte	möglich (Rezidiv)
Hypophysenadenom	vollständige Exstirpation	bei Rezidiv		Jahrzehnte	möglich (Rezidiv)

2. *Sicherung der histologischen Diagnose (Graduierung)*
Sie ist für die Prognose und das weitere Therapiekonzept entscheidend. Je größer das Operationspräparat ist (Randzone, Tumorzentren und Ansatzstelle oder perifokales Ödemgewebe), desto genauer ist eine Aussage über die Homogenität, maligne Entartung und eine Graduierung durch den Neuropathologen möglich. Nadelbiopsien und Quetschpräparate lassen zwar eine grobe Einteilung zu, erlauben aber kaum eine Graduierung.
3. *Senkung des intrakraniellen Drucks*
Durch die Entfernung der tumorbedingten Raumforderung kann eine rasche Senkung des intrakraniellen Drucks erreicht werden. Gleichzeitig wird die Störung der Bluthirnschranke günstig beeinflußt, wodurch dann eine Rückbildung des perifokalen Ödems zu erwarten ist.

Aufklärung des Patienten und der Angehörigen

Eine ausreichende Unterrichtung des Patienten ist für jeden operativen Eingriff, ganz gleich ob diagnostischer oder therapeutischer Art, erforderlich. Die Entscheidung, wie umfangreich diese sein muß, sollte dem jeweiligen Arzt und Operateur selbst überlassen bleiben. Der Patient sollte auf jeden Fall in die Aufklärung mit einbezogen werden. So muß die Entscheidung über Art und Umfang der Aufklärung vom Patienten mitgetragen werden. Doch gibt es in der Neurochirurgie sehr häufig die Situation, daß ein Patient seine momentane Lage nicht beurteilen kann. Handelt es sich z.B. um einen infiltrierend wachsenden Tumor (Glioblastom), kann es durchaus ratsam sein, die gesamte Tragweite dem Patienten nicht mitzuteilen. In diesen Fällen ist es aber wichtig, den Angehörigen die Lage des Patienten und das Risiko des Eingriffs in aller Deutlichkeit vor Augen zu halten. Dabei gibt es Situationen, in denen es ratsam sein kann, die nächsten Angehörigen in den Entscheidungsprozeß für oder gegen eine Operation mit einzu beziehen. Nie sollte man vergessen, sich die Unterredung schriftlich als Operationseinwilligung bestätigen zu lassen.

Operationsvorbereitung

Alle intrakraniellen Eingriffe erfordern eine intensive präoperative allgemeine Diagnostik und Vorbereitung. Diese Untersuchungen sollen parallel zu den diagnostischen Maßnahmen beginnen, um frühzeitig Risikofaktoren erkennen und behandeln zu können. Zu diesen Vorbereitungen gehören:

internistische Untersuchung; EEG; Thorax;
evtl. Lungenfunktionsprüfung, Laboruntersuchungen wie Blutbild, Blutsenkung, Gerinnungswerte und Blutgruppenbestimmung mit Kreuzblutabnahme.

Technik

Bei allen Hirntumoroperationen ist eine Kraniotomie erforderlich. Lagerung und Zugang werden von der Lokalisation der Geschwulst bestimmt. Hierbei gilt der Grundsatz, das umgebende Hirngewebe möglichst zu schonen. Da es selbst bei geringer Mobilisierung des Hirns zum sekundären Ödem kommen kann, ist es sinnvoll, mediobasale Prozesse von der nicht dominanten Hirnseite aus anzugehen. *Supratentorielle* Eingriffe werden osteoplastisch trepaniert; der ausgesägte Knochendeckel wird meist am Temporalmuskel oder an der Galea gestielt und nach Ende der Operation wieder fest eingefügt. Lediglich über der hinteren Schädelgrube kann wegen des dicken Muskelmantels eine ostoklastische Trepanation mit Entfernung des Knochens durchgeführt werden. *Frontale* Prozesse werden in Rückenlage des Patienten operiert. Je nach Lokalisation wird der Kopf bis etwa 45° zur Gegenseite gedreht. Bei Eingriffen im Mittelspalt empfiehlt sich die grade Position des Kopfes, um einen frontalen Visierlappen anzulegen. *Temporale* und *parietale* Trepanationen können ebenfalls in Rükkenlage vorgenommen werden. Weiter *okzipital* gelegene Tumoren können in Seitenlage vorgenommen werden. Dies gilt auch bei Operationen im *Kleinhirnbrückenwinkel*. Viele Operateure bevorzugen bei diesen Operationen die sitzende Position des Patienten. Tumoren in der Mittellinie der *hinteren Schädelgrube* können ebenfalls im Sitzen oder in Bauchlage mit anteflektiertem Kopf operiert werden. Einen besonderen Zugang wählen wir bei kleinen *intrasellären* und *subsellä-*

ren Tumoren. Diese können ohne Eröffnung des Kraniums durch die Keilbeinhöhle (transsphenoidal) direkt erreicht und exstirpiert werden. Größere *supraselläre* Tumoren werden wie Basistumoren von frontotemporobasal transkranial operiert.

Operativer Eingriff

Aus kosmetischen Gründen wird der Hautschnitt im Bereich des behaarten Kopfes angelegt. Zur Blutversorgung des Hautlappens müssen die Hautgefäßverläufe beachtet werden. Nach Anlegen eines bogenförmigen Hautschnitts werden Blutungen aus Hautgefäßen durch Einsetzen von Klemmen, die im Abstand von 1 cm angelegt werden, gestillt. In der Bindegewebsschicht wird dann der Hautlappen abpräpariert, umgeschlagen und gespannt, so daß die Hautblutungen sistieren. Das Periost wird durchtrennt und vom Knochen abgeschoben. Wo immer möglich, bleibt eine Gewebsbrücke des Periosts oder Schläfenmuskels stehen. Bohrlöcher werden mit einem Trepan angelegt, der automatisch abschaltet, wenn der Knochen perforiert ist, ohne daß die Dura verletzt wird. Der Knochendeckel kann entweder mit einer Drahtsäge oder einer Fräse ausgesägt werden. Hierbei wird darauf geachtet, daß der Deckel an der Basis zur Ernährung gestielt bleibt. Die Dura liegt frei; sie wird nach Unterbindung oder Koagulation von Ästen der A. meningea media vorsichtig eröffnet. Der Schnitt erfolgt meist bogenförmig, wobei besonders auf die Erhaltung von drainierenden Venen geachtet wird. Am Knochenrand wird die Dura hochgenäht, damit aus der Dura oder dem Epiduralraum kein Blut ins Operationsgebiet läuft. Blutende Emissarien oder Lakunen im Knochen werden mit Knochenwachs verschlossen. Der Durarand wird jetzt mit gepreßten Watteplatten umgelegt. Dieses fast immer gleiche Vorgehen kann über dem Sinus sagittalis eine Variation erfahren. Dieser kann im vorderen Drittel ohne Risiko unterbunden und durchtrennt werden. In allen übrigen Abschnitten besteht bei einer Unterbindung des Sinus die Gefahr einer hämorrhagischen Infarzierung des Gehirns. Der Eingriff am Hirn selbst zur Resektion des Tumors geht in kleinen Schritten voran. Zum Schutz des Hirngewebes wird die Randzone des Tumors mit Watteplatten bedeckt. Zusätzlich werden unter Spateln, mit denen das Hirn vorsichtig zurückgehalten wird, Watteplatten gelegt. Diese benutzen wir auch, um die Sauger zu bedecken. Die Arachnoidea wird bipolar koaguliert unter Schonung kortikaler Gefäße. Ist ein Eingriff an der Hirnbasis erforderlich, versuchen wir durch Eröffnen der basalen Zisternen Liquor abzusaugen, so daß das Hirn zurücksinkt. Hierdurch gewinnen wir so viel Platz, daß eine Basisgeschwulst ohne wesentliche Retraktion des Hirns erreicht werden kann. Zusätzliche Entlastung können wir durch rasche osmotische Diurese nach Infusion von hochmolekularen Lösungen (Mannit, Sorbit), Kopfhochlagerung, Hyperventilation und kontrollierte Blutdrucksenkung erreichen.

Makrochirurgie

Bei ausgedehnten Tumoren wird die Geschwulst in stummen Hirnregionen (frontal, nicht dominante Hemisphäre: temporal, parietal) makroskopisch operiert. Der Vorteil des makrochirurgischen Vorgehens liegt in der vollen Übersicht über das gesamte Operationsfeld. Von großer Bedeutung ist dies besonders bei stark vaskularisierten Tumoren (Glioblastom, Meningeom). Schon während der Exstirpation einer Geschwulst wird eine lokale Blutstillung durchgeführt. Hierzu stehen uns mehrere Methoden zur Verfügung. Mit Hilfe von *Metallclips* können wir blutende Arterienstümpfe oder Verletzungen von Hirnvenen verschließen. Blutungen aus kleineren Gefäßen können mit bipolaren Koagulationspinzetten verschorft werden. Bei schwer stillbaren Sickerblutungen legen wir Muskelstückchen, Gelatineschaum oder gerinnungsaktive Gaze auf. Zusätzlich läßt sich mit Wasserstoffsuperoxydlösung eine weitere Blutstillung erreichen. Wegen der hohen Vulnerabilität des Hirngewebes und der vorgegebenen räumlichen Enge des Schädelinneren ist eine exakte Hämostase zwingend. Erst dann kann die Dura wasserdicht verschlossen werden. Um einem postoperativen epiduralem Hämatom vorzubeugen, wird die verschlossene Dura am Knochenrand an mehreren Stellen hochgenäht und gespannt. Der umgeschlagene Knochendeckel wird eingefügt und fest verankert. Nun erfolgt die Subkutan- und Hautnaht.

Mikrochirurgie

Der Einsatz eines Operationsmikroskops hat die Möglichkeit einer variablen Vergrößerung. Zusätzlich bietet das Operationsmikroskop eine koaxiale Beleuchtung, die auch in tiefen, engen Operationsgebieten eine gezielte Ausleuchtung ermöglicht (z. B. transsphenoidale Hypophysenoperation). Unter Zuhilfenahme des Mikroskops ist es möglich, in unmittelbarer Nähe vitaler Zentren (Pons, Zwischenhirn) Hirnnerven und kleinste Gefäße zu präparieren. Das Gesichtsfeld und die Tiefenschärfe sind bei stärkerer Vergrößerung eingeschränkt, so daß man oft nur einen kleinen Ausschnitt des Operationssitus vor Augen hat. Makro- und Mikrochirurgie stehen nicht im Gegensatz zueinander, sondern ergänzen sich: Oberflächennahe oder stark vaskularisierte Tumoren werden vorteilhaft ausschließlich makrochirurgisch operiert. Große basale Tumoren können erst makrochirurgisch verkleinert und dann im Bereich vitaler Zentren, Hirnnerven und Gefäße mikrochirurgisch unter Erhaltung dieser Strukturen vollständig reseziert werden. Kleine Geschwülste der Basis und der Ventrikel werden ausschließlich mikrochirurgisch entfernt. Transsphenoidale

Operationen können ebenfalls nur mit dem Mikroskop durchgeführt werden. Als weiteres Hilfsmittel steht dem Operateur der Einsatz von Lasergeräten zur Verfügung. Hiermit kann sowohl eine flächenhafte Verschorfung als auch eine gezielte Durchtrennung von Gewebe vorgenommen werden. Zusätzlich kann ein Hochfrequenzabsauger (Cusa) zur Exstirpation von derben Hirntumoren eingesetzt werden. Je größer die Tumoren jedoch sind, desto mehr muß selbst bei in der Kontinuität erhaltenen Hirnnerven mit bleibenden funktionellen Ausfällen gerechnet werden.

Gliöse Tumoren (Astrozytom, Oligodendrogliom, Ependymom, Glioblastom, Gangliozytom) lassen sich in funktionell nicht wichtigen Regionen in der Ödemzone weitgehend radikal exstirpieren. In determinierten Arealen müssen wir uns darauf beschränken, den Tumor von innen her aus der Nekrosezone zu operieren und z.T. abzusaugen. Pinealistumoren, insbes. Germinome, werden meist nur dann operiert, wenn eine Bestrahlungsbehandlung nicht möglich ist oder keinen Erfolg zeigt.

Medulloblastome versuchen wir so radikal wie möglich zu operieren, unter sorgfältigster Schonung der vitalen Zentren am Boden des IV. Ventrikels von Pons und Kleinhirnschenkel. Bei vorsichtigem Vorgehen ist es heute möglich, Kleinhirnbrückenwinkelneurinome unter Schonung der Hirnnerven (Fazialis, Trigeminus) vollständig zu exstirpieren. Bei kleinen Tumoren kann auch eine Hörverbesserung durch Entlastung des N. acusticus erreicht werden.

Multiple Neurofibrome können nur selten alle operativ ohne vitales Risiko entfernt werden. Wir beschränken uns daher mit der Operation auf den Tumor, der für den Patienten die führenden Symptome hervorruft.

Meningeome lassen sich meist gut präparieren und in kleinen Stücken exstirpieren. Operative Schwierigkeiten entstehen dann, wenn der Tumor in die Dura und den Knochen der Basis eingebrochen ist, Gefäße (Sinus, Arterien) und Hirnnerven umwachsen hat. Nur mit sehr großer Mühe läßt sich ein solcher Tumor dann von diesen Strukturen lösen. Hier können Zellnester des Tumors zurückbleiben, die später Ausgangspunkt für Rezidive sind.

Kraniopharyngeome in der suprasellären Region können oft im ersten Eingriff unter Schonung der Zwischenhirnregion und des Hypophysenstiels vollständig exstirpiert werden. Gelingt das nicht oder müssen bei größeren Tumoren Teile belassen werden, kommt es meist zu Rezidiven, die dann erhebliche therapeutische Probleme verursachen.

Hypophysenadenome können zwar nicht immer radikal operiert werden, da Tumorreste am Sellaeingang verbleiben, doch ist es in den meisten Fällen möglich, eine rasche Entlastung der Nn. optici zu erreichen. Die Rezidivgefahr ist gering.

Postoperative Überwachung

Infolge der tumor- oder operationsbedingten Störungen oder Ausfälle der Zentralfunktionen ist bei allen Patienten mit Bewußtseinsstörungen auch mit Atemstörungen zu rechnen. Bei bewußtlosen Patienten sowie nach Eingriffen im Zwischenhirnbereich Pons, Kleinhirn und Medulla oblongata ist eine Nachbeatmung erforderlich. Gleichzeitig müssen die Herzfunktion und der Blutdruck registriert werden. Trotz der Entwicklung von neuen Überwachungssystemen ist es wichtig, daß eine ausreichende Zahl von neurochirurgisch oder intensivmedizinisch geschultem Pflegepersonal zur Verfügung steht. Neben der reinen Überwachung der Vitalfunktionen müssen der Wasser- und Elektrolythaushalt und der Energiestoffwechsel bilanziert werden. Auch bei glattem Verlauf der Operation kann es in der Folge zu bleibenden Ausfällen kommen, die die Lebensqualität des Patienten erheblich mindern. Ausprägung und Form der neurologischen Defekte sind wesentlich von der Lage der Geschwulst und dem gewählten operativen Zugang bestimmt.

Indikation

Nur wenn man präoperativ die Gefahren, Chancen und Risiken sowie die möglichen Komplikationen sorgfältig gegeneinander abwägt, kann man für den Patienten eine richtige Entscheidung treffen und damit die Indikation zur Operation richtig stellen. Bei Patienten mit Hirntumoren gibt es *vitale* Operationsindikationen. Hier ist eine Operation indiziert, wenn durch die Größe, Progredienz und Lage einer Geschwulst das Leben des Patienten in akuter Gefahr ist. Oft müssen wir auf langfristige präoperative diagnostische Maßnahmen verzichten, um den Patienten aus der Gefahrenzone zu bringen. Eine *absolute* Operationsindikation liegt vor, wenn eine Geschwulst objektivierbar (klinischer Befund, CT, EEG) progredient ist oder eine Massenverlagerung hervorruft. Auch auf die Gefahr postoperativer Ausfallserscheinungen muß häufig die Indikation zur Operation gestellt werden, da andernfalls der Patient keine andere Chance hat. Raumfordernde Tumoren mit größeren Ödemen ergeben bei klinischer Progredienz ebenfalls eine absolute Operationsindikation. Führt eine Geschwulst zu Hirnnervenausfällen (z.B. Visusstörungen), so stellt dieser Befund auch eine Operationsnotwendigkeit dar. Hormonaktive Tumoren, die die Lebenserwartung herabsetzen (basophile Adenome – Morbus Cushing; eosinophile Adenome – Akromegalie), müssen in jedem Fall operativ angegangen werden, wenn eine medikamentöse Therapie versagt.

Eine *relative* Indikation ergibt sich, wenn nur fokale Veränderungen mit geringem Ödem und keine dauerhaften neurologischen Störungen vorhanden sind (z.B. einstellbares Anfallsleiden). Bei diesen Patienten muß vor einer Operation das Spektrum der Risiken und Komplikationen besonders sorgfältig geprüft und abgewogen werden. Eine Hirntumoroperation ist dann *kontraindiziert,* wenn infolge Risikofaktoren (hohes biologisches Alter des Patienten, Größe und Lage der Geschwulst) die Lebensgefahr größer ist als durch die Grunderkrankung. Patienten mit tumorbedingter Einklemmung sollen *nicht primär* operiert werden, da sie meist die Operation nicht überstehen. Erst wenn es gelungen ist, auf konservativem Weg (antiödematöse Maßnahmen, Beatmung) die Bewußtseinslage zu bessern, kann die Operation erfolgreich sein. Muß auf die notwendige Tumoroperation aus unterschiedlichen Gründen verzichtet werden, dann ergibt sich für den Patienten ein 10faches vitales Risiko gegenüber operierten Patienten. Die Operation ist daher bei fast allen Hirntumoren die unabdingbare Voraussetzung für die weitere Behandlungsstrategie. Das gilt besonders für die gliösen, neuronalen und embryonalen Tumoren. Extrazerebrale Geschwülste (Meningeome, Neurinome, Kraniopharyngeome und Hypophysenadenome) können wirkungsvoll nur operativ behandelt werden.

Radikalität

Das Ziel einer vollständigen Tumorresektion im Gesunden kann nur bei Tumoren erreicht werden, die eine Kapsel besitzen und deren Ansatz keine funktionell wichtigen Strukturen tangiert (Meningeom, Neurinom evtl. Kraniopharyngeom und Hypophysenadenom). Müssen wegen der Lage der Geschwulst (Zwischenhirnnähe, Beteiligung multipler Hirnnerven, Einmauerung von Gefäßen, Arterien, Sinus) Tumorreste belassen werden, muß bei allen Tumoren mit Rezidiven gerechnet werden. In jedem Einzelfall muß der Operateur entscheiden, ob er auf Kosten der Funktion eine größtmögliche Radikalität der Tumorexstirpation rechtfertigen kann. Meist bietet sich die Chance der vollständigen Exstirpation nur beim ersten operativen Eingriff; bei allen weiteren Rezidivoperationen kann dann nur noch eine Teilresektion vorgenommen werden (z. B. Kraniopharyngeom). Dies gilt besonders auch für Patienten mit Medulloblastomen; nur der radikale Ersteingriff bietet die Chance, ein kuratives Behandlungsschema für den Patienten zu verwirklichen. Gliöse Tumoren lassen sich wegen der weitverzweigten Verbindungen der Gliazellen nie vollständig entfernen. Es ist daher eine größtmögliche Reduktion der Tumormassen anzustreben. Diese beschränkt sich in der Nähe funktionell wichtiger Zentren auf die Entfernung der inneren nekrotischen Tumoranteile und Blutungen. Eine größere Radikalität auf Kosten zusätzlicher, operationsbedingter neurologischer Ausfälle ist nicht gerechtfertigt, da eine längere Überlebenschance für den Patienten nicht erreicht wird. Nur wo kein Risiko zusätzlicher Defizite besteht, können solche Tumoranteile so radikal wie möglich entfernt werden (z. B. Stirnhirnamputation).

Komplikationen

Durch die für die Operation notwendige Narkose sowie den Eingriff selbst kann es zu typischen Komplikationen kommen, die mit der chirurgischen Tätigkeit in enger Beziehung stehen. *Nachblutungen* sind auch bei sorgfältiger intraoperativer Blutstillung nicht immer vermeidbar. In der Aufwachphase kann es zu krisenhaften Blutdruckschwankungen kommen, wodurch versorgte Gefäße wieder eröffnet werden. Hier ist es von besonderer Wichtigkeit, daß in der postoperativen Phase Veränderungen der Bewußtseinslage und des neurologischen Befundes sofort gezielte diagnostische Maßnahmen (CT) auslösen. Postoperativ kann es zum *Hirnödem* kommen. Dies kann sich infolge der notwendigen Manipulation am Hirn bei der Tumorexstirpation entwickeln. Bei großen Geschwülsten mit chronischem perifokalem Ödem (Meningeome) sieht man postoperativ gelegentlich ein „Entlastungsödem". Die Therapie richtet sich nach der klinischen Symptomatik (Bewußtseinslage, neurologische Störungen) und der Größe der Ödemzone. Beim generalisiertem Ödem ist die Einlage einer Hirndrucksonde zur Überwachung der antiödematösen Therapie erforderlich. Die Häufigkeit einer *Wundinfektion* hängt weitgehend von der Sorgfalt der Wundbehandlung durch Operateur und Assistenten ab. Selten kommt es durch Instrumente oder Fremdmaterial (z. B. Seidenfäden) zur Wundinfektion. Nach Loslösen des Knochendeckels kann dieser bei einzelnen Patienten nekrotisch und autolytisch werden und sich sekundär infizieren. Besteht durch die Operation ein offener Duradefekt, kann es zur Liquorfistel, Meningitis oder zum Hirnabszeß kommen. Nach intrakraniellen Tumoroperationen ist eine sekundäre *Bewußtlosigkeit* die bedrohlichste Komplikation. Sie ist immer ein Zeichen einer allgemeinen Hirnschädigung und prognostisch schlechter hinsichtlich des Überlebens als ein ausgeprägtes neurologisches Defizit.

Bestrahlung (vgl. Tab. 1.**5**, Abb. 1.**30**)

In der Behandlung von Hirntumoren stellt die Strahlentherapie den zweiten wichtigen Faktor dar. Die Wirkung der Bestrahlung von Tumoren hat einerseits strahlenbiologische, andererseits zellkinetische Voraussetzungen. Um eine Vernichtung von Tumorzellen mit Hilfe von ionisierenden Strahlen zu erzielen, müssen die Strahlendosen unterhalb des Bereichs liegen, in dem Schädigungen im normalen Hirngewebe eintreten können (Dosis-Wirkungs-Beziehung). Die Tumorvernichtung wird im allgemeinen erst dann erreicht, wenn die Proliferation in der Tumorzelle gehemmt wird. Mit der Bestrahlung werden auch ruhende Zellen geschädigt, im Gegensatz zur Chemotherapie, die vorwiegend proliferierende Zellen einer Population beeinflussen kann. Eine Gefäßreaktion mit Untergang von Endothelzellen wird

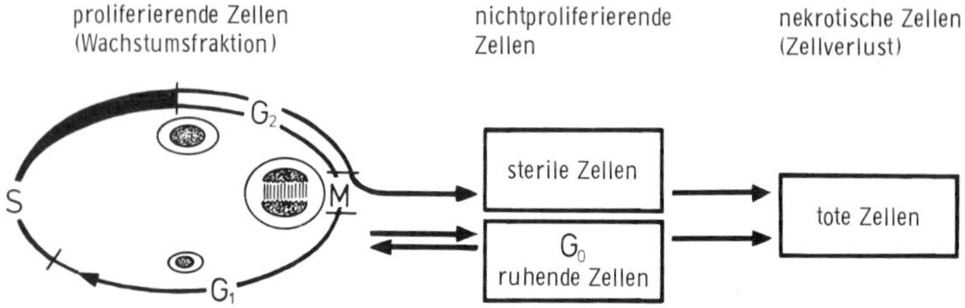

Abb. 1.**30** Zyklus der proliferierenden Zellen im Vergleich zu nicht proliferierenden und nekrotischen Zellen bei Hirntumoren (nach *Seiler*). G_1 = präsynthetische Phase (DNS = 2n), S = Synthesephase (DNS 2n → 4n), G_2 = postsynthetische Phase (DNS = 4n), M = Mitosephase

nach der Bestrahlung beobachtet mit lokaler Kollagenbildung, die zu einer Fibrose der Gefäßwände und des umgebenden Gewebes führt. Besondere Probleme ergeben sich, weil

ein Teil der Hirntumoren nur eine geringe Strahlensensibilität zeigt;
die exakte räumliche Abgrenzung schwierig ist;
die Gefahr von Strahlenfolgen am Gehirn groß ist.

Die Toleranzdosis liegt für normales Hirngewebe bei 60 Gy, Stammhirn und Rückenmark bei 36 Gy in jeweils 7 Wochen.

Technik

Zur Bestrahlung werden Hochvolttechniken mit ultraharten Röntgenstrahlen, Gammastrahlen des Kobalt 60 und schnelle Elektronen verwendet. Mit unterschiedlichen Feldanordnungen, Mehrfeldertechnik, wird eine Gesamtdosis von 40–60 Gy in Einzeldosen von 1,8–2 Gy appliziert. Entsprechend der Lokalisation und der Tumorart wird entweder eine Herdbestrahlung, Ganzhirnbestrahlung, kombinierte Herd-/Ganzhirntechnik oder eine Bestrahlung des kranialen und spinalen Liquorraums durchgeführt.
Die Indikation zur Bestrahlung von Hirntumoren ergibt sich, weil ein Teil der Hirntumoren
strahlensensibel ist,
nicht vollständig operativ zu entfernen ist,
Zeichen von Malignität aufweist,
zu Rezidiven oder Metastasen neigt.

Das Behandlungsziel ist auf ein kuratives Konzept ausgerichtet. Hierfür ist die genaue Kenntnis der Histologie der Hirntumoren für eine differenzierte Bestrahlung erforderlich.

Gliome *(Astrozytome, Oligodendrogliome* und *Ependymome)* der *Grade I und II,* also ohne Zeichen von Malignität, werden wegen der geringen Wachstumstendenz nach makroskopisch vollständiger Operation nicht bestrahlt. Bei nicht vollständiger Resektion ist die Bestrahlung sinnvoll, um ein Rezidiv oder die Progression des Tumorrestes zu verhindern.
Gliome der *Grade III und IV* einschließlich Glioblastome mit Zeichen der Malignität und rascher Wachstumstendenz werden auch nach scheinbar vollständiger Tumorentfernung bestrahlt.
Medulloblastome aus der Gruppe embryonaler Tumoren gelten als besonders strahlensensibel. Sie führen in einem großen Prozentsatz zum Befall des Liquorraums und sind somit als „Systemerkrankung" anzusehen. Sie erfordern daher postoperativ eine „Systembestrahlung" des gesamten Liquorraums.
Pinealome und *Germinome,* die ebenfalls metastasieren können, werden dann einer Liquorraumbestrahlung unterzogen, wenn Tumorzellen im Liquor nachgewiesen werden; gleiches gilt für *metastasierende Ependymome. Meningeome* werden nach vollständiger Exstirpation nicht bestrahlt. Zeigt aber die Histologie Malignitätszeichen, dann ist eine Radiatio indiziert. Rezidive von *Meningeomen, Kraniopharyngeomen* und *Hypophysentumoren* werden reseziert; die Tumoransatzregion wird lokal nachbestrahlt.
Ist eine Geschwulst inoperabel oder kann eine Histologie nicht gewonnen werden – Ponstumor –, dann kann ein palliativer Bestrahlungsversuch gemacht werden. Hier soll das Behandlungsrisiko in einem vernünftigen Verhältnis zum erwarteten Nutzen stehen. Die Bestrahlung soll nicht im Gegensatz zur Operation stehen, sondern soll ein Teil eines schon mit der Diagnosestellung geplanten kurativen Behandlungskonzepts sein. Da die Therapiemöglichkeit beim Auftreten von Rezidiven/Metastasen meist begrenzt sind, muß es Ziel der Ersttherapie maligner Hirntumoren sein, die größeren Lebenschancen für den Patienten durch eine gezielte konsequente Erstbehandlung (Operation plus Bestrahlung) wahrzunehmen.

Chemotherapie (vgl. Tab. 1.**5**)

Neoplastisches Gewebe ist gekennzeichnet durch rasches, unkontrolliertes Wachstum. Dieses Tumorgewebe besteht aus drei Komponenten (Abb. 1.**30**):
1. proliferierende Zellen (Zellzyklus),
2. nichtproliferierende vitale Zellen (sterile Zellen; Go-Zellen),
3. abgestorbene sterile und Go-Zellen (Nekrosen).

Das Verhältnis der drei Zellkompartimente zueinander bestimmt die Wachstumsgeschwindigkeit einer Geschwulst. Kleine Tumoren bestehen vorwiegend aus proliferierenden Zellen; mit zunehmender Größe nimmt die Zahl der nichtproliferierenden und nekrotischen Zellen zu; das Größenwachstum verlangsamt sich. Chemotherapeutika wirken vorwiegend auf den proliferierenden Teil des Tumors. Pharmakologische Probleme beeinflussen die Anwendung und Wirkung von Chemotherapeutika der Hirntumoren. Die *Bluthirnschranke* stellt auch für Chemotherapeutika eine Barriere dar, so daß eine notwendige lokale Wirkstoffkonzentration im proliferierenden Anteil des Tumors nur erreicht wird, wenn sehr hohe Dosen über längere Zeit appliziert werden. Diese führen dann wieder zu toxischen Nebenwirkungen. Der Vorteil einer intrathekalen Applikation, unter Umgehung der Bluthirnschranke, bewirkt zwar höhere lokale Konzentrationen, kann aber durch die Empfindlichkeit des Nervengewebes auf toxische Substanzen aufgehoben werden. Um die Wirkstoffkonzentration im Tumorbereich zu erhöhen, werden Mittel eingesetzt, die auf Grund ihrer Struktur (kleinmolekular, lipidlöslich) die Bluthirnschranke durchdringen. Um die Vorteile und die Wirkung verschiedener Chemotherapeutika zu summieren, werden – bei geringeren Nebenwirkungen – *Kombinationstherapien* mehrerer Medikamente durchgeführt (z. B. CCNU – Vincristin – Methotrexat). Eine andere Behandlungsform ist die *adjuvante Chemotherapie,* die nach Operation und Bestrahlung eingesetzt wird, um klinisch nicht manifeste kleine Tumorreste, die vorwiegend proliferierende Zellen enthalten, auszuschalten.

Sonstige Therapie

Für das Schicksal eines Tumorpatienten ist die Behandlung, die die Tumortherapie begleitet, ebenfalls von entscheidender Bedeutung. Hierzu gehören:

medikamentöse Therapie:
  Kortikoide,
  Antikonvulsiva.
Rehabilitation.

Die Veränderungen des Hirngewebes durch Tumorwachstum – Umgebungsreaktion – Ödem, Operation – Vernarbung, Bestrahlung – Fibrose können die normale Hirnfunktion erheblich beeinträchtigen. Wir beobachten präoperativ, postoperativ und unter der Bestrahlung ein mehr oder weniger ausgeprägtes Hirnödem, das zur Verstärkung der neurologischen Symptomatik führen kann. Eine langzeitige Kortikoidtherapie ist daher oft indiziert. Als weitere Folge der Tumorerkrankung und Therapie kann es zu einem Anfallsleiden kommen, das sich in unterschiedlichen Formen generalisiert (fokal, Absencen, Dämmerattacken) und Zeitabständen (bis Jahre nach der Therapie) entwickeln kann. Hier sind regelmäßige EEG-Kontrollen und langjährige antikonvulsive Therapie erforderlich. Eine antikonvulsive Therapie kann nur unter regelmäßiger EEG-Überwachung schrittweise abgesetzt werden. Besondere Probleme können sich für den Patienten durch Beeinträchtigung seiner Fahrtüchtigkeit ergeben. Aus ärztlicher Sicht darf ein Patient nach einer Hirntumorbehandlung ein Fahrzeug führen, wenn er ohne Antikonvulsiva anfallsfrei ist und ein EEG keinen Krampfherd aufweist. Auch kann ein Anfallsleiden Auswirkungen auf die Wiedereingliederung eines Patienten in den Beruf haben. Schon während der Tumortherapie sollte mit ersten Rehabilitationsmaßnahmen begonnen werden. Diese müssen gezielt auf die psychischen und klinischen Beeinträchtigungen des Patienten abgestimmt sein (z.B. Krankengymnastik bei Parese, Sprachtherapie bei Aphasien). Das erste Behandlungsziel ist, daß der Patient wieder lernt, sich selbst zu versorgen. Dann sollten die Weichen gestellt werden, welche weiteren Maßnahmen erfolgen können. Parallel zur körperlichen Wiederherstellung soll die soziale Wiedereingliederung eingeleitet werden. Geeignete Umschulungsmaßnahmen sind ebenso erforderlich wie eine entsprechende soziale Therapie oder bei Kindern pädagogische Maßnahmen. Nur eine gezielte Zusammenarbeit zwischen Klinik, Rehabilitationszentren, niedergelassenen Ärzten und Sozialarbeitern erlaubt es, das schwere Schicksal der Tumorpatienten zu mildern.

Literatur

Bodechtel, G.: Differentialdiagnose neurologischer Krankheitsbilder, 4. Aufl. Thieme, Stuttgart 1984

Dietz, H., W. Umbach, R. Wüllenweber: Klinische Neurochirurgie, Springer, Berlin 1982/1984

Dold, U. W., H. Sack: Praktische Tumortherapie, 3. Aufl. Thieme, Stuttgart 1985

Duus, P.: Neurologisch-topische Diagnostik, 3. Aufl. Thieme, Stuttgart 1983

Kautzky, R., K. J. Zülich: Neuroradiologie. Springer, Berlin 1976

Kazner, E., S. Wende, Th. Grumme, W. Lanksch, G. Stochdorph: Computertomographie intrakranieller Tumoren. Springer, Berlin 1981

Kernohan, J. W., A. W. Adson: Simplified classification of gliomas. Proc. Mayo Clin. 24 (1949) 71–75

Mumenthaler, M.: Neurologische Differentialdiagnostik, 2. Aufl. Thieme, Stuttgart 1983

Mumenthaler, M.: Neurologie, 7. Aufl. Thieme, Stuttgart 1982

Seiler, R. W.: Die undifferenzierten Astrozytome des Gehirns. Springer, Berlin 1982

Zülch, K. J.: Atlas of Gross Neurosurgical Pathology. Springer, Berlin 1975

Zülch, K. J.: Histological typing of tumors of the central nervous system. Internat. Histol. Classific. of the Tumors 21. World Health Organization, Geneva 1979

2 Intrakranielle Gefäßmißbildungen und sonstige Gefäßerkrankungen

Zerebrale Gefäßmißbildungen

Aneurysmen

Ätiologie

Aneurysmen entwickeln sich am häufigsten auf dem Boden angeborener Gefäßwandschwächen. Entwicklungsbedingt besteht eine Wandschwäche mit Fehlen der Media muscularis und Ausdünnung der Elastika, vor allem im Bereich der Aufzweigungen der intrakraniellen Gefäße. Wegen dieser Ätiologie treten Aneurysmen häufig mit Fehlbildungen anderer Gefäßabschnitte oder anderer Organe kombiniert auf, wie der Coarctatio aortae, der Elongation supraaortischer Arterien, der fibromuskulären Dysplasie der Nierenarterien und der Zystenniere.

Aneurysmen anderer Ursache (auf dem Boden der Arteriosklerose, unspezifischer bakterieller Infektionen [mykotische Aneurysmen], der Lues, von Stoffwechselerkrankungen [Marfan-Syndrom] oder Aneurysmen traumatischer Genese) treten in der intrakraniellen Strombahn selten auf.

Bei angeborener Wandschwäche kann bereits bei der Geburt ein Aneurysma vorhanden sein oder sich im Lauf des Lebens entwickeln; ebenso kann ein bei der Geburt vorhandenes Aneurysma sich im Lauf des Lebens vergrößern, wobei am häufigsten die kirschkerngroßen Aneurysmen klinisch manifest werden. Die treibende Kraft der Aneurysmenentwicklung im Bereich einer Gefäßaufzweigung mit Ausdünnung der Media und Elastika ist der Blutfluß, der zur Ermüdung und langsamen Zerstörung der mechanisch besonders belasteten Wandabschnitte führt (Abb. 2.**1a**).

Entsprechend der unterschiedlichen Entwicklungsgeschwindigkeit und Größe der Aneurysmen kann man bei ihrer histologischen Untersuchung unterschiedliche feingewebliche Bilder feststellen: Bei kleinen Aneurysmen ist die Elastika am Aneurysmahals verändert, im Fundusbereich rarefiziert; die Wand ist oft auf eine aus wenigen Zellschichten bestehende Lamelle ausgedünnt. Bei alten Aneurysmen ist die Wand bindegewebig verdickt, das Aneurysma selbst oft mit Thromben zumindest teilweise ausgefüllt; daher kann das angiographisch nachweis-

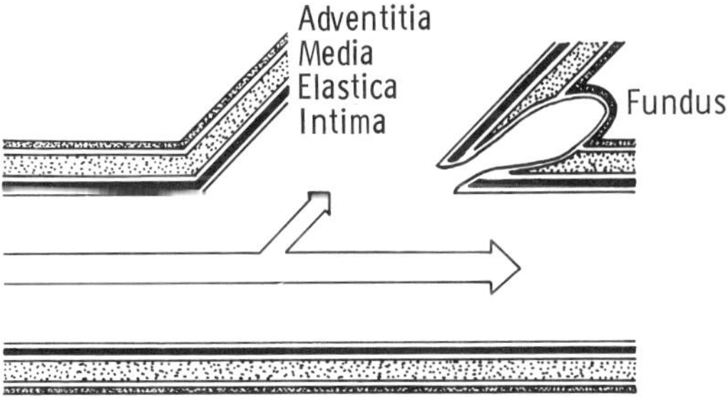

a

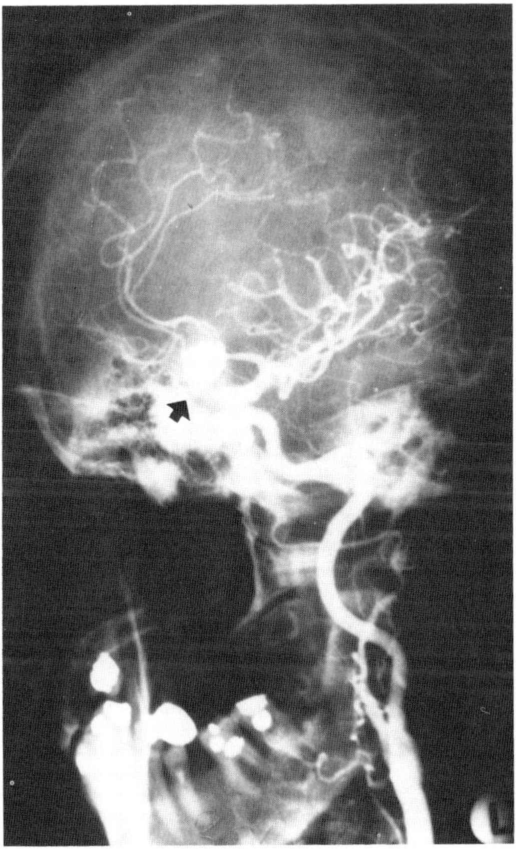

b

Abb. 2.**1 a** u. **b**
a Angeborene Wanddefekte, fast ausschließlich an den Gefäßabgängen, und erhöhte Druckbelastung der Wand bilden die Voraussetzungen für die Entstehung von Aneurysmen. **b** Aneurysma an der Teilung A. cerebri und A. communicans anterior (Pfeil); s. auch Elongation der A. carotis interna

bare Lumen deutlich unter der wirklichen Größe des Aneurysmas liegen.
Von der Form der Aneurysmen her unterscheidet man sackförmige Aneurysmen und fusiforme Aneurysmen. Wie bereits erwähnt, sitzen die sackförmigen Aneurysmen an den Gefäßaufzweigungen; sie können sowohl breitbasig dem Gefäß aufsitzen als auch über einen dünnen Stiel mit ihm verbunden sein, können einfach kugelig aussehen oder mehrfach gelappt sein (Abb. 2.**1b**). Die fusiformen Aneurysmen kommen als spindelförmige Aufweitung von Abschnitten einer Arterie zur Darstellung.

Häufigkeit

In neuropathologischen Autopsieserien an Patienten, die wenigstens 1 Jahr alt waren, wurde eine Häufigkeit von Aneurysmen zwischen 8% und (unter Einbeziehung von Mikroaneurysmen) 17% angegeben. Etwa 50% der Aneurysmen bleiben lebenslang asymptomatisch.
Bei ⅕ der Patienten liegen multiple Aneurysmen vor. Die Geschlechtsverteilung zeigt ein deutliches Überwiegen der Frauen: 60:40. Die Altersverteilung zeigt einen Gipfel zwischen dem 5. und 6. Lebensjahrzehnt.

Lokalisation

Aneurysmen kommen an allen Abschnitten des Cirulus arteriosus Willisi vor, selten auch an den peripheren Hirnarterien. Nach großen Statistiken von Patienten, die zur klinischen Behandlung kamen, beträgt der Anteil der Aneurysmen im Karotiskreislauf 95%, 5% der Anteil im vertebrobasilären Abschnitt des Zirkulus. Demgegenüber liegt in Autopsieserien der Anteil der Aneurysmen in der vertebrobasilären Zirkulation bei 18%. Diese unterschiedlichen Angaben können zweifach interpretiert werden: Zum einen werden Aneurysmen der vorderen Zirkulation häufiger klinisch symptomatisch, d. h. vor allem, sie bluten häufiger als die in der hinteren Zirkulation; zum anderen könnte es auch bedeuten, daß Aneurysmen der hinteren Zirkulation seltener diagnostiziert werden.
Die Hauptlokalisation der Aneurysmen in der vorderen Zirkulation im klinischen Patientengut ist der Komplex der A. cerebri anterior/A. communicans anterior (40–45%), gefolgt von der A. carotis interna/A. communicans posterior (15–20%) und der A. cerebri media (15–20%). Die Aneurysmen der peripheren Äste des Zirkulus spielen demgegenüber zahlenmäßig keine Rolle.
Unter den Aneurysmen des hinteren Abschnitts des Zirkulus sind die an der Spitze der A. basilaris aufgefundenen am häufigsten.

Klinik

Die klinische Symptomatik der Aneurysmen läßt sich im wesentlichen in zwei Gruppen einteilen:

1. Aneurysmen mit Blutungen – Aneurysmen mit apoplektiformem Verlauf,
2. Aneurysmen mit Nachbarschaftssymptomen – Aneurysmen vom paralytischen Typ.

Aneurysmen mit apoplektiformem Verlauf
Die *Blutung* aus einem Aneurysma setzt eine Ruptur voraus. Das Spektrum der klinischen Manifestation reicht von leichten Kopfschmerzen bei einer kleinen Sickerblutung bis hin zur sofort einsetzenden tiefen Bewußtlosigkeit bei ausgedehnter intrazerebraler Blutung mit Ventrikeleinbruch.
Die Subarachnoidalblutung setzt meist unter dem Initialsymptom des akuten, blitzartigen, oft als vernichtend empfundenen Kopfschmerzes, gefolgt von Übelkeit und Erbrechen ein, wobei die unterschiedliche Lokalisation des Kopfschmerzes gelegentlich Hinweise auf die Aneurysmalokalisation erlaubt.
Bei der klinischen Untersuchung fällt als charakteristisches Symptom der meningealen Reizung der Meningismus auf, evtl. gefolgt von einer leichten zunehmenden Bewußtseinseintrübung. In Bewußtlosigkeit ist kein Meningismus nachweisbar.
Wird die Blutung aus dem Aneurysma nicht durch die Arachnoidea und die Pia mater aufgehalten, kommt es zur Ausbildung eines subduralen bzw. intrazerebralen Hämatoms.
Die klinische Symptomatik des Einbruchs in die Hirnsubstanz oder das Ventrikelsystem ist durch schnell zunehmende Bewußlosigkeit gekennzeichnet mit den übrigen Zeichen der intrakraniellen Drucksteigerung.
Da die von Aneurysmen ausgelöste klinische Symptomatik sehr vielfältig und unterschiedlich stark ausgeprägt sein kann, werden verschiedene Klassifikationen des klinischen Zustands angegeben.

Klassifikation der Klinik nach Hunt u. Hess, die allgemein gebräuchlich ist:

Grad I: neurologisch unauffällig, leichte Kopfschmerzen;
II: starke Kopfschmerzen, Nackensteifigkeit, keine neurologischen Ausfälle, außer Hirnnervenstörungen;
III: neurologische Ausfälle, aber weckbar;
IV: Bewußtseinstrübung mit erhaltener Schmerzreaktion, schwere neurologische Ausfälle;
V: tiefes Koma, beginnende Enthirnungsstarre.

Aneurysmen mit Nachbarschaftssymptomen
Aneurysmen, die noch nicht geblutet haben, können Nachbarschaftssymptome auslösen, die als Warnsymptome aufgefaßt werden sollten, da erfahrungsgemäß in einem Großteil Blutungen folgen.

Als Nachbarschaftssymptome sind Schädigungen der vorbeiziehenden Hirnnerven zu nennen, so des N. III bei supraklinoidalen Karotisaneurysmen/Aneurysmen der A. communicans posterior, des N. II bei Aneurysmen im vorderen Abschnitt des Circulus arteriosus, des N. V und des N. VI bei infraklinoidalen Karotisaneurysmen im Sinus cavernosus.

Neben der plötzlichen, „paralysebedingten“ Größenzunahme des Aneurysmas mit nachfolgender Hirnnervenschädigung kommt auch ein langsames Wachstum von Aneurysmen durch kontinuierliche Anlagerung von thrombotischem Material an die zunehmend dünner, schwächer werdende Innenwand vor, das klinisch und in einigen Zusatzuntersuchungen (CT, EEG) wie ein Tumor imponieren kann.

Nach Teilthrombosierung eines Aneurysmas können sich derartige Thromben aufteilen und als kleine Embolien zu passageren oder permanenten Verschlüssen intrakranieller Arterien führen. Ein derartiges Geschehen manifestiert sich klinisch durch Symptome passagerer oder permanenter zerebraler Ischämie.

Komplikationen und Spätsymptome (Abb. 2.**2** u. 2.**3**)

Nach einer abgelaufenen Subarachnoidalblutung kommt es in der Arachnoidea zur Ausbildung einer bindegewebigen Schwarte. Die Verödung der umgebenden Arachnoidea kann der Rezidivblutung ein unüberwindliches Hindernis bieten, wodurch es dann leichter zum Einbruch in die Hirnsubstanz und das Ventrikelsystem kommt.

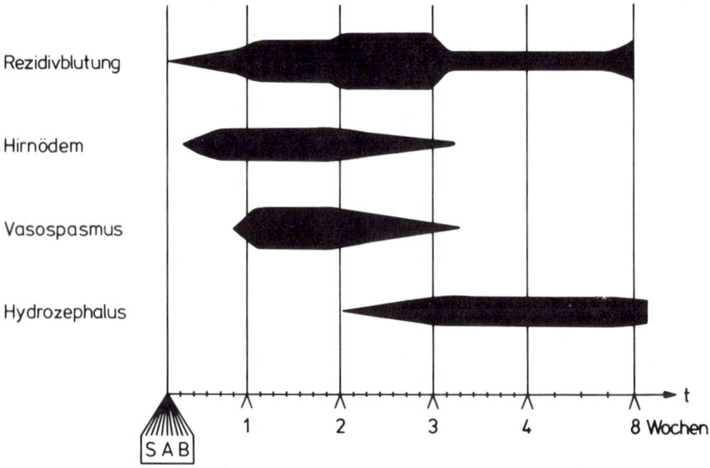

Abb. 2.**2** Zeitliches Auftreten von Komplikationen nach Subarachnoidalblutung

Die Blutung in den Subarachnoidalraum, in dem ja die hirnversorgenden Arterien verlaufen, kann zur Ausbildung eines Vasospasmus dieser Arterien führen. Man nimmt an, daß Blutabbauprodukte für das Auftreten des Vasospasmus verantwortlich zu machen sind. Durch die manchmal hochgradige Einengung der Arterienlichtung kann es zu einer zerebralen Ischämie kommen, ohne daß eine Korrelation zwischen Lokalisation des Aneurysmas und Lokalisation und Ausmaß der Ischämiezone besteht. Die Gesamtprognose des Kranken wird durch das Auftreten eines derartigen Vasospasmus deutlich verschlechtert, der am häufigsten am Ende der 1. Woche nach der Subarachnoidalblutung klinisch manifest wird.
Durch die Subarachnoidalblutung kann es zur Verklebung der liquorleitenden Subarachnoidalräume kommen, entsprechend bei Einbruch der Blutung in das Ventrikelsystem zu intraventrikulären Liquorzirkulationsstörungen. Dies führt dazu, daß sich in 10% der Patienten nach Aneurysmablutung ein Hydrocephalus internus entwickelt. Dieser tritt gelegentlich bereits in den ersten Tagen nach einer Subarachnoidalblutung auf, meist jedoch erst nach einigen Wochen. Manifest wird das Auftreten eines Hydrozephalus durch eine erneute Verschlechterung der Bewußtseinslage bei Patienten, die sich zwischenzeitlich gebessert hatte.

Klinik der unterschiedlichen Aneurysmalokalisationen (Tab. 2.**1**)

Diagnostik

Je nach klinischer Symptomatik sind unterschiedliche diagnostische Schritte zu unternehmen. Die wesentlichen diagnostischen Verfahren sind Liquoruntersuchung, kraniale Computertomographie (CT) und zerebrale Angiographie.
Die *Lumbal-(oder Subokzipital-)Punktion* sichert nach einer akuten intrakraniellen Blutung eine mögliche Blutbeimengung im Liquor. Die Differenzierung eines echt positiven Ergebnisses von einem artefiziell positiven läßt sich durch Zentrifugieren des entnommenen Liquors sichern. Hierbei setzt sich frisches Blut ab, während der Überstand anfangs nur leicht, einige Tage nach der Subarachnoidalblutung stärker xanthochrom gefärbt ist.
Die Indikation zur Lumbalpunktion bei Subarachnoidalblutung und intrazerebralem Hämatom ist streng zu stellen, wobei der diagnostische Gewinn gegen das Risiko des Eingriffs zu setzen ist: Bei Patienten mit klinischen Zeichen der Erhöhung des intrakraniellen Drucks kann es zur Einklemmung kommen. Daher ist bei klinischem Verdacht auf Subarachnoidalblutung oder intrazerebrales Hämatom die kraniale CT vorzuziehen.
Die *kraniale Computertomographie* liefert folgende Informationen:
- Nachweis des Aneurysmas: Gelegentlich ist es möglich, bereits im CT ein Aneurysma darzustellen. Dies gilt besonders für große An-

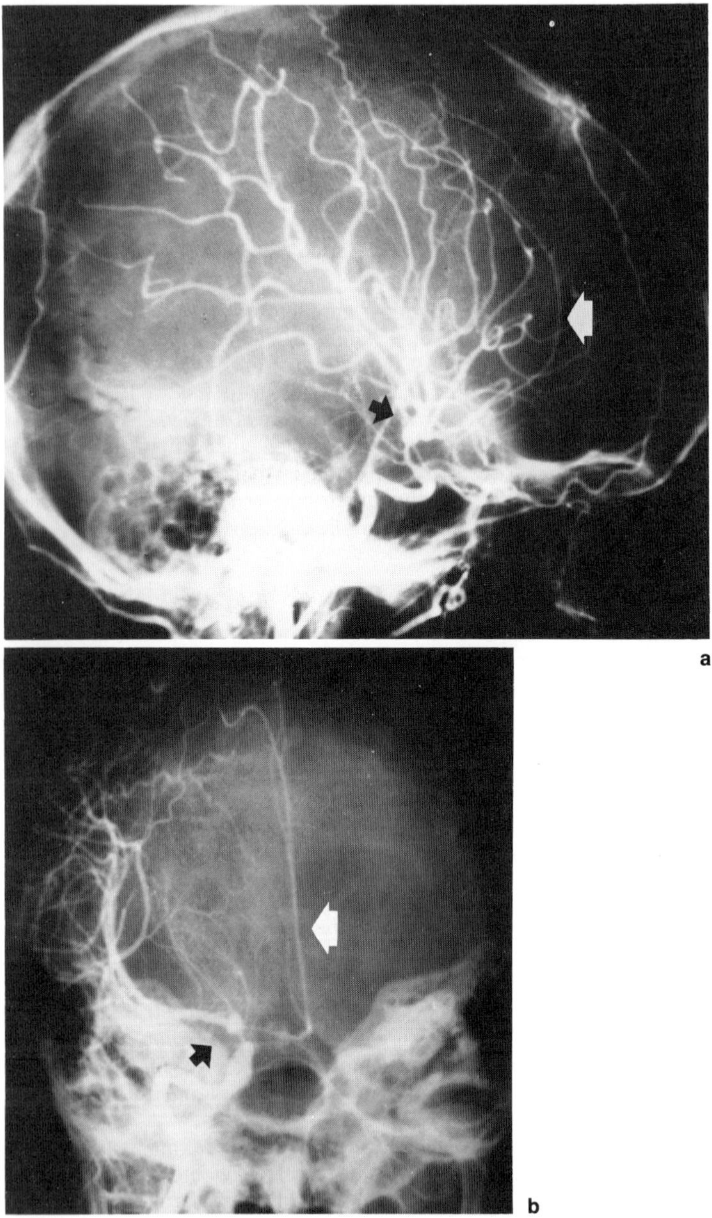

a

b

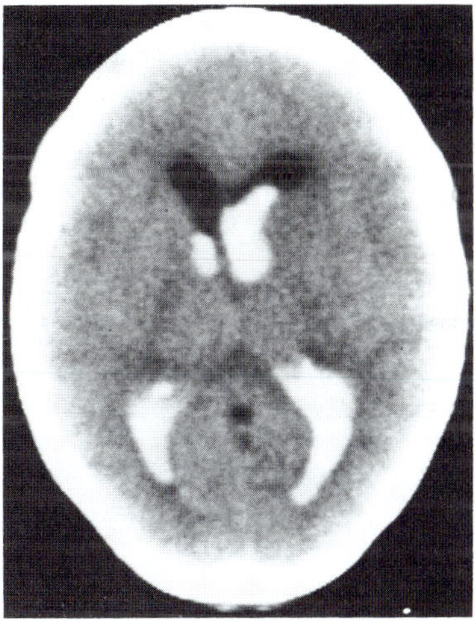

c

Abb. 2.**3 a–c** Komplikationen nach Subarachnoidalblutung mit Ventrikeleinbruch bei Aneurysma der A. carotis interna, 10 Tage nach Subarachnoidalblutung.
a u. **b** Angiogramm mit Darstellung des Aneurysmas (schwarzer Pfeil); erkennbar außerdem der deutliche Vasospasmus von A. carotis und A. cerebri anterior und bogige Ausziehung als Zeichen des Hydrozephalus (weißer Pfeil).
c CT mit Aufweitung des Ventrikelsystems durch intraventrikuläres Hämatom (das der ursprünglichen Größe des Ventrikelsystems nachgeformt ist)

eurysmen unter Benutzung zusätzlicher CT-Verfahren wie der dynamischen CT und zusätzlicher dünner Schichten (Abb. 2.**4**).

- freies Blut in den Liquorräumen: Hierdurch wird die Diagnose einer Subarachnoidalblutung gesichert. Die Verteilung des Blutes in den Liquorräumen gibt zudem erste Hinweise auf die Lokalisation des Aneurysmas, wenn es nicht direkt dargestellt wird. Bei größeren Mengen freien Blutes in den basalen Zisternen ist das Risiko der Entwicklung eines zerebralen Vasospasmus deutlich erhöht, so daß hieraus die Konsequenz schneller weiterführender Diagnostik in Richtung auf die definitive operative Therapie gezogen werden muß.
- Intrazerebrale Hämatome: In ca. 20% der Patienten bestehen zusätzlich zur Subarachnoidalblutung intrazerebrale Hämatome. Ihr Vorkommen korreliert nicht unbedingt mit dem klinischen Zustand des Patienten (Abb. 2.**5**).
- Hirnödem und Hirninfarkt: Der Nachweis hypodenser Zonen im CT liefert den Nachweis, daß es, meist als Folge eines Vasospasmus, zur ischämischen Schädigung der Hirnsubstanz gekommen ist.

Tabelle 2.**1** Klinik der Aneurysmalokalisationen

Aneurysmalokalisation	klinische Symptome (+ Symptome, die Differentialdiagnose erfordern)	Rezidivblutungshäufigkeit (%)	Spasmusrisiko (%)
A. carotis interna infraklinoidal	N.-III-, IV-, V-Paresen a.v. Fistel (pulsierender Exophth.)	24	50
supraklinoidal	durch SAB/IZB/IVB N.-III-Parese (homonyme Hemianopie, hypophysäre Störungen)		
A. cerebri/communicans anterior	durch SAB/IZB/IVB (Gesichtsfeldausfälle, hormonelle Störungen)	23	35
A. cerebri media	durch SAB/IZB/IVB (Hemiparese, Aphasie)	24	45
A. ophthalmica	durch SAB (Augenschmerzen, Visusstörungen)		
A. communicans/cerebri posterior	s. supraklinoidale Aneurysmen + IZB in Thalamus/Capsula interna		
A. vertebralis A. basilaris	durch SAB/IZB (wie Brückenwinkeltumoren, Bulbärparalyse, Oblongatasyndrom; Verschlußhydrozephalus)		

SAB: Subarachnoidalblutung
IZB: intrazerebrale Blutung
IVB: intraventrikuläre Blutung

- Hydrozephalus: Da sich eine Aufweitung des Ventrikelsystems oft bereits in den ersten Tagen nach einer Subarachnoidalblutung ausbilden kann, ist die Kenntnis der ursprünglichen Weite des Ventrikelsystems wichtig für die Verlaufsbeobachtung, insbesondere, wenn später der Verdacht besteht, es könnte sich ein Hydrozephalus entwickelt haben und die Indikation zu seiner operativen Therapie diskutiert wird.

Die *zerebrale Angiographie* ist die zentrale Untersuchung bei klinisch begründetem Verdacht auf ein Aneurysma. Der Zeitpunkt der Angiographie sollte in Abhängigkeit vom klinischen Befund und unter Berücksichtigung der örtlichen Gegebenheiten so gewählt werden, daß

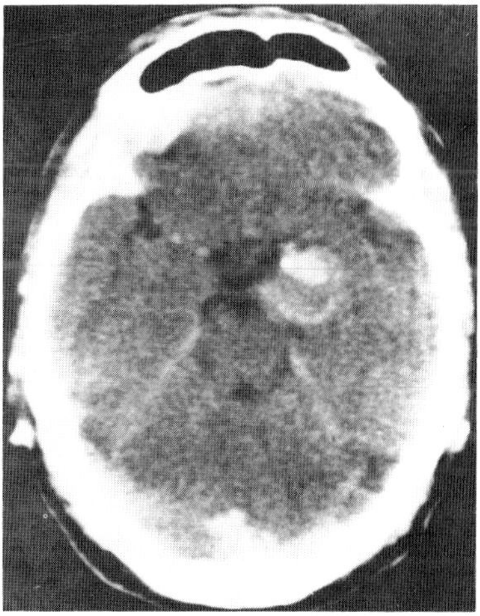

Abb. 2.**4** Supraklinoidales Riesenaneurysma der A. carotis interna, teilthrombosiert; Kontrastmittelgabe markiert das Restlumen des Aneurysmas

eine baldige Operation erfolgen kann. Das bedeutet, daß die Angiographie bei Patienten in gutem klinischem Zustand (Grade I und II) so bald als möglich vorgenommen wird, bei Patienten der Grade IV und V bei Verbesserung des klinischen Bildes. Patienten, deren Zustand sich innerhalb kurzer Zeit verschlechtert, sollten bei CT-Nachweis einer intrazerebralen Blutung schnell angiographiert werden, um die

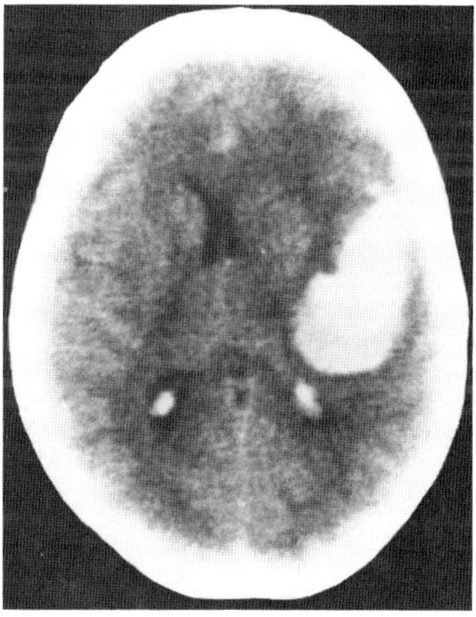

Abb. 2.**5** Intrazerebrales Hämatom bei Aneurysma der A. cerebri media

operative Entlastung der Blutung mit Ausschaltung der Blutungsquelle zu ermöglichen.

Bei der Fragestellung des Aneurysmanachweises muß die Angiographie immer als selektive, zerebrale Panangiographie vorgenommen werden, üblicherweise als transfemorale Katheterangiographie in Seldinger-Technik. Zunehmend wird die digitale Subtraktionsangiographie mit *intraarterieller* Kontrastmittelinjektion benutzt, während die digitale Subtraktionsangiographie mit *intravenöser* Kontrastmittelgabe keine ausreichenden Informationen über das Gefäßsystem liefert.

Folgende Informationen soll die Angiographie liefern:

- Nachweis oder Ausschluß eines Aneurysmas: Der Ausschluß eines Aneurysmas erfordert eine vollständige Angiographie unter Einsatz von beiden, senkrecht zueinander stehenden Bildebenen, ggf. unter Benutzung von Zusatzprojektionen. Der fehlende Nachweis eines Aneurysmas bei eindeutig gesicherter Subarachnoidalblutung kann durch die vollständige Thrombosierung des Aneurysmas oder einen ausgeprägten Vasospasmus bedingt sein. Erforderlich ist in einem derartigen Fall bei günstigem klinischem Verlauf, die Angiographie nach 4–6 Wochen zu wiederholen. Gelingt auch dann nicht der Nachweis eines Aneurysmas, kann man von einer nichtaneurysmatisch bedingten Subarachnoidalblutung ausgehen, deren Prognose hinsichtlich einer Rezidivblutung deutlich besser ist als die der konservativ behandelten aneurysmabedingten Subarachnoidalblutung.
- Morphologie des Aneurysmas, insbesondere des Aneurysmahalses und der Beziehung des Aneurysmas zu seiner Umgebung.
- Nachweis eines diffusen oder lokalen Vasospasmus: Durch diese Information in Zusammenhang mit dem klinischen Befund des Patienten wird die Wahl des Zeitpunkts für das operative Vorgehen wesentlich beeinflußt.
- Übersicht über die Situation des Gefäßsystems: Die präoperative Kenntnis zusätzlich bestehender Veränderungen an den extra- und intrakraniellen Gefäßen sowie der Funktion des Circulus arteriosus und seiner Hämodynamik erlaubt zu entscheiden, ob Teile von ihm zur Ausschaltung von Aneurysmen unterbunden werden dürfen, ohne die Durchblutung der nachgeschalteten Gefäßterritorien zu gefährden.
- Identifizierung der Kombination eines Aneurysmas mit einer anderen Gefäßmißbildung, z. B. mit weiteren Aneurysmen oder einem Angiom, oder mit Tumoren.

Die *Szintigraphie* in der Form der Liquorraumszintigraphie ist gelegentlich sinnvoll, um den Verdacht auf Liquorresorptionsstörungen zu objektivieren und die Indikation für liquorableitende Operationen zu sichern.

Weitere Untersuchungen sind die Dopplersonographie, die ggf. auch intraoperativ anwendbar ist; die Hirndurchblutungsmessung, meist mittels der Xenon-133-Inhalationsmethode; sowie die Kernspintomographie. Diese Methoden haben bislang noch keinen Eingang in die klinische Routinediagnostik gefunden.

Therapie

Spontanverlauf

Die gesamte Diskussion um Indikation und Erfolge operativer Therapie der Aneurysmen nach einer Subarachnoidalblutung muß berücksichtigen, daß es sich hierbei um ein äußerst lebensbedrohliches Krankheitsbild handelt, wobei nur ein geringer Teil der Patienten, die klinischer Behandlung bedürften, auch tatsächlich in stationäre Behandlung kommen und evtl. operiert werden.

Der natürliche Verlauf nach Aneurysmenblutung entspricht in etwa dem unter konservativer Therapie, da diese lediglich darauf gerichtet sein kann, die Blutdrucksituation zu kontrollieren, weitere Maßnahmen sich aber nicht als sinnvoll erwiesen haben.

Die Mortalität der ersten Blutung beträgt ca. 25%. Das Risiko einer Rezidivblutung innerhalb der ersten 6 Monate nach einer Subarachnoidalblutung beträgt ca. 50% und ist besonders hoch innerhalb der ersten 2–3 Wochen und bei Patienten im schlechten klinischen Zustand. Die Mortalität der ersten Rezidivblutung liegt bei ca. 50%, und das Risiko der Rezidivblutung in den folgenden Jahren liegt bei 3% pro Jahr. Entsprechend lag in früheren Beobachtungen die aneurysmabedingte Letalität unter konservativer Therapie bei einer Beobachtungszeit zwischen 3 und 23 Jahren nach einer Subarachnoidalblutung zwischen 50 und 100%.

Unter der heute durchgeführten Therapie liegt die Letalität im Verlauf unter stationärer Behandlung im unselektionierten Krankengut neurochirurgischer Kliniken bei ca. 15%, in einer internationalen Sammelstatistik von Patienten, die innerhalb der ersten 3 Tage nach Blutung in neurochirurgische (sowohl operative als auch konservative) Behandlung kamen, bei 26%.

Konservative Therapie

Die konservative Therapie der Aneurysmenblutung beschränkt sich im wesentlichen, abgesehen von der Aufrechterhaltung der vitalen Funktionen und der Homöostase, ggf. durch Intubation und Beatmung, auf die Überwachung der Blutdrucksituation. Werte zwischen 120 und 150 mm Hg sollten angestrebt werden. Zur Orientierung der Blutdruckwerte spielt hier der individuelle Blutdruck des Patienten vor einer Subarachnoidalblutung eine wesentliche Rolle; eine zu starke Blutdrucksenkung ist mit dem Risiko verbunden, daß die Tendenz zur zerebralen Ischämie durch Vasospasmen verstärkt wird, und bei Erhöhung der Blutdruckwerte steigt andererseits das Risiko der Rezidivblutung. Bei unruhigen oder ängstlichen Patienten sollte eine leichte

Sedierung vorgenommen werden, ohne dadurch die Möglichkeit der Beurteilung der Bewußtseinslage des Patienten zu beeinträchtigen.
Eine häufig als Routinetherapie empfohlene Medikation bei einer Subarachnoidalblutung ist die Gabe von Fibrinolysehemmern, um das Risiko der Rezidivblutung zu verringern. Die Gabe von Epsilon-Amino-Capron-Säure (EACA) und Tranexamsäure verringert zwar das Risiko der Rezidivblutung, erhöht aber das Risiko ischämischer Komplikationen und die Häufigkeit des Hydrozephalus, so daß Vor- und Nachteile dieser Therapie hinsichtlich Letalität und Morbidität einander aufheben.
Die medikamentöse Therapie des Vasospasmus der Hirngefäße ist auf eine Erhöhung des Blutdrucks und die Verbesserung der Fließeigenschaften und der Sauerstoffkapazität des Blutes ausgerichtet. Die Erhöhung des Blutdrucks ist mit dem Risiko der Rezidivblutung bei noch nicht ausgeschaltetem Aneurysma verbunden. Fließeigenschaften und Sauerstoffkapazität des Blutes lassen sich nur gering beeinflussen. Ein anderer Therapieansatz, mit dem bereits erste positive klinische Erfahrungen vorliegen, hat sich durch den direkten, möglichst selektiven Angriff an den Hirngefäßen mit Vasodilatatoren vom Typ der Calciumantagonisten eröffnet.
= Flunarizin, setzt zentral an S. 383 in Neuro-duale Reihe

Operative Therapie

Die operative Therapie hat sich in Anbetracht der schlechten Ergebnisse unter konservativer Therapie als die Behandlung der Wahl herausgestellt. Sie hat als Ziel die definitive Obliteration der Blutungsquelle, um das Risiko der Rezidivblutung auszuschalten, gleichzeitig auch die Möglichkeit intensiver Therapie eines evtl. vorliegenden Vasospasmus zu eröffnen. Selbstverständlich wird bei einer operativen Therapie des Aneurysmas gleichzeitig eine evtl. bestehende intrazerebrale Blutung ausgeräumt. Die Erfolgsaussichten operativer Therapie hängen im wesentlichen von drei Faktoren ab:

1. Je schlechter der *Ausgangszustand,* desto schlechter ist das Ergebnis. Aufgrund dieser Erfahrung versucht man, bei Patienten der Grade III und IV möglichst so lange zu warten, bis ein besserer klinischer Zustand erreicht wird. Allerdings nimmt man mit dieser Haltung in Kauf, daß es während des Zuwartens zu einer Rezidivblutung kommt, die tödlich sein kann. Gerade Patienten in schlechtem klinischem Zustand unterliegen einem höheren Rezidivblutungsrisiko.
2. Der *Zeitpunkt der operativen Therapie* spielt ebenfalls eine große Rolle. Es wurde bereits darauf hingewiesen, daß das Maximum der Ausprägung und der Häufigkeit der Vasospasmen am Ende der 1. Woche nach einer Subarachnoidalblutung liegt. Patienten, die bei Vorliegen eines Vasospasmus operiert werden, unterliegen einem deutlich höheren Operationsrisiko als Patienten ohne angiogra-

phisch nachgewiesenen oder vom klinischen Bild her (Entwicklung von Paresen ohne Hinweise für intrazerebrale Blutung) vermuteten Vasospasmus.

3. *Lokalisation der Aneurysmen:* Aneurysmen, die chirurgisch leichter zugänglich sind, z. B. supraklinoidale Aneurysmen der A. carotis, sind prognostisch günstiger zu beurteilen als Aneurysmen, die an der Spitze oder im Verlauf der A. basilaris sitzen. In einer großen Serie wurde die Operationsletalität für Aneurysmen der vorderen Zirkulation zwischen 5 und 7% angegeben, während die entsprechenden Zahlen für Aneurysmen der hinteren Zirkulation um 15% liegen.

Die Ausschaltung der Aneurysmen aus der Zirkulation als Therapie der Wahl erfolgt üblicherweise durch den direkten Zugang zum Aneurysma.

Um das Risiko der Rezidivblutung während der Manipulationen zur Präparation des Aneurysmas zu verringern, ist die kontrollierte Blutdrucksenkung (Hypotension) beschrieben worden, ggf. zur Verringerung des Risikos zerebraler Ischämie die Senkung der Körpertemperatur (Hypothermie). Beide Verfahren werden seit Einführung mikrochirurgischer Operationsverfahren nur noch in Ausnahmefällen (wie Riesenaneurysmen der A. basilaris) durchgeführt.

Je nach Lage der Aneurysmen sind verschiedene Zugangswege beschrieben worden. So hat sich für Aneurysmen des Anteriorkomplexes der Zugang zwischen den beiden Frontallappen nach Durchtrennung des vorderen Abschnitts des Sinus sagittalis superior neben einem subfrontalen Zugang als günstig erwiesen, für Aneurysmen der A. cerebri media und der A. carotis ein frontotemporaler Zugang durch das Sylvische Tal oder unterhalb des Frontallappens. Aneurysmen an der Spitze der A. basilaris werden durch subtemporalen Zugang erreicht.

Mikrochirurgische Operationsverfahren erlauben eine Verringerung der Hirnretraktion zur Freilegung des Zugangs zum Aneurysma und die bessere Darstellung der kleinen Äste der aneurysmentragenden Arterien, die als perforierende Arterien oft funktionell Endäste darstellen. Die Schonung dieser Arterien ist besonders wichtig z. B. bei der Präparation von Aneurysmen des Anteriorkomplexes, da die aus der A. communicans anterior bzw. dem Anfangsteil der A. cerebri anterior abgehenden kleinen Arterien den Hypothalamus und die vorderen Abschnitte der Stammganglien versorgen; Entsprechendes gilt besonders auch für Aneurysmen der A. basilaris, wo bei der Präparation auf Äste Rücksicht genommen werden muß, die den Hirnstamm versorgen.

Läßt sich das Aneurysma ausreichend gut freipräparieren, wird sein Hals durch Clips, hierfür speziell konstruierte Metallklammern, unterbunden. Die Durchgängigkeit der das Aneurysma tragenden Arterie sollte möglichst erhalten bleiben.

Läßt sich ein Aneurysma nicht so weit freipräparieren, daß es durch Clips vollständig ausgeschaltet werden kann, kann der Versuch unternommen werden, durch Umlagerung des Aneurysmas mit Muskel oder Kunststoffmaterial eine Verstärkung der Wand zu erzielen. Das Risiko der Rezidivblutung ist bei dieser Methode allerdings nicht vollständig ausgeschlossen.
Die früher als häufigste Therapie vorgenommene Unterbindung der A. carotis interna ist heute bis auf Sonderfälle wie Aneurysmen oder infraklinoidalen A. carotis verlassen, da sie das Risiko der Rezidivblutung nur geringfügig verringert und selbst mit dem Risiko der zerebralen Ischämie verbunden ist. Die Unterbindung der Arterie, von der das Aneurysma seinen Ursprung nimmt, ist aus dem gleichen Grund der zerebralen Ischämie nur gelegentlich möglich. Gelegentlich wird es in derartigen Fällen erforderlich, zur Prophylaxe zerebraler Ischämie vor Unterbindung der A. carotis oder größerer Hirnarterien eine extra-intrakranielle Anastomose anzulegen (s. dort).
Da die operative Ausschaltung der Aneurysmen heute mit geringem operationsbezogenem Risiko verbunden ist, hat sich die Ansicht durchgesetzt, auch asymptomatische Aneurysmen, die bei einer Angiographie z. B. im Rahmen der Abklärung von Kopfschmerzen nachgewiesen werden, operativ auszuschalten. Ausnahmen von dieser Regel sollten nur noch Aneurysmen darstellen, die vom biologischen Alter ihrer Träger oder ihrer Lage her ein erhöhtes operatives Risiko darstellen.

Angiome

Angiome gehören ebenfalls zu den Gefäßfehlbildungen, deren Entwicklung zum Zeitpunkt der Geburt abgeschlossen ist. Zwar kann man bei den Angiomen eine Größenzunahme (ähnlich wie bei den anderen Geschwülsten) im Lauf des Lebens erkennen, es handelt sich hier aber um ein funktionell-physiologisches Wachstum.
Zur Einteilung der Angiome hat sich die von Virchow inaugurierte, von Bergstrand, Olivecrona und Tönnis sowie Zülch modifizierte Klassifikation wohl am besten bewährt, zumal sie die klinischen Gesichtspunkte weitestgehend berücksichtigt. Diese Einteilung unterscheidet:

Angioma racemosum
- Angioma racemosum arteriovenosum
- Angioma capillare ectaticum (Teleangiektasien)
- Angioma capillare et venosum calcificans
- Angioma racemosum venosum

Angioma cavernosum.

Angioma racemosum arteriovenosum

Das arteriovenöse razemöse Angiom, die eigentliche arteriovenöse Mißbildung, stellt die wichtigste Untergruppe der Angiome dar. Etwa 5% aller arteriovenösen Mißbildungen sind mit einem Aneurysma, meist in einer zuführenden Arterie, assoziiert, während 1 Aneurysma von 75 mit einem Angiom vergesellschaftet ist. Die Größe der Angiome ist sehr unterschiedlich und reicht von nur mikroskopisch erkennbaren Angiomen, den Mikroangiomen, bis hin zu über die gesamte Hemisphäre ausgedehnten Angiomen. Im Alter trifft man häufiger große Angiome als im Jugendalter.

Ein Angiom besteht aus einem System arterieller Zuflüsse, die in ein Netzwerk von Venen drainieren, ohne daß es zu einer Utilisation des Blutes in einem parenchymversorgenden Kapillarbett kommt. Daher ist das Blut in den meist prall gefüllten, pulsierenden Venen arteriell gefärbt (Abb. 2.**6**).

Vom morphologischen Bild her handelt es sich um eine Vielfalt unterschiedlich aufgebauter Blutgefäße, die zudem noch sekundäre Veränderungen zeigen können: Arterien mit unterschiedlich dicker Muskularis und Elastika einerseits und Venen mit dünnen, aus Kollagen bestehenden Wänden andererseits, wobei Hybride zwischen beiden Arten und embryonale Gefäßformen vorkommen. Außerdem können Verkalkungen, Thrombosen und Gefäßwandaussackungen auftreten.

Die Angiome sind in ¾ aller Fälle an der Oberfläche der Hemisphärenkonvexität und der Rest gleichmäßig an der medialen Hemisphä-

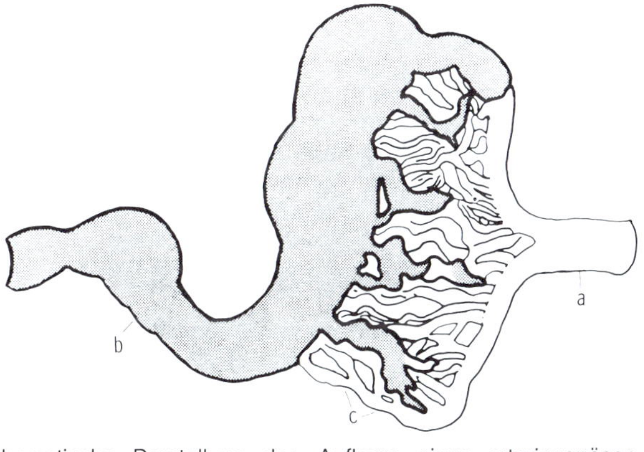

Abb. 2.**6** Schematische Darstellung des Aufbaus eines arteriovenösen Rankenangioms. a = erweiterte Arterie, b = abführende großvolumige Vene, c = arteriovenöser Kurzschluß in Form eines Gefäßkonvoluts

renwand sowie in den tieferen Strukturen lokalisiert. Oft reichen die Angiome keilförmig von der Oberfläche bis hin zum Ventrikelsystem.
Die Arterien der Hirnversorgung stellen auch gleichzeitig die Blutversorgung der Angiome sicher, zum überwiegenden Teil Äste der A. cerebri media, seltener der A. cerebri anterior sowie der A. cerebri posterior bzw. Äste von mehreren Arterien gemeinsam.

Klinik
Trotz ihrer zuweilen beträchtlichen Größe wirken Angiome selten als Raumforderung, sondern vielmehr durch

- eine Blutung aus den wandschwachen Gefäßen,
- die Veränderungen, die durch den arteriovenösen Kurzschluß hinsichtlich der Blutversorgung auf die Umgebung des Angioms ausgeübt werden; die hierauf zurückzuführenden Phänomene werden unter dem Begriff „Steal-Phänomen" zusammengefaßt.
- Außerdem kommen noch Sonderformen der Symptome vor, die durch Kompression des Aquädukts verursacht werden.

Die Angiome werden im Durchschnitt in der 3. Lebensdekade erstmals klinisch manifest, kommen aber durchschnittlich erst am Anfang der 5. Lebensdekade zur Therapie. Der Abstand zwischen Auftreten der ersten Symptome und der Untersuchung mit der Fragestellung invasiver Therapie ist naturgemäß bei den Angiomen, die sich durch eine Blutung manifestieren, kürzer als bei den Angiomen, die sich durch Steal-Phänomene manifestieren.

Blutung
Die Blutungen treten in ⅔ aller Patienten mit Angiomen als erstes Symptom auf, und zwar in der Form einer Subarachnoidalblutung oder einer intrazerebralen Blutung, ggf. mit Ventrikeleinbruch. Die klinische Symptomatik entspricht der bei den Aneurysmen geschilderten; ebenso gilt auch hier die Klassifizierung des klinischen Schweregrads nach der Skala von Hunt u. Hess (s. S. 55).
Bis zum Beginn des 40. Lebensjahrs rupturieren 70%, mehr als 50% vor dem 30. Lebensjahr. Das Risiko, an einer ersten Blutung zu sterben, beträgt ca. 10%, das Risiko der Nachblutung 20% mit einer Mortalitätsrate von 13% für die 2. Blutung und 20% für jede weitere Blutung. Das Blutungsrisiko ist bei den kleinen Angiomen größer als bei den großen Angiomen, unabhängig jedoch von der Lokalisation des Angioms.

Steal-Phänomene
Die Symptome des angiombedingten Blutentzugs lassen sich unterteilen in:

– Symptome zerebraler Ischämie,
– Anfallsleiden.

Symptome zerebraler Ischämie: Da die Angiome je nach Ausprägung des arteriovenösen Shunts einen unterschiedlichen starken „Steal" ausüben, kann die neurologische Symptomatik unterschiedlich intensiv sein. Sie kann variieren hinsichtlich des Schweregrads und der Dauer, d. h., es können sowohl transitorisch ischämische Attacken als auch (meist langsam progrediente) ischämische Insulte auftreten. Bei hochgradigem „Steal" können Symptome zerebraler Ischämie auch auf eine Fernwirkung des Angioms zurückzuführen sein, wie Zeichen vertebrobasilärer Insuffizienz bei Angiomen im Okzipitalbereich.

Das *Anfallsleiden,* das durch Angiome verursacht wird, wird darauf zurückgeführt, daß sich durch eine langdauernde zerebrale Ischämie eine Hirnnarbe ausgebildet hat, die zum Narbenzug an benachbarten Hirnarealen führt. Lediglich supratentorielle Angiome verursachen Anfälle. Vor der Einführung der kranialen CT führten oftmals erst die Häufung und die schlechte medikamentöse Einstellbarkeit epileptischer Anfälle zur weiteren invasiven Diagnostik einschließlich der Angiographie, während heute die Diagnose der angiombedingten Epilepsie oft bereits anhand der CT gestellt wird.

Wenn auch an sich die angiombedingte Epilepsie medikamentös therapierbar sein mag, so muß sie dennoch als wesentliches Warnsymptom für das Risiko einer Angiomblutung gesehen werden, mit der Konsequenz, daß eine operative Therapie diskutiert werden sollte. Es hat sich nämlich bei längerer Verlaufsbeobachtung von Angiomen, die sich durch Anfälle manifestiert hatten, gezeigt, daß ihr Blutungsrisiko ebensohoch ist wie das Rezidivblutungsrisiko von Angiomen, die durch eine Blutung auffällig geworden waren.

Ätiologisch schwer einzuordnen sind Symptome in der Art einer Migräne, die ebenso wie Kopfschmerzen oft erstes und einziges Symptom eines Angioms sein können.

Sonstige Symptome wie den Patienten auffallende pulssynchrone intrakranielle Geräusche und zusätzliche Hautangiome sind selten. Allerdings läßt sich bei einem Teil der Patienten mit großen Angiomen ein Geräusch über der Kalotte auskultieren.

Diagnostik

Die *Computertomographie* zeigt im Nativbild ein Angiom als eine Zone unterschiedlicher Dichte und Konfiguration, meist oberflächennah. Gelegentlich lassen sich Verkalkungszonen nachweisen. Nach Kontrastmittelinjektion kommt es zur starken Kontrastmittelspeicherung in diesem Bereich; außerdem kann man oft geschlängelte abführende Venen erkennen.

Während blutende Angiome direkten Kontakt mit der Blutungszone haben, zeichnen sich Angiome, die im Rahmen der Klärung der Ätio-

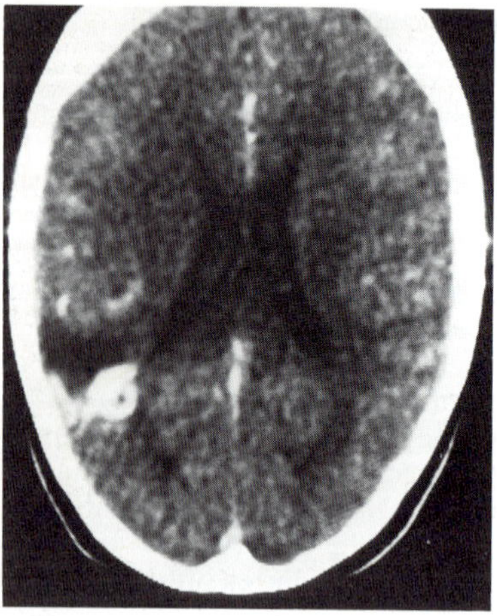

Abb. 2.**7** CT eines kleinen arteriovenösen Angioms links parietal, das sich durch passagere Sprachstörungen manifestiert hatte: rindennah das eigentliche Angiom, zum Ventrikel hin erweiterte abführende Venen

logie zerebraler Ischämie oder eines Anfallsleidens im CT diagnostiziert werden, abgesehen von der beschriebenen Charakteristik, oft dadurch aus, daß ein hypodenser Randsaum als Ausdruck eines ischämisch geschädigten Areals oder einer Hirnnarbe erkennbar wird (Abb. 2.**7**).

Bei ausgeprägtem Steal-Phänomen zeigt sich manchmal eine in die Nachbarschaft des Angioms lokalisierte oder weiter ausgedehnte Betonung der äußeren bzw. der inneren Liquorräume.

Die zerebrale Angiographie (Abb. 2.**8**), wie bei den Aneurysmen unbedingt als Panangiographie, ggf. als schnelle Serienangiographie oder als Kineangiographie vorgenommen, soll Informationen über Lokalisation und Gefäßversorung des Angioms liefern: Die genaue Kenntnis möglichst aller das Angiom versorgenden Arterien ebenso wie die der abführenden Venen ist unbedingte Voraussetzung, um die operative Therapie zu planen. Dazu gehört auch der Nachweis der evtl. erforderlichen Kollateralversorgung der einzelnen Hirnareale, falls größere Arterien, die nicht nur das Angiom, sondern auch gesundes Hirn versorgen, unterbunden werden sollten.

Die digitale Subtraktionsangiographie mit arterieller Kontrastmittelinjektion läßt bei guter apparativer Ausstattung teilweise bessere Aussagen zu als die konventionelle Angiographie.

Das EEG ist naturgemäß bei Patienten mit Anfallsleiden von Bedeutung und zur Überwachung der antikonvulsiven Therapie erforderlich. Während die Durchflußszintigraphie das arteriovenöse Shuntvolumen bestimmen läßt, erlaubt eine Röntgenaufnahme des Thorax die Beurteilung hämodynamischer Belastung des Herzens.

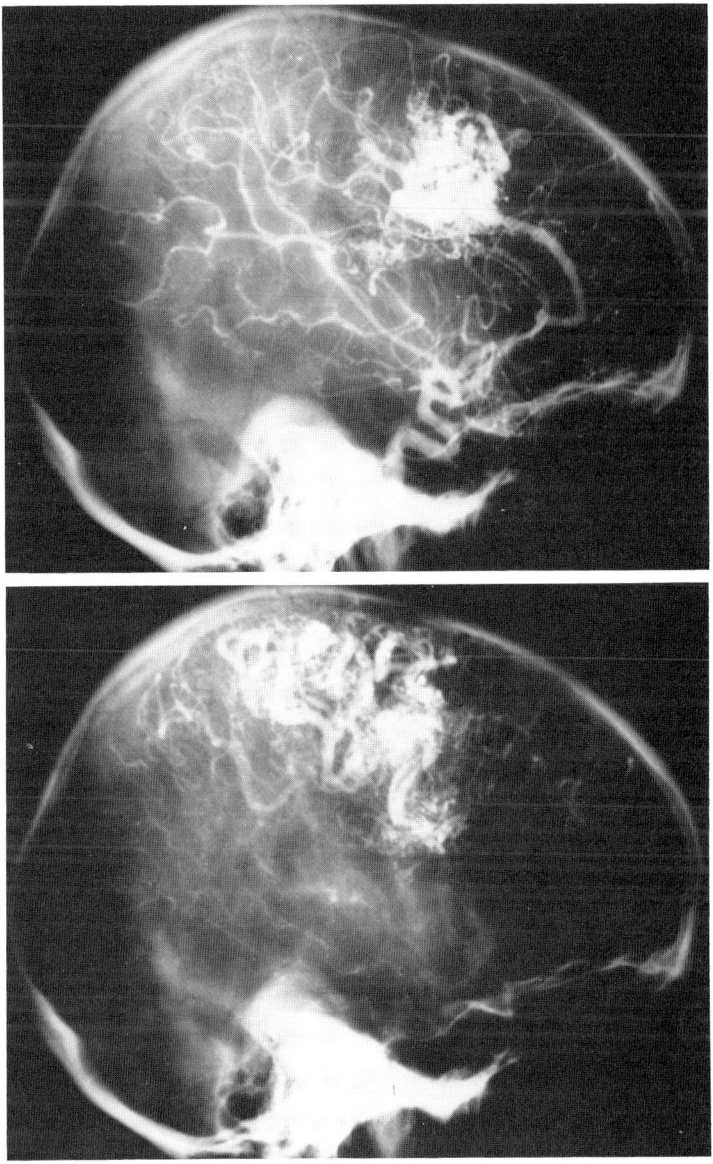

a

b

Abb. 2.**8 a** u. **b** Angiogramm eines arteriovenösen Angioms, das aus der A. cerebri anterior sowie Ästen der A. cerebri media gespeist wird: **a** arterielle, **b** kapilläre bis venöse Phase

Erste Erfahrungen mit der Kernspintomographie lassen erwarten, daß es nicht nur möglich sein wird, die Diagnose eines Angioms zu stellen, sondern auch die Durchflußverhältnisse in dem Angiomknäuel zu bestimmen und die ischämisch bedingte Schädigung des benachbarten Hirnareals zu erfassen. Die Angiographie wird allerdings vorläufig nicht zu ersetzen sein.

Therapie

Die beste Therapie der intrakraniellen Angiome ist die operative Exstirpation. Dadurch ist das im Langzeitverlauf in ca. 25% tödliche und in weiteren 30% zur Invalidität führende Blutungsrisiko ausgeschaltet. Allerdings ist die operative Therapie ebenfalls mit einem Risiko hinsichtlich postoperativer neurologischer Ausfallserscheinungen von ca. 30% und einem Letalitätsrisiko von knapp 10% behaftet. Andere Autoren berichten über eine kombinierte Früh- und Spätletalität und Ausgang in Invalidität von 56% bei konservativer Therapie und von 26% bei den radikaloperierten. Das Operationsrisiko ist bei einer Operation kurz nach einer Blutung deutlich erhöht, so daß hier die Operation im freien Intervall angestrebt werden sollte.

Die Indikation zur Exstirpation eines Angioms sollte immer dann gestellt werden, wenn das Operationsrisiko geringer erscheint als das Risiko konservativer Therapie. Das Operationsrisiko hängt im wesentlichen von Lage und Größe des Angioms ab. Daher sollten kleinere Angiome, die ein höheres Blutungsrisiko haben, möglichst exstirpiert werden. Auch die Lage eines Angioms in wichtigen Hirnarealen, wie der Zentralregion, stellt heute nicht unbedingt eine Kontraindikation zur Exstirpation dar, da es mit Hilfe der Mikrochirurgie oft möglich ist, ohne wesentliche Schädigung des umliegenden Hirngewebes das Angiom zu exstirpieren. Lediglich die Lage eines Angioms im Stammganglienbereich und im Hirnstamm stellt eine absolute Kontraindikation gegen operatives Vorgehen dar.

Zur operativen Exstirpation sind eine schrittweise Präparation und die Unterbindung der einzelnen Zuflüsse erforderlich; nach Mobilisierung des Angioms selbst erfolgt die Unterbindung der abführenden Venen. Eine vollständige Exstirpation des Angioms erfordert wegen der keilförmigen Struktur der Angiome oft die Präparation bis hin zum Ventrikel, ist aber unbedingt erforderlich, da sonst das Blutungsrisiko aus dem Angiomrest hoch ist. Um sicher zu sein, daß sämtliche Angiomanteile exstirpiert sind, ist die postoperative, wenn möglich auch die intraoperative Kontrollangiographie erforderlich.

Eine andere operative Behandlungsmethode bei nicht exstirpierbaren Angiomen stellt die Unterbindung zuführender Arterien dar. Diese wird unter der Vorstellung durchgeführt, das Shuntvolumen durch das Angiom und den Druck auf die nachgeschalteten Venen und damit das Blutungsrisiko zu verringern. Es hat sich aber gezeigt, daß die Unter-

bindung der Hauptarterien eines Angioms dazu führt, daß sich innerhalb einiger Zeit Kollateralen für die verschlossenen Arterien ausbilden und dadurch der Steal-Effekt wiederum wirksam werden kann. Daher wird diese Methode ebenso wie die früher durchgeführte Unterbindung extrakranieller hirnversorgender Arterien, wie der A. carotis und der A. vertebralis, nur durchgeführt, wenn eine andere Therapie nicht in Frage kommt.
Auch andere Behandlungsmethoden für nicht exstirpierbare Angiome beabsichtigen, das Shuntvolumen zu reduzieren. Hier kommt zum einen die intravasale Verödung der zuführenden Arterien und des Angiomknäuels selbst mittels eines auf transarteriellem Weg einzuschwemmenden Katheters in Frage, durch den schnell härtende, polymerisierende Kunststoffe in die zuführenden Arterien knapp vor ihrem Eintritt in das Angiom injiziert werden. Je nach Technik können diese Behandlungen auch am wachen Patienten durchgeführt werden, um vor definitivem Verschluß einer Arterie einen versuchsweisen Verschluß vorzunehmen und die Reaktion des Patienten (Paresen, Sprachstörungen) darauf festzustellen.
Um die Wahrscheinlichkeit zu verringern, daß sich das Angiom wieder rekanalisiert, sollten möglichst alle zuführenden Äste und das Angiom selbst verschlossen werden.
Sind Angiome weder exstirpierbar noch mittels der verschiedenen Kathetertechniken zu verschließen oder zumindest in ihrem Shuntvolumen zu verkleinern, bleibt als letzte Möglichkeit die Bestrahlung. Zwar ist diese Therapie vom Prinzip her einleuchtend, da auch bei den Angiomen, ebenso wie bei sonstigen Tumoren, durch die Strahlenenergie die Fibrosierungs- und Kollagenisierungstendenz der Endothelzellen zu Lumenverlegung bzw. -einengung führen sollte. Die konventionelle Strahlentherapie hat allerdings keine gesicherten Langzeitergebnisse hinsichtlich der Verringerung des Blutungsrisikos erbracht. Auch ist bei dieser Form der Angiomtherapie das Risiko der Radionekrose benachbarter Hirnareale zu groß, so daß diese Technik allgemein verlassen ist.
Lediglich die stereotaktische Radiochirurgie mit Gammastrahlen und die Protonenbestrahlung am Hochenergiezyklotron haben bislang an relativ wenigen Patienten ein positives Ergebnis gezeigt, wobei angiographisch nach 2 Jahren je nach Größe des Angioms und Art der Bestrahlung zwischen 20 und 88 % der Angiome nicht mehr nachweisbar waren.

Angioma racemosum venosum

Das aus einem Konvolut erweiterter Venen bestehende venöse Angiom ist eine ausgesprochen seltene Mißbildung zerebraler Venen, die zu den Phlebektasien gerechnet wird. Das Blut, das die erweiterten Venen passiert, hat vorher das Kapillarbett durchströmt, ist also nicht

arterialisiert. Diese Gefäßmißbildungen finden sich im wesentlichen in der Sylvischen Fissur, im Okzipitallappen und an der Hirnbasis. Daneben finden sich derartige venöse Angiome auch in der Dura im Bereich des Sinus sagittalis superior sowie anderen Sinus.
Die venösen Duraangiome können zu Knochenvorwölbungen und -arrosionen führen. Klinisch manifestieren sie sich durch Herdsymptome wie fokale und generalisierte Anfälle, Kopfschmerzen, Schwindel und psychische Veränderungen. Durch Verlegung des Aquädukts kann ein Hydrozephalus ausgelöst werden. Die Diagnostik erfolgt durch CT und Angiographie, wobei die ausgedehnten Erweiterungen kontrastmittelführender Strukturen auffallen.
Abgesehen von symptomatischer Therapie wie Anlegen einer ventrikuloatrialen Drainage bei Hydrozephalus ist eine Therapie selten erforderlich.

Angioma capillare et venosum calcificans (Sturge-Webersche Krankheit)

Diese Erkrankung, die beim männlichen Geschlecht bevorzugt vorkommt, wird zu den neuroektodermalen Dysplasien (Phakomatosen) gerechnet. Sie manifestiert sich durch die klassische Symptomentrias

- verkalktes Angiom der Piavenen und Rindenkapillaren,
- Naevus flammeus des Gesichts,
- Angiom der Aderhaut, das oft zum Glaukom führt.

Während die kutane Mißbildung bereits bei der Geburt vorliegt, treten die anderen Symptome meist erst zwischen dem 1. und 15. Lebensjahr auf.
Vielfach ist die Symptomentrias nicht voll ausgebildet, so daß die Diagnosestellung erschwert ist. Entscheidend für die Diagnose sind die intrakraniellen angiomatösen Veränderungen mit ihren röntgenologisch erkennbaren typischen doppelkonturierten kalkdichten Verschattungen. Die Parietookzipitalregion ist am häufigsten betroffen.
Unter den Symptomen stehen fokale und generalisierte Anfälle an erster Stelle. Je nach Lokalisation des Angioms werden außerdem Kopfschmerzen, Migräneattacken und Lokalsymptome im Sinne fokaler neurologischer Defizite beobachtet, insbesondere auch geistiger Abbau bis hin zur Demenz.

Im Röntgennativbild des Schädels lassen sich doppelkonturierte girlandenförmige Verkalkungen erkennen, die Ausdruck der Verkalkung im Bereich der weichen Häute und mittleren Rindenschichten sind, wohl auf der Grundlage angiombedingter Zirkulationsstörungen.
Im Nativ-CT zeigt sich die oberflächliche Kalzifizierung zusammen mit lokaler Hirnatrophie; nach Kontrastmittelgabe kommt es zur Anfärbung des betroffenen Kortex.

Die Angiographie bringt keine wesentlichen diagnostischen Erkenntnisse, da die Angiomatose nur selten funktionellen Anschluß an das Gefäßsystem hat. Die Therapie ist im allgemeinen symptomatisch auf die medikamentöse Beeinflussung des Anfallsleidens ausgerichtet.

Angioma capillare ectaticum (Teleangiektasien)

Diese Angiome bestehen aus kleinen, überwiegend dünnwandigen, undifferenzierten und kapillarähnlichen, von Endothel ausgekleideten Gefäßen. Ihre Vorzugslokalisation ist die Brücke; sie kommen aber auch an anderen Stellen im Hirn vor. Der klinische Verlauf ist uncharakteristisch, meist werden sie zufällig bei der Autopsie vorgefunden.

Angioma cavernosum

Das kavernöse Angiom kommt überwiegend im extrakraniellen Bereich vor, am häufigsten in der Haut und in der Leber, seltener im Gehirn. Klinisch-neurochirurgisch besitzt es daher auch keine so große Bedeutung. Diese Form der Mißbildung besteht aus großen Bluthohlräumen, die durch bindegewebige Septen voneinander getrennt sind, ohne daß zwischen ihnen nervöses Parenchym liegt. Die Kavernome kommen einzeln oder multipel im Hirn und Rückenmark vor. Gelegentlich werden sie auch in der Dura und dem Schädelknochen, häufiger in der Orbita und in der Wirbelsäule, angetroffen. Klinisch manifestieren sie sich meist im 4. Lebensjahrzehnt, und zwar meist durch akute Kopfschmerzen, bedingt durch eine intrazerebrale Blutung, Krampfanfälle und Hemisyndrome.

Die Diagnosestellung geschieht in den meisten Fällen im akuten Ereignis; nach einer Blutung imponieren sie wie gefäßarme Tumoren.

Im Nativ-CT kann man in ca. 30% Verkalkungen sehen, die in räumlichem Zusammenhang mit einer hyperdensen Zone stehen. Je nachdem, ob das Kavernom thrombosiert ist, zeigt sich nach Kontrastmittelgabe eine Anreicherung. Raumforderungszeichen oder ein perifokales Ödem finden sich nur kurze Zeit nach einer Blutung.

Die kapilläre Phase der Angiographie läßt gelegentlich das Kavernom als feine Anfärbung, als Mikroangiom, erkennen.

Die Therapie der Wahl ist bei günstiger Lage des Kavernoms die Exstirpation zur Ausschaltung des Blutungsrisikos.

Arteriovenöse Fisteln

Arteriovenöse Fisteln der hirnversorgenden Gefäße treten als eigene Gruppe von Erkrankungen an verschiedenen Stellen der extra- und intrakraniellen Strombahn auf. Besondere klinische Relevanz haben arteriovenöse Fisteln im Sinus cavernosus und in der Nähe des Aquädukts.

Karotis-Sinus-cavernosus-Fistel

Die Entstehung der Fisteln zwischen der A. carotis und dem Sinus cavernosus ist durch die besondere Anatomie des Sinus cavernosus zu erklären: Die A. carotis interna verläuft über eine längere Strecke durch den sie polsterartig umgebenden Sinus im Bereich der vorderen Schädelbasis. In diesem Bereich kann sie auch Äste aus der A. carotis externa erhalten, die ebenso ein Stück durch den Sinus oder seine Wand verlaufen. Während im übrigen Körper zur Bildung einer arteriovenösen Fistel die Wände von Arterie *und* Vene ein Leck aufweisen müssen, damit eine Fistel entsteht, reicht dafür hier bereits eine Undichte in der Arterienwand allein aus.

Nach der Häufigkeit des Auftretens lassen sich folgende Ursachen für die Auslösung einer Karotis-Sinus-cavernosus-Fistel nennen:

- *Trauma:* Auf diesen Entstehungsmechanismus wird an anderer Stelle eingegangen (s. S. 147ff.). Traumatisch bedingte Fisteln kommen dreimal so häufig vor wie spontane Fisteln.
- *Kongenitale Aneurysmen:* Infraklinoidale Aneurysmen der A. carotis interna manifestieren sich, abgesehen von Hirnnervenstörungen, durch Ruptur in den Sinus cavernosus, wobei eine arteriovenöse Fistel unterschiedlichen Ausmaßes resultieren kann.
- *Arteriosklerose:* Die Arteriosklerose hat eine ihrer Prädilektionsstellen im Siphonbereich; allerdings treten spontane Fisteln auf der Basis der Arteriosklerose selten auf im Vergleich zu der Häufigkeit der Arteriosklerose in diesem Abschnitt.
- *Iatrogene Fisteln* können z. B. auf eine Koagulation des N. trigeminus im Ganglion Gasseri oder eine versuchte Desobliteration einer verschlossenen A. carotis interna mittels Fogarthy-Katheters zurückgeführt werden.

Symptome: Bei Vorliegen der klassischen Symptomentrias der Fistel:
- pulsierender Exophthalamus mit Erweiterung der konjunktivalen, skleralen und chorioidalen Gefäße, Retina- und Papillenödem, Fundusblutungen, schließlich Optikusatrophie, Glaukom, Glaskörperblutung;
- pulssynchrones Geräusch, das in 90% der Fälle vorkommt und bei Zudrücken der A. carotis verschwindet;
- Ophthalmoplegie

läßt sich die Diagnose einer Karotis-Sinus-cavernosus-Fistel schnell stellen, wenn auch hier die Symptome verzögert oder inkomplett auftreten können.

Die Diagnostik beginnt mit der augenärztlichen Untersuchung. Die CT läßt gelegentlich, bei sorgfältiger Einstellung und dünnen Schichten, die abfließenden Venen erkennen, nämlich die V. ophthalmica, die V. supraorbitalis sowie im hinteren Abschnitt des Sinus cavernosus die V. jugularis interna. Die Angiographie klärt endgültig die genaue Anatomie der Fistel sowie ihr Ausmaß.

Therapie: Die Indikation zur Therapie der Karotis-Sinus-cavernosus-Fisteln ist zum einen im Erhalt des Auges zu sehen, zum anderen in der Beseitigung des die Patienten sehr störenden Geräuschs. Demgegenüber stellen die hämodynamischen Konsequenzen der Fistel nur selten eine Indikation zur Therapie.

Anfangs bestand die einzige Therapiemöglichkeit der Fistel in dem Verschluß der A. carotis interna. Zunächst wurde der extrakranielle Abschnitt der Arterie ligiert, wenn dies nicht ausreichte, auch der intrakranielle. Das Risiko des ischämischen Insults durch den Verschluß der A. carotis suchte man durch Training der Kollateralzirkulation durch Kompression der A. carotis interna mit zunehmender Dauer, ggf. unter Ableitung des EEG, zu vermindern; es ist aber bei voll ausgebildeter Fistel ohnehin nicht groß, da das Hirn ja bereits durch die Fistel selbst über mehr oder weniger lange Zeit einem Steal-Effekt ausgesetzt ist. Zusätzlich kann man das Risiko zerebraler Ischämie durch Anlegen einer extra-intrakraniellen Anastomose verringern.
Eine elegante Therapiemöglichkeit besteht heute in dem selektiven Verschluß der eigentlichen arteriovenösen Fistelöffnung durch einen abwerfbaren Ballon, der über einen Koaxialkatheter in die Fistel lokalisiert wird. Hierdurch ist es in den meisten Fällen möglich, die A. carotis interna durchgängig zu erhalten. Dies setzt allerdings einen recht hohen Fistelfluß durch eine entsprechend große Öffnung der Fistel voraus. Durch den Fistelfluß in die richtige Stelle plaziert, kann der Ballon im Trabelwerk des Sinus verankert werden.

Fisteln im Bereich der V. Galeni

Eine andere, von der Lokalisation her wichtige Gruppe stellen arteriovenöse Fisteln im Bereich der V. Galeni dar, die durch Zuflüsse aus extrakraniellen und intrakraniellen, an der Hirnversorgung beteiligten Arterien eine so deutliche Aufweitung erfährt, daß sie zum Verschluß des Aquädukts und dem Bild des Hydrozephalus führen kann. Neben dieser Manifestation zeigt sich die arteriovenöse Fistel dieser Lokalisation durch Herzinsuffizienz, die meist trotz Therapie zunimmt.
Die Therapie der Wahl besteht, abgesehen von einer liquorableitenden Operation, in der Exstirpation der arteriovenösen Fistel, die aber wegen der zentralen Lage der Fistel mit einem recht hohen Operationsrisiko verbunden ist, oder neuroradiologischer Intervention (s. Angiome).

Zerebrale Ischämie

Degenerative Gefäßerkrankungen

Häufigkeit

Die degenerativen Erkrankungen der hirnversorgenden Gefäße sind die häufigste Ursache von Hirndurchblutungsstörungen und stellen somit eine wesentliche Ursache von Invalitität und Todesfällen dar. Bezogen auf 100000 Einwohner starben 1980 in der Bundesrepublik Deutschland 14,33 an zerebrovaskulären Erkrankungen. Sie treten bei Männern viermal so häufig auf wie bei Frauen und haben ihr Altersmaximum im 6. Lebensjahrzehnt.

Pathophysiologie der zerebralen Ischämie

Im allgemeinen kommt es bereits nach einer Unterbrechung des Funktionsstoffwechsels, z. B. durch totale Hypoxie der Nervenzellen von 5–7 Sek., zu einer Störung ihrer Funktion, die reversibel ist. Bleibt die Hypoxie über ca. 10 Min. bestehen, bricht der Strukturstoffwechsel zusammen; es kommt zu auch morphologisch erkennbaren Schädigungen. Diese Zeit kann allerdings deutlich länger sein, wenn die Hypoxie nicht total ist, d. h. wenn bei einem Gefäßverschluß Kollateralkreisläufe eine „Notfallversorgung“ des Hirnareals vornehmen.
Störungen des Funktions- und Strukturstoffwechsels der Nervenzellen können stumm auftreten oder sich durch eine Vielzahl von Symptomen manifestieren, die von der Lokalisation und dem Ausmaß der Schädigung abhängen. Da beide Störungen auf die gleiche Ursache zurückzuführen sind, können sie gemeinsam auftreten.
Unterbrechungen des Stoffwechsels können durch eine Vielzahl von Faktoren bedingt sein:

- Der ischämische Infarkt wird durch eine plötzliche Unterbrechung der Blutzufuhr ausgelöst.
- Der anoxische Infarkt ist Folge eines Sauerstoffmangels im Blut, z. B. bei CO-Vergiftung.
- Der hypoglykämische Infarkt wird durch eine Senkung des Blutzukkers unter kritische Werte über eine längere Zeit ausgelöst.

Die wichtigsten Ursachen der zerebralen Ischämie sind in der Reihenfolge der Häufigkeit:

1. aortokraniale Atherosklerose mit Gefäßverschluß oder Stenose (Prädilektionsstellen der Atherosklerose, Abb. 2.**9**),
2. akuter Blutdruckabfall,
3. Embolien,
4. Vasospasmus (auf den bereits im Rahmen der Aneurysmen auf S. 57 eingegangen worden ist).

Abb. 2.**9** Prädilektionsstellen der Arteriosklerose (aus *J. F. Toole, A. N. Patel:* Zerebrovaskuläre Störungen. Springer, Berlin 1980)

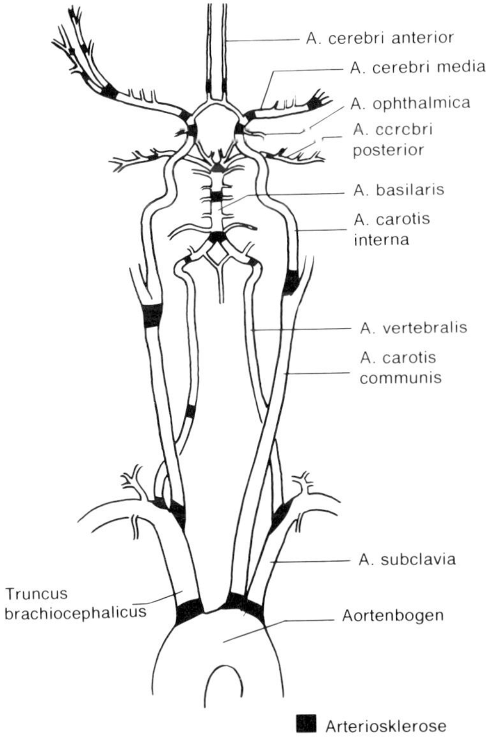

Das Ausmaß der neurologischen Symptomatik, die durch eine der unter 1. und 3. genannten Ursachen ausgelöst wird, ist zum einen von der Größe des Areals abhängig, das von dem verschlossenen oder stenosierten Gefäß versorgt wird; besonders wichtig ist hier der Zeitfaktor, d. h. die Geschwindigkeit, mit der sich ein Gefäßverschluß entwickelt. Dies hängt damit zusammen, daß der zweite das Defizit bestimmende Faktor, die Ausbildung von wahrscheinlich teilweise präformierten Kollateralen, eine gewisse Zeit benötigt, um funktionell wirksam zu werden. Einige der vielfältigen Kollateralen sind in der Tab. 2.**2** aufgeführt.

Im Zentrum eines Infarktbezirks, der z. B. durch einen Gefäßverschluß herbeigeführt wurde, liegt eine Zone von Nervenzellen, die irreversibel geschädigt sind. Diese Zone ist umgeben von einer Zone, in der die Nervenzellen im Funktionsstoffwechsel geschädigt sind, von denen aber erwartet werden kann, daß sie bei Wiederherstellung der

Tabelle 2.**2** Kollateralen hirnversorgender Arterien

1. Kollateralen vom Aortenbogen

Arcus aortae	– A. thyroidea inferior
Truncus brachiocephalicus	– A. thyroidea superior
A. subclavia	– A. cervicalis ascendens
A. thoracica interna	– Rr. radiculares et spinales
A. intercostalis dorsalis	– A. spinalis anterior
A. transversa colli	– A. occipitalis, ramus descendens
A. intercostalis suprema	– A. cervicalis profunda
Truncus thyreocervicalis	– A. carotis externa
Truncus costocervicalis	– Aa. cerebelli inf et sup
A. intercostalis anterior	– A. ophthalmica
A. vertebralis	– A. caroticotympanica
A. carotis communis	– A. carotis interna

2. Queranastomosen

Aa. thoracicae internae	– Aa. vertebrales
Aa. thyreoideae inf	– Plexus cerebelli
Aa. cervicales ascendentes	– A. cerebri posterior
Aa. carotides externae	– A. communicans posterior

3. Anastomosen zwischen Carotis- und Vertebrobasilarisgebiet

A. subclavia:	A. carotis communis – A. vertebralis
A. occipitalis:	A. carotis externa – A. vertebralis
A. communicans post.:	A. basilaris – A. cerebri posterior
Chorioideaanastomosen:	A. chorioidea anterior – A. chor. post.
leptomeningeale Anastomosen:	A. cerebri anterior – A. cerebri post.
	A. cerebri media – A. cerebri post.

4. Natürlich vorkommende extraintrakranielle Anastomosen

A. facialis	– A. angularis	– A. ophthalmica
A. maxillaris	– A. nasalis dorsalis	– A. ophthalmica
A. maxillaris	– A. palpebralis	– A. ophthalmica
A. maxillaris	– A. ethmoidalis	– A. ophthalmica
A. temporalis superficialis – A. supraorbitalis – A. ophthalmica		
A. mengingea media – A. ophthalmica		
A. maxillaris – A. carotis interna (Siphon)		

normalen Durchblutungsverhältnisse ihre alte Funktion wiederaufnehmen können. Diese Zone wird mit dem Begriff der „Penumbra (Halbschatten)“ bezeichnet.

Infarkte, die durch eine Herabsetzung des Perfusionsdruckes zustande kommen, zeigen bestimmte Verteilungsmuster, die durch hämodynamische Grundsätze erklärt werden können: Die Aufteilung der Hirnperfusion in bestimmte Perfusionsgebiete, die durch die einzelnen Hirnarterien versorgt werden, bedingt „Wasserscheidengebiete“ (oder „Grenzzonenbereiche“), in denen die oben angeführten Ursachen die

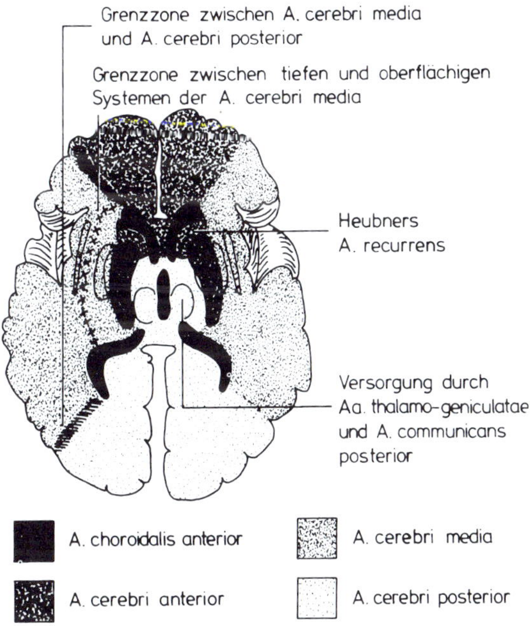

Abb. 2.**10** CT-Befunde bei zerebraler Ischämie: Versorgungsterritorien der Hirnarterien und Grenzzonenbereiche (nach *Valk*)

Perfusionsdrücke auf kritische Werte absinken lassen können. Diese Zonen der Wasserscheide sind (Abb. 2.**10**):

- zwischen A. cerebri media und posterior: das Gebiet parietookzipital und das Gebiet an der Basis der Temporallappen;
- zwischen A. cerebri media und anterior: das Gebiet ca. 2 cm lateral des Mittelspalts;
- zwischen tiefen und oberflächlichen Ästen der A. cerebri media: das Gebiet im Bereich der Capsula externa.

Wenn auch die Kollateralen in der Lage sind, die Versorgung anderer Gebiete mit zu übernehmen, läßt sich doch mit genauen Methoden nachweisen, daß dies u. U. zur Minderperfusion derjenigen Gebiete führen kann, denen Blut entzogen wird. Dieses Phänomen wird „intrazerebrales Steal-Phänomen" genannt.

Klinische Symptomatik

Die klinische Symptomatik, die auf stenosierende Prozesse der hirnversorgenden Arterien hinweist, ist in der Tab. 2.**3** angegeben. Von der Manifestationsart kann man bereits oft auf die Ätiologie schließen: Ein atherothrombotischer Hirninfarkt tritt meist in den frühen Mor-

Tabelle 2.**3** Klinische Symptomatik der Hirnarterienstenosen und -verschlüsse

Karotisstromgebiet	
Parietallappen	– (Mono-/Hemi-)Paresen – Sensibilitätsstörungen – Aphasie, Akalkulie, Agraphie – Kopfschmerzen – Krampfanfälle (fokal)
Frontallappen	– psychische Störungen
Parietal-/Okzipitallappen	– homonyme Hemianopie
Retina	– Amaurosis fugax
Vertebrobasiläres Stromgebiet	
Okzipitallappen	– visuelle Symptome
Teile der Temporallappen	– Kopfschmerzen, Anfälle
Zerebellum	– Dysmetrie, Ataxie, Intentionstremor, Dysdiadochokinese, skandierende Sprache, Nystagmus, Hypotonie
Medulla oblongata	– Hirnnervenstörungen
Teile der Medulla spinalis	– Paresen, Sensibilitätsstörungen

genstunden auf, wobei vermutet wird, daß die nächtliche Blutdruckabsenkung ein wesentliches, die zerebrale Ischämie auslösendes Moment darstellt. Hingegen können embolische Hirninfarkte zu jeder Tages- und Nachtzeit auftreten. Ursprung der Embolie sind meist pulmonale Venen, Herzklappen, Herzhöhle (insbesondere nach einem Myokardinfarkt) und ulzerierende Plaques der aortozervikalen Arterien.
Dauer und Schweregrad der neurologischen Symptome werden nach einer Übereinkunft (Abb. 2.**11**) folgendermaßen unterteilt:

- transitorisch-ischämische Attacken dauern von Sekunden bis zu 24 Std.; die entsprechende Symptomatik, die auf passagere Durchblutungsstörungen der Netzhaut zurückgeführt werden kann, wird als Amaurosis fugax bezeichnet;
- reversibles ischämisches neurologisches Defizit dauert 24–48 Std.;
- prolongiertes reversibles ischämisches neurologisches Defizit dauert mehr als 48–72 Std.; die unter diesem Begriff erfaßte Symptomatik entspricht dem Begriff des „kleinen, leichten Schlaganfalls";
- der abgeschlossene Hirninfarkt („completed stroke") stellt das klinische Vollbild der zerebralen Ischämie dar. In der Regel erreichen die neurologischen Ausfallserscheinungen in den ersten 24–48 Std. ihr Maximum, bedingt durch das Auftreten eines ausgeprägten perifokalen Ödems, und klingen im Lauf der nächsten 3 Monate wieder ab, bis ein Endbild des Defektszustands erreicht ist, der sich später nur selten noch weiter zurückbilden kann.

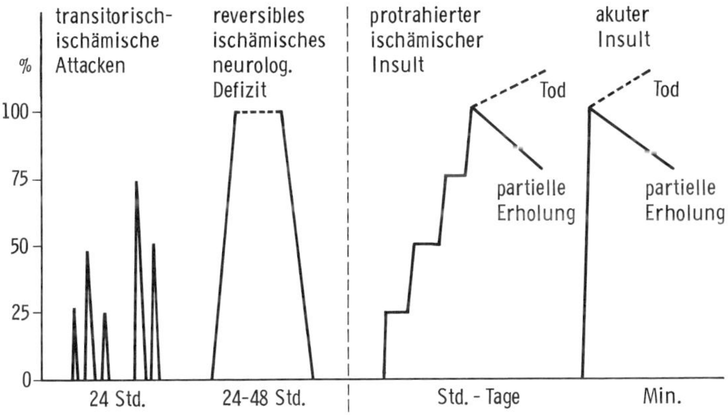

Abb. 2.**11** Klassifizierung der Manifestationsformen der zerebralen Ischämie (nach *Gänshirt*)

Die Gefäßchirurgen unterteilen in 4 Stadien:

I – asymptomatische Stenose oder Verschluß,
II – entspricht den transitorisch-ischämischen Attacken,
III – frischer Schlaganfall entsprechend dem reversiblen ischämischen neurologischen und dem prolongierten reversiblen ischämischen neurologischen Defizit,
IV – postapoplektischer Zustand – „completed stroke“.

Die Wichtigkeit der transitorisch-ischämischen Attacken, die leider viel zu oft von Patienten, Angehörigen und erstbehandelnden Ärzten unterschätzt werden, beruht auf der Erfahrung, daß sie oft die einzigen Warnboten der drohenden Katastrophe sind: Zirka 30% der Patienten, die sich an transitorisch-ischämische Attacken erinnern konnten, erlitten innerhalb der nächsten 6 Monate einen ischämischen Insult, 40% davon innerhalb des ersten Monats(!). Andererseits konnten sich 25% der Patienten, die wegen eines ischämischen Insults zur Aufnahme kamen, an transitorisch-ischämische Attacken erinnern, die sie als Bagatelle abgetan hatten.

Differentialdiagnose
Die Begleitsymptome erlauben oft die klinische Differentialdiagnose der akut auftretenden neurologischen Symptomatik: Eine intrazerebrale Blutung geht meist mit starken Kopfschmerzen, gefolgt von Bewußtseinsverlust, einher. Bei dem akuten subduralen Hämatom steht ebenfalls die Eintrübung der Bewußtseinslage im Vordergrund bei unterschiedlicher Ausprägung der neurologischen Ausfälle. Die atherosklerotischen Erkrankungen und die hirneigenen Geschwülste weisen

eine ähnliche Altersverteilung auf; daher ist die frühzeitige Abgrenzung beider Krankheitsgruppen, die ähnliche Symptome passagerer oder leicht progredienter Ausfälle hervorrufen können, besonders wichtig für die gezielte Therapieplanung.

Diagnostik

Die klinische Diagnose der zerebralen Ischämie erfordert eine Reihe von Untersuchungsschritten. Da die in die Vorfelddiagnostik einzuordnenden nichtinvasiven Untersuchungen (Auskultation der Halsgefäße, beidarmige Messung des Blutdrucks, Auskultation des Herzens, Ultraschalluntersuchung der Halsgefäße, ggf. Okuloplethysmographie) im wesentlichen in den internistisch-angiologisch-neurologischen Bereich fallen, sei hier auf ihre nähere Beschreibung verzichtet.

Computertomographie

Die wichtigste nichtinvasive Untersuchungsmethode stellt heutzutage die kraniale CT dar. Bei Patienten mit transitorisch-ischämischen Attacken ist im CT nur in ca. 20% ein pathologischer Befund zu erwarten, der als Ausdruck eines bereits klinisch stumm abgelaufenen Insults oder einer chronischen Ischämie interpretiert werden kann.
Das Bild eines ischämischen Infarktbezirks (Abb. 2.**12**) verändert sich im Lauf der Zeit. Hinsichtlich der Einzelheiten sei auf die Abb. 2.**13** verwiesen, in der diese Veränderungen schematisch zusammengefaßt werden.

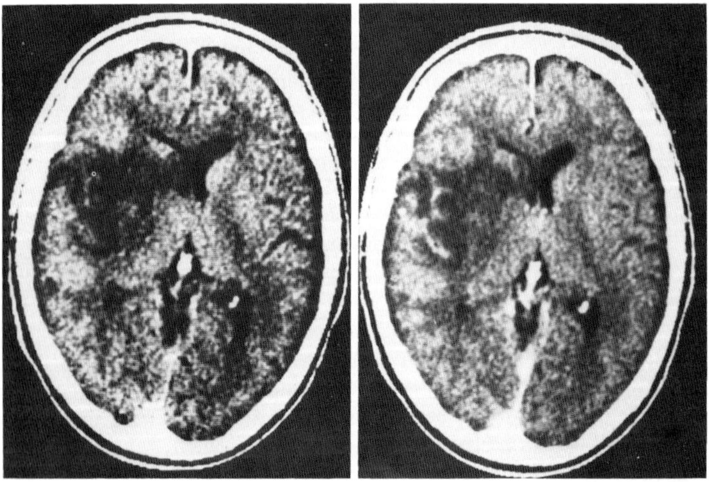

a b

Abb. 2.**12a** u. **b** CT 1 Woche nach ischämischem Insult bei Verschluß der A. carotis interna, ohne und mit Kontrastmittel: hypodense Zone mit deutlicher Raumforderung im Parietalbereich; Hyperdensität nach KM-Gabe

Folgende Informationen sind vom neurochirurgisch-gefäßchirurgischen Standpunkt aus wichtig:

1. Die CT erlaubt nichtinvasiv die Differentialdiagnose der akuten neurologischen Defizite zwischen Ischämie, Subduralhämatom und Hirntumor.
2. Die Bestimmung der Ausdehnung und Lokalisation des ischämisch geschädigten Areals hilft die Prognose besser abzuschätzen: Bei Ischämieschäden z. B. im Bereich der Capsula interna durch embolischen Verschluß der Aa. lenticulostriatae, einem sog. strategischen Infarkt, ist eine Besserung einer hochgradigen Parese durch eine revaskularisierende Operation unwahrscheinlich.
3. Das Stadium der Ischämie bzw. der Ausbildung einer Hirnnarbe kann erfaßt werden, so daß ein risikoarmer Operationstermin gewählt werden kann. Das Risiko der postoperativen Einblutung in eine noch nicht stabilisierte ischämiebedingte Hirnnarbe kann damit weitgehend ausgeschaltet werden.

Angiographie
Bestätigt die CT die Diagnose eines ischämischen Infarkts, ist die Klärung der Ätiologie erforderlich. Nach Ausschluß kardialer und entzündlicher Ursachen ist die Angiographie indiziert, wenn der Patient in einem operablen Zustand ist, da eine Angiographie ohne die Pla-

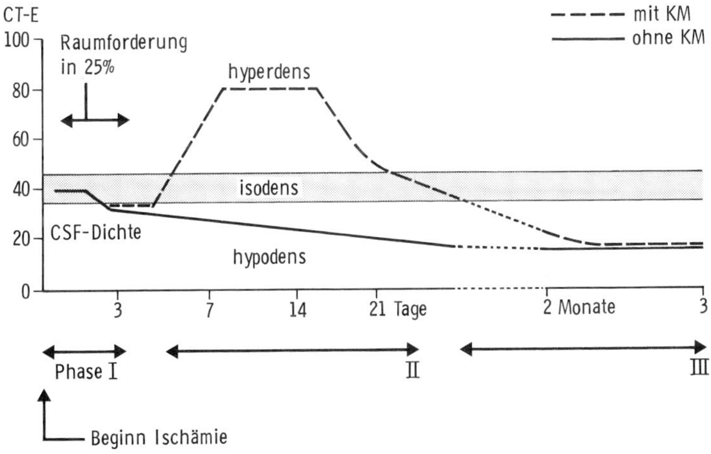

Abb. 2.**13** Zusammenfassung der CT-Befunde nach zerebraler Ischämie (nach *Valk*)

nung einer nachfolgenden Operation ein zusätzliches Risiko für den Patienten darstellt: Liegt das Risiko, durch eine Angiographie eine vorübergehende oder bleibende zerebrale Ischämie auszulösen, im allgemeinen neurologisch-neurochirurgischen Krankengut bei 3–5 %, so steigt es bei Patienten mit vorhergehenden ischämischen Symptomen auf das Vierfache(!).

Da die Angiographie ein Risiko für die Patienten darstellt, hat sich als nichtinvasive Untersuchungsmethode für die Halsgefäße die Doppler-Sonographie angeboten; sie ist bereits unter gewissen Voraussetzungen von Gefäßchirurgen anstelle der Angiographie zusammen mit der CT als die Untersuchungsmethode angewandt worden, anhand derer sich die Operationsindikation stellen läßt. Allerdings kann man bisher die intrakranielle Zirkulation nicht mittels Doppler-Sonographie erfassen, so daß Bedenken bestehen, intrakranielle hämodynamisch wirksame Läsionen zu übersehen. Möglicherweise wird die transkranielle Doppler-Sonographie (bei geschlossenem Schädel durch den im Temporalbereich sehr dünnen Schädelknochen) in der Lage sein, diese diagnostische Lücke zu schließen.

Hat man die Indikation zur Angiographie aber gestellt, sollte sie wie auch bei den anderen Gefäßerkrankungen als transfemorale Panangiographie (ggf. als digitale Subtraktionsangiographie mit intraarterieller Injektion), zumindest als beidseitige Karotis- und einseitige Vertebralisangiographie durchgeführt werden. Allerdings muß sie hierbei Information auch über den Zustand der vom Aortenbogen abgehenden Arterien liefern, da ja auch die Abgänge selbst stenosiert sein können. Folgende Informationen soll die Angiographie liefern:

- Ausdehnung und Lokalisation der stenosierenden/verschließenden Gefäßprozesse der hirnversorgenden Arterien,
- Kollateralversorgung bei größeren Gefäßverschlüssen,
- Zustand der Arterien, die bei evtl. in Frage kommenden Revaskularisationsoperationen benötigt würden.

Weitere Untersuchungsmethoden

Neben diesen Untersuchungsmethoden, die zur Routine gehören, können weitere Untersuchungen vorgenommen werden, die ggf. näheren Aufschluß über die Hirndurchblutung bzw. den Hirnstoffwechsel geben. Hierzu gehören die Bestimmung des regionalen Perfusionsmusters (rCBF = „regional cerebral blood flow“) mittels der Xenon-Clearance und andere Methoden wie die Perfusionsbestimmung mittels Jod-123-Amphetamin. Es hat sich gezeigt, daß die Perfusion bereits in Regionen vermindert sein kann, die im CT vollständig unauffällig sind. Inwieweit diese Methoden einen für die klinische Routine einsetzbaren Standard erreichen, bleibt abzuwarten.

Die Positronemissionstomographie mit radioaktiv markierten Sauerstoff- oder Zuckerverbindungen bzw. -analogen scheint in der Lage zu

sein, zusätzlich zu der Bestimmung der Perfusionsmuster die regionalen Sauerstoffverbrauchs- und Stoffwechselparameter für Glukose zu quantifizieren. Sollte sich diese Methode für den Routinebetrieb einsetzen lassen, wäre man erstmals in der Lage, beim Patienten zu entscheiden, inwieweit revaskularisierende Operationen erfolgversprechend sein dürften bzw. inwieweit die konservative Therapie mit sog. hirnstoffwechselaktiven und die Hirndurchblutung fördernden Medikamenten in der Tat wirksam ist.
Die Kernspintomographie sollte durch kombinierte Anwendung verschiedener Verfahren in der Lage sein, zum einen die Information über den morphologischen Zustand der Hirnsubstanz nach Ischämie zu erbringen, wie sie die konventionelle CT liefert, zum anderen ähnliche Aussagen wie die Positronemissionstomographie. Hierzu ist allerdings die Anwendung hoher Magnetfelder erforderlich, um über die Bestimmung des Phosphatspektrums Informationen über die Vitalität der Hirnsubstanz zu erhalten.

Therapie

Medikamentöse Therapie
Als wesentliche Therapie der zerebralen Ischämie ist die Erhaltung der Homöostase zu nennen, durch die der Körper in die Lage versetzt werden soll, den ischämiebedingten Schaden durch schnelle Entwicklung von Kollateralen zu begrenzen. Hierzu gehört die intravenöse Infusion ausreichender, bilanzierter Elektrolytlösungen, im Bedarfsfall auch die frühzeitige Intubation.
Im übrigen versucht die konservative Therapie der Hirndurchblutungsstörungen, durch Verbesserung der rheologischen Eigenschaften des Blutes die Verbesserung der Sauerstoff- und Nährstoffversorgung des Hirngewebes zu erreichen. Im wesentlichen handelt es sich hier um Verdünnung des Blutes durch:

1. Infusion von Elektrolytlösungen,
2. Gabe von niedermolekularem Dextran, außerdem
3. Gabe von Medikamenten, die die Verformbarkeit der korpuskulären Blutbestandteile verbessern sollen, sowie
4. Gabe von Medikamenten, die die Hirngefäße (selektiv?) erweitern sollen (Ca-Antagonisten S. 64)

Diese Methoden sind in ihrer Wirkung nicht immer sicher anerkannt und teilweise (4.) in der frischen Phase eines ischämischen Insults sogar kontraindiziert, da sie zu einem intrazerebralen Steal-Phänomen führen können, das das Areal des ischämisch geschädigten Hirns nur vergrößert. Lediglich Acetylsalicylsäure (ASS) ist erwiesenermaßen in der Lage, das Risiko eines ischämischen Insults nach einer Serie von transitorisch-ischämischen Attacken oder das Risiko eines Rezidivinsults zu verringern.

Operative Therapie

Operationsindikation:

Sinn aller operativen Bemühungen ist, einer Verschlechterung des neurologischen Befunds durch eine operative Behandlung vorzubeugen. Das kombinierte Risiko von Angiographie und Operation muß daher geringer sein als das Risiko unter Spontanverlauf bzw. konservativer Therapie. Die Indikation zur operativen Maßnahme stellt eine (angiographisch) nachgewiesene Läsion dar, durch die vorliegende neurologische Befunde erklärt werden können. Neurologische Symptome, die auf andere, ggf. weiter entfernt liegende Gefäßläsionen zurückgeführt werden können, stellen keine klassische Indikation zur gefäßchirurgischen Intervention dar, werden aber gelegentlich als Warnzeichen für das Vorliegen eines Steal-Phänomens angesehen.

Im folgenden werden die Operationsindikationen anhand der gefäßchirurgisch orientierten Stadieneinteilung der zerebralen Ischämie besprochen.

Stadium I: Eine Operationsindikation für asymptomatische Stenosen oder Verschlüsse wird allgemein gesehen, wenn die Stenose größer als 50% ist, eine gleichzeitige Stenose oder ein Verschluß der Gegenseite vorliegt, ein Eingriff mit der Gefahr des Blutdruckabfalls geplant ist und keine Kontraindikationen seitens des internistischen Fachgebiets vorliegen.

Stadium II: Bei Patienten, die mit rezidivierenden transitorisch-ischämischen Attacken zur Aufnahme kommen, besteht eine dringliche Operationsindikation, da diese Patienten akut vom ischämischen Insult durch Umwandlung von Stenosen in Verschlüsse oder durch Loslösen größerer Emboli bedroht sind.

Stadium III: Ein akuter ischämischer Insult mit ausgeprägter neurologischer Symptomatik stellt selten eine Operationsindikation dar; Voraussetzung ist, daß der Patient bei voll erhaltenem Bewußtsein ist und man den Patienten innerhalb der 4–6-Stunden-Grenze operieren kann. Ein längeres Intervall zwischen akutem Ereignis und Revaskularisation wird nur in Ausnahmefällen toleriert, da das Risiko einer Einblutung in einen ischämischen Infarktbereich, d. h. die Umwandlung eines „weißen" in einen „roten Infarkt" dann rapide ansteigt.

Bei den Patienten mit einem sich innerhalb weniger Stunden entwikkelnden Defizit ist eine schnelle Abklärung in Richtung auf eine evtl. operable Läsion erforderlich, da durch eine Operation ein stärkerer Ischämieschaden vermieden werden könnte.

Stadium IV: Bei Patienten mit abgelaufenem ischämischem Insult sollte man in die Entscheidung hinsichtlich der Indikation für eine Revaskularisation neben dem klinischen Bild und seiner Rückbildungstendenz das CT einbeziehen. Je nachdem, welche Läsion vorliegt, muß entschieden werden, wie hoch das Risiko eines Reinsults ist. So liegt

dieses Risiko für einen Verschluß der A. carotis interna bei ca. 4% pro Jahr, für eine Karotisstenose in der gleichen Größenordnung. In dieser Indikationsstellung stellen die revaskularisierenden Operationen prophylaktische Operationen dar.
Eine andere Indikation ist gegeben, wenn versucht wird, durch die Operation eine Verbesserung der neurologischen Symptomatik zu erreichen. Dieses Ziel kann erfahrungsgemäß nur dann angestrebt werden, wenn die ischämiebedingten Schäden der Hirnsubstanz nicht zu ausgeprägt sind und nicht im Bereich strategisch wichtiger Bezirke wie der Stammganglien liegen. Unter dieser Indikation durchgeführte Operationen sollten möglichst innerhalb der ersten 2–3 Monate nach einem Insult erfolgen, da man später davon ausgehen kann, daß der Ischämieschaden auch in der Zone der Penumbra so stark ist, daß die Revaskularisation zu spät kommt. (s. S. 80)

Operationsverfahren: Je nach Gefäßbefund kommt eine Vielzahl von Operationsverfahren in Frage. Im wesentlichen handelt es sich um:

- Umleitungs-(Bypass-)Verfahren bei Verschlüssen und nichtchirurgisch angehbaren Stenosen von Arterien; Beispiel: intrathorakale Stenose der A. subclavia bei Subclavian-Steal-Syndrom; Stenosen der A. vertebralis im knöchernen Kanal; Verschlüsse und hochgelegene Stenosen der A. carotis interna und der A. cerebri media;
- Desobliterationsverfahren bei Stenosen; Beispiel: Abgangsstenose der A. carotis interna und der A. vertebralis;
- Kürzungsoperationen bei überlangen, abknickenden Arterien (Elongation, Kinking, Coiling); Beispiel: Überlängen der A. carotis interna;
- intraluminale Erweiterungsplastiken (PTA, Angioplastie) sind im Bereich der supraaortischen Arterien nur in Ausnahmefällen (Stenose der A. subclavia) indiziert, da das Risiko, durch einen fortgeschwemmten Embolus einen neuen Insult zu provozieren, zu hoch ist.

Die Operationen an den herznahen supraaortischen Arterien gehören im allgemeinen in die Hände der Gefäßchirurgen. Auf die einzelnen Operationsverfahren soll hier daher nicht näher eingegangen werden.

Neurochirurgische Therapie der zerebralen Ischämie: Die Neurochirurgie ist seit der Entwicklung mikrogefäßchirurgischer Operationstechniken in die operative Therapie der zerebralen Ischämie eingebunden. Mit diesen Techniken ist es zum einen möglich, im akuten Fall einen frischen Embolus aus dem Anfangsteil der A. cerebri media zu entfernen. Zum anderen hat die Anwendung mikrochirurgischer Techniken zur Entwicklung einer Umleitungsoperation unter Benutzung ortsständiger extrakranieller Spenderarterien und von Hirnrindenarte-

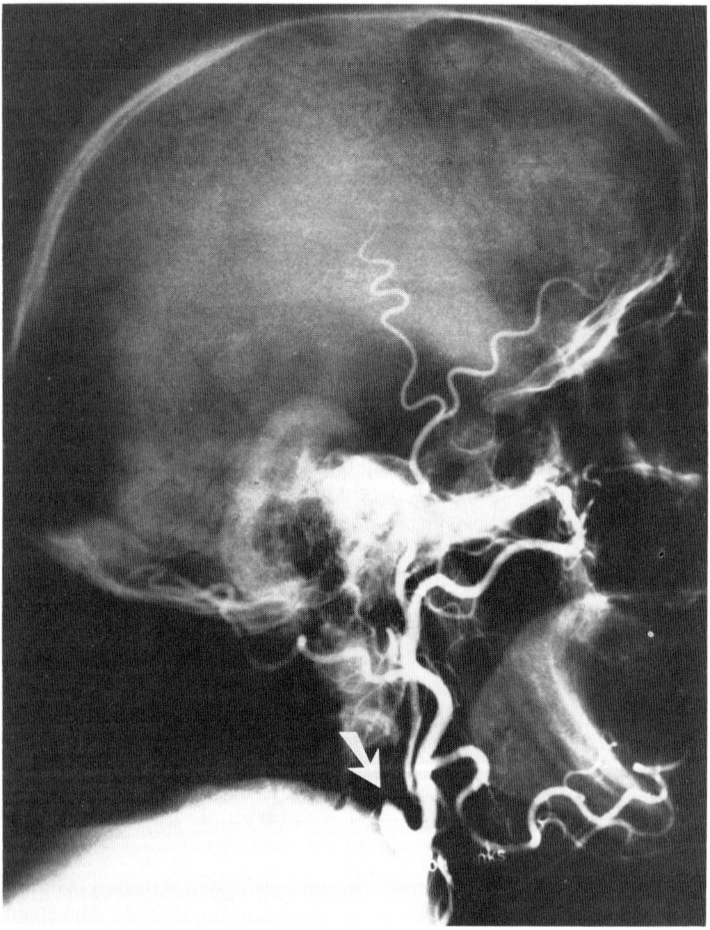

a

rien als Empfängerarterien geführt (Abb. 2.**14**). Diese Operation, die extraintrakranielle Bypass-Operation, wird hauptsächlich zur Verbesserung der Perfusion im supratentoriellen Bereich vorgenommen, im allgemeinen bei folgenden Indikationen:

1. Verschlüsse (Abb. 2.**14**) und hoch (meist im Syphon) gelegene, gefäßchirurgischer Therapie nicht mehr zugängliche, hämodynamisch signifikante Stenosen der A. carotis interna. Als Grenze der

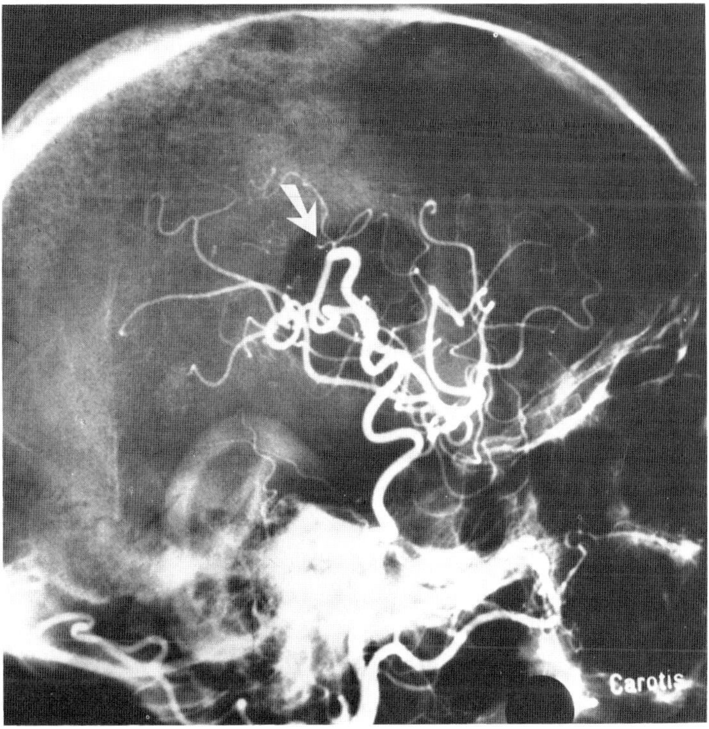

b

Abb. 2.**14 a** u. **b** Patient mit ischämischem Insult bei Verschluß der A. carotis interna **a** vor und **b** nach extra-intrakranieller Bypass-Operation (**a** Pfeil: Stumpf der A. carotis interna; **b** Pfeil: End-zu-Seit-Anastomose zwischen der A. temporalis superficialis und Kortikalarterie aus der A. cerebri media)

Zugänglichkeit von Stenosen hat sich eine gedachte Linie zwischen Mastoidspitze und Unterkieferwinkel als sinnvoll erwiesen.

2. Verschlüsse und Stenosen der A. cerebri media. Diese Prozesse sind arteriosklerotischer bzw. embolischer Natur und liegen meist im horizontalen Anfangsteil der A. cerebri.
3. Isolierte Verschlüsse einzelner Äste der A. cerebri media.
4. Als vorsorgliche Maßnahme zur Prophylaxe zerebraler Ischämie bei geplanten oder zu erwartenden Verschlüssen größerer Arterien,

wie bei Riesenaneurysmen der A. cerebri media oder A. carotis interna, beim Verschluß der A. carotis interna bei Karotis-Sinus-cavernosus-Fisteln oder im Rahmen der Exstirpation großer basaler Hirntumoren; ebenso als prophylaktische Operation vor Operationen an anderen Organen, bei denen mit größeren Blutdrucksenkungen gerechnet werden muß.

Bei dieser Operation wird durch eine End-zu-Seit-Anastomose eine Verbindung zwischen der A. temporalis superficialis und einem kortikalen Ast der A. cerebri media geschaffen. Diese Arterien mit einem Durchmesser von ca. 1 mm sind in der Lage, sich bei einem entsprechenden Fluß, der durch den Druckgradienten zwischen extra- und intrakranieller Zirkulation hervorgerufen wird, auf das Zwei- bis Dreifache ihres ursprünglichen Durchmessers zu erweitern und daher ein Minutenvolumen zu fördern, das durchaus dem der A. carotis interna entsprechen kann (Abb. 2.**14**b). Falls keine ausreichende Spenderarterie vorliegt, können auch hier extraanatomische Umleitungsverfahren, z. B. zwischen der A. subclavia und einem kortikalen Ast der A. cerebri media, unter Benutzung eines autologen Veneninterponats erfolgen.

Patienten mit isolierten Stenosen oder Verschlüssen der Arterien der hinteren Zirkulation sind deutlich seltener im neurochirurgisch-gefäßchirurgischen Krankengut als Patienten mit Läsionen im Bereich der die supratentoriellen Hirnanteile versorgenden Arterien.

Wenn die neurologische Symptomatik eindeutig auf derartige Stenosen oder Verschlüsse zurückgeführt werden kann, sollte zunächst versucht werden, die Kollateralzirkulation über den Circulus Willisi zu verbessern. Erst anschließend erfolgt bei Fortbestehen der Symptome die Revaskularisation in der hinteren Schädelgrube selbst. Hierzu wird neurochirurgischerseits eine Anastomose zwischen der A. occipitalis und einem kortikalen Ast der A. vertebralis/basilaris vorgenommen, wobei üblicherweise die A. cerebelli inferior posterior als Empfängerarterie in Frage kommt.

Bei Patienten mit massivem Infarkt im Bereich der hinteren Schädelgrube kann es durch das Ödem des Kleinhirns zu einem Verschlußhydrozephalus kommen, der entsprechend den allgemein neurochirurgischen Grundsätzen durch eine Ableitungsoperation behandelt werden muß.

Zwar kann durch die operative Therapie der zerebralen Durchblutungsstörungen eine Verbesserung der Lebensqualität erreicht werden. Der diesen Läsionen zugrundeliegende Prozeß der Arteriosklerose kann aber dadurch nicht aufgehalten werden. Große Statistiken zeigen, daß bei den Patienten mit zerebralen Durchblutungsstörungen die koronare Herzerkrankung der die Lebenslänge limitierende Faktor ist. Um dem Fortschreiten der Arteriosklerose soweit als möglich vorzubeugen, muß die konsequente Vermeidung der Risikofaktoren Hypertonus, Nikotin und Hypercholesterinämie zur unbedingt erforderlichen postoperativen Nachsorge der Patienten, ebenbürtig mit der krankengymnastischen Betreuung, gehören.

Moyamoyakrankheit

Diese Erkrankung unbekannter Ätiologie wurde erstmals bei japanischen Patienten beschrieben, ist aber in den letzten Jahren auch gelegentlich bei Europäern beobachtet worden. Es handelt sich um einen schubweisen Verschluß der großen Hirnarterien auf dem Niveau des Circulus arteriosus, der gefolgt wird durch eine Kollateralisation durch viele kleine Gefäße. Diese im Angiogramm knapp oberhalb der Schädelbasis als angiomähnliche Struktur erkennbare Gefäßzeichnung hat dem Krankheitsbild seinen Namen (Moyamoya = Rauch) gegeben.
Klinisch manifestiert sich die Erkrankung bei jugendlichen Patienten als fokale zerebrale Ischämie oder als schubweise progredienter ischämischer Insult, bei älteren Patienten durch eine Subarachnoidalblutung aus den Moyamoyastrukturen.
Die Therapie der zerebralen Ischämie durch die extra-intrakranielle Bypass-Operation zeigt erfolgversprechende Ansätze; ansonsten wurde die perivaskuläre Sympathektomie der Halsgefäße empfohlen.

Entzündliche Gefäßerkrankungen

Diese Erkrankungen werden zwar in das Gebiet der Neurologie eingeordnet, seien hier aber erwähnt, da sie in die Differentialdiagnose (neuro-)chirurgisch angehbarer Erkrankungen mit zerebraler Ischämie einbezogen werden müssen und teilweise auch einer chirurgischen Therapie bedürfen. Sie werden als kollagene Gefäßerkrankungen, teilweise im Rahmen einer Autoimmunerkrankung, angesehen. Daher bietet sich die Therapie der Wahl mit unterschiedlichem Erfolg die hochdosierte Gabe von Kortikosteroiden an.

Takayasu-Krankheit („pulseless disease – Aortenbogenkrankheit")

Die im wesentlichen auf den Aortenbogen und die von ihm abgehenden Arterien beschränkte Erkrankung führt im klassischen Fall zu Asthenie, Arthralgie, Synkopen, Schwindel und Sehstörungen. Häufiger zeigt sie sich jedoch durch eindeutige zerebrovaskuläre Insuffizienz.
Fehlende Pulsationen der A. subclavia, A. brachialis und A. radialis sind deutliche Hinweise auf das Vorliegen dieser Erkrankung, ebenso Schwirren und Geräusche über Kollateralgefäßen im Halsbereich. Im Augen-

hintergrund finden sich Zeichen der Blutstase mit Segmentation in den Retinaarteriolen, außerdem peripapilläre Gefäßneubildungen und arteriovenöse Anastomosen. Bei Vorliegen einer hämodynamisch wirksamen Stenose wird diese korrigiert oder durch einen Bypass umgangen.

Arteriitis cranialis (temporalis)

Die auch als Riesenzellarteriitis (Horton) bekannte Erkrankung aus dem Formenkreis der Kollagenosen tritt bei Patienten im höheren Lebensalter auf und zeigt sich durch starke Kopfschmerzen und neurologische Ausfälle, einschließlich der Symptome okulärer Durchblutungsstörungen, die zur Erblindung eines oder beider Augen führen können. Überwiegend werden Äste der A. carotis externa betroffen; es kommt zu Degeneration der Lamina elastica interna und Intimaverdickung bis hin zur lokalen Gefäßlumeneinengung. Die Diagnose der Arteriitis temporalis läßt sich meist aus den klinischen Symptomen und den Laborbefunden einer akuten Entzündung stellen, ansonsten mittels Biopsie der Temporalarterie.

Periarteriitis nodosa

Diese Erkrankung befällt überwiegend bei Männern zwischen dem 20. und 40. Lebensjahr die mittelgroßen und kleinen Arterien mit einer gut ausgebildeten Tunica media.
Anzeichen intrakranieller Beteiligung sind Subarachnoidal- oder Intrazerebralblutungen, hämorrhagische Infarkte oder diffuse Hämorrhagien. Neben den Allgemeinsymptomen Myalgie, Polymyositis und Fieber können Kopfschmerzen und Zeichen organischer Psychosen sowie Anfälle und Zeichen zerebraler Ischämie auf einen zentralen Befall hinweisen, bei symmetrischer Polyneuropathie muß an einen peripheren Befall gedacht werden.
Die Krankheit endet meist nach mehreren Jahren mit Tod durch Niereninsuffizienz oder sekundäre Folgen einer Hypertonie.

Thrombendarteriitis obliterans

Entsprechend den Veränderungen der Extremitätenarterien sind auch am Gehirn vornehmlich die distalen Gefäßabschnitte der Konvexität betroffen, so daß fokale neurologische Defizite, anfangs passagerer Natur, später bleibender Art, auftreten.

Sonstige entzündliche Gefäßerkrankungen

Die sonstigen entzündlichen Gefäßerkrankungen sind meist spezifischer Natur. Durch entsprechende Maßnahmen sind die tuberkulöse und die syphilitische Vaskulitis selten geworden; sie kommen lediglich im Rahmen der spezifischen Meningitis vor und führen zu Symptomen zerebraler Ischämie.

Erkrankungen des venösen Systems

Erkrankungen der intrakraniellen Venen rufen Symptome hervor, wenn es durch Verlegung der venösen Abflüsse zur Behinderung der Blutperfusion mit der Folge zerebraler Ischämie und eines Hirnödems kommt oder ein entzündlicher Prozeß fortgeleitet wird und auf das Hirn übergreift. Man unterscheidet:

- blande Thrombosen,
- septische Thrombosen

Blande Thrombosen entstehen bei Gerinnungsstörungen nach operativen Eingriffen in der Schwangerschaft und im Wochenbett, bei Blutkrankheiten, Kreislaufschäden und Stoffwechselerkrankungen.
Bei Befall der venösen Sinus, begleitet von Verschlüssen der äußeren, seltener der inneren Hirnvenen, bildet sich an der Rinden-Mark-Grenze ein Ödem aus, gefolgt von Blutungen; es kommt somit häufiger zu hämorrhagischen, seltener zu weißen Erweichungen. Klinische Symptome sind meist Kopfschmerzen, Übelkeit, gefolgt von fokalen und generalisierten Anfällen, und unterschiedliche Bewußtseinstrübungen.
Septische Thrombosen verlaufen unter denselben klinischen Zeichen; hinzu kommen jedoch die entzündlichen Zeichen in der Laborchemie.
Je nach Lokalisation zeigen sich unterschiedliche klinische Bilder, die aber gut auf das jeweilige Abflußterritorium zu beziehen sind. Thrombosen z. B. des Sinus sagittalis superior zeigen sich durch das Mantelkantensyndrom mit ein- oder beidseitiger Beinparese, während es bei Befall des Sinus lateralis zu retroaurikulären Schwellungen kommen kann.
Die Diagnostik mittels der CT zeigt meist eine deutliche Ödementwicklung, gefolgt von Einblutungen in dieses Gebiet. Angiographisch lassen sich Verschlüsse des Sinus oder großer Hirnvenen erkennen, wobei gleichzeitig auf die Kollateralisaton der Abflußwege geachtet werden sollte.
Die Therapie besteht im wesentlichen in Stabilisierung der Kreislauf- und Atmungsverhältnisse, leichter Therapie des Ödems und dem Versuch, durch Gabe von ASS oder Antikoagulantien das Risiko des Fortschreitens zu verringern. Bei septischen Thrombosen ist naturgemäß die gezielte antibiotische Therapie erforderlich. Die thrombolytische Therapie mit intraarterieller Injektion ist noch in den Anfangsstadien und z. Z. sicher keine Routinebehandlung. Die operative Therapie mit Ersatz der venösen Blutleiter durch autologe Venen oder Kunststoffprothesen ist bislang nur selten durchgeführt worden.

Spontane intrazerebrale Blutungen

Häufigkeit und Ätiologie

Bei ca. 30% der Patienten mit spontanen intrazerebralen Blutungen lassen sich keine Aneurysmen oder Angiome nachweisen. Innerhalb des Kollektivs zerebrovaskulärer Erkrankungen mit Todesfolge betragen diese Blutungen 10–20% und stellen für die Gesamtbevölkerung in ca. 1% die Todesursache dar. Häufigste Ursache intrazerebraler Blutungen (50%) ist die zur Gefäßwanddegeneration führende Hypertonie. Andere Ursachen intrazerebraler Blutungen sind:

- Antikoagulantien,
- Blutdyskrasien wie Hämophilie, Leukämie, thrombozytopenische Purpura,
- Periarteriitis nodosa,
- Gefäßwandintoxikation, z. B. mit Arsen, oder Vitaminmangel,
- Neoplasmen; bei diesen, besonders bei malignen Hirntumoren, können intrazerebrale Blutungen zur ersten Manifestation führen.

Klinik

Die klinische Symptomatik der intrazerebralen Blutungen ist je nach ihrer Lokalisation und Ausdehnung gekennzeichnet durch das akute oder leicht progrediente Auftreten neurologischer Ausfälle oder durch eine schnell zunehmende Bewußtseinseintrübung bis hin zur tiefen Bewußtlosigkeit. Die Klassifikation des Zustands der Patienten geschieht am günstigsten nach der Skala von Hunt u. Hess (s. S. 55), die bereits für die aneurysmatisch bedingten Blutungen beschrieben worden ist, oder nach der Glasgow Coma Scale.

Diagnostik

Die Diagnostik der intrazerebralen Blutungen ist durch die Computertomographie wesentlich verändert worden. Im CT, das sofort nach Einsetzen der klinischen Symptomatik erfolgt, zeigt sich eine intrazerebrale Blutung als scharf abgegrenztes homogen hyperdenses Areal. Größe und Lokalisation lassen sich bestimmen, ebenso das Ausmaß der Raumforderung, die zusammen mit dem klinischen Bild die weitere Entscheidung hinsichtlich des therapeutischen Vorgehens beeinflußt. Auch lassen sich Aussagen machen über einen evtl. vorliegenden Einbruch in das Ventrikelsystem (Abb. 2.**15** u. 2.**16**). Blutungen mit einem Durchmesser von weniger als 2 cm führen nie zu einer Verlagerung der Mittelstrukturen.

Aus der Lokalisation kann man oft bereits die Diagnose einer nichtaneurysmatisch bedingten intrazerebralen Blutung stellen, so z. B., wenn sie in den Stammganglien liegt. Allerdings sollte man im allgemeinen die Diagnostik durch die Angiographie erweitern, um sicher zu sein, daß man nicht eine operable Gefäßmißbildung übersieht, die das Ri-

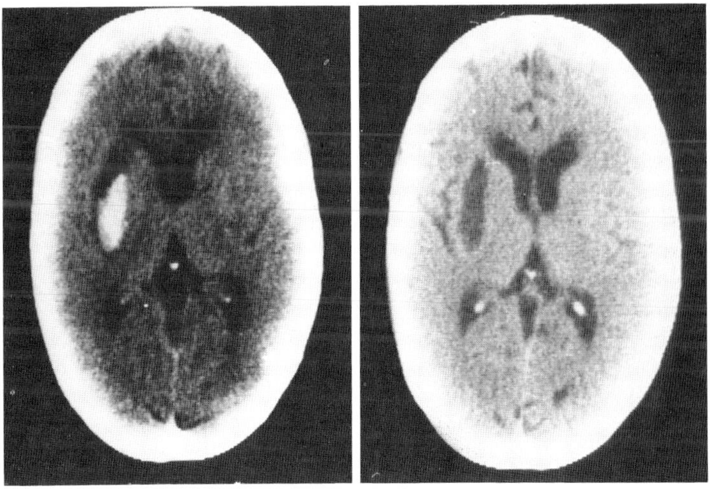

Abb. 2.**15a** u. **b** Spontane intrazerebrale Blutung bei Hypertonus: **a** CT 2 Wochen nach akutem Auftreten einer hochgradigen Hemiparese, **b** CT 1 Jahr nach dem Ereignis: Resorption der Blutung unter Bildung einer Hirnnarbe; Hemiparese nur leicht gebessert

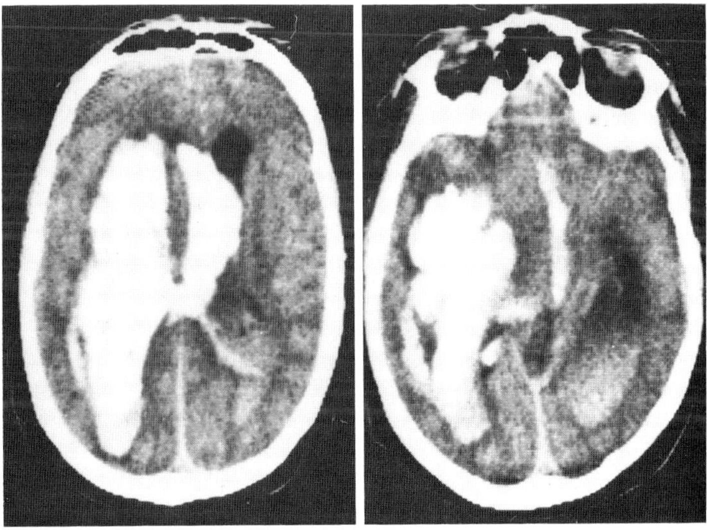

Abb. 2.**16a** u. **b** Spontane intrazerebrale Blutung mit Ventrikeleinbruch: akute Bewußtlosigkeit, infauste Prognose

siko der Rezidivblutung in sich birgt. Ausnahmen von dieser Regel sind angebracht, wenn:

- der klinische Zustand des Patienten sich schnell verschlechtert und eine sofortige operative Entlastung erfordert,
- eine Operation wegen Alters des Patienten oder infauster Prognose kontraindiziert ist,
- die Blutungsursache bekannt ist, wie bei Antikoagulantientherapie oder maligner Hypertonie.

Therapie
Die konservative Therapie der Patienten mit intrazerebralen Blutungen beschränkt sich auf die Aufrechterhaltung der Homöostase und Therapie des Begleitödems entsprechend den Grundsätzen der allgemeinen Intensivtherapie. Wegen der Raumforderung und Erhöhung des intrakraniellen Drucks werden gelegentlich entwässernde Maßnahmen erforderlich sein.
Die operative Therapie der intrazerebralen Blutungen ist indiziert, wenn:

- es bei wachen, verwirrten, desorientierten oder schläfrigen Patienten zu einer Verschlechterung der Bewußtseinslage oder der neurologischen Symptomatik kommt und im CT eine deutliche Raumforderung vorliegt, die auf ein Hämatom im Marklager oder im Kleinhirn zurückgeführt werden kann,
- bei unveränderter Störung der Bewußtseinslage eine Raumforderung im Marklager sich nicht spontan zurückbildet.

Die Indikation zur operativen Entlastung der intrazerebralen Blutungen kann zurückhaltend diskutiert werden, wenn der klinische Zustand eine infauste Prognose erwarten läßt, im CT beidseitige intrazerebrale Blutungen festgestellt werden oder eine infauste Grunderkrankung vorliegt. Bevor operative Maßnahmen erfolgen, müssen die Gerinnungswerte normalisiert sein.
Bei der Operation soll der intrakranielle Druck durch Ausräumen der Blutung normalisiert und ggf. die Blutungsquelle beseitigt werden. Zur besseren Übersicht geschieht die Hämatomentleerung im allgemeinen über eine konventionelle osteoplastische Kraniotomie.
Die Prognose nach intrazerebralen Blutungen hängt wesentlich von der Akuität und Dauer der primären Hirnschädigung ab. Die Mortalität liegt nach operativer Therapie zwischen 10 und 25 % bei Patienten mit peripheren Lappenhämatomen und geringfügiger intrakranieller Drucksteigerung, während sie bei primär komatösen Patienten um 90 % liegt.

3 Entzündliche Erkrankungen der Kopfschwarte, des Knochens, des Gehirns und seiner Hüllen

Kopfschwarte

Ursachen eitriger Entzündungen der Kopfschwarten sind einmal Verletzungen (Schnitt-, Platz-, Schürfwunden), oder sie entstehen im Zusammenhang mit Furunkeln, Karbunkeln, Druckulzerationen, infizierten Atheromen oder fortgeleitet von infizierten Knochenherden.

Therapie. Umschriebene Infektionen werden, wenn eine Einschmelzung erkennbar ist, inzidiert.
Bei der Kopfschwartenphlegmone handelt es sich um eine flächenhafte Ausbreitung der Entzündung unter der Galea. Man findet die druckschmerzhafte Kopfschwarte ödematös teigig mit Schwellung der regionalen Lymphdrüsen. Wie bei allen eitrigen Infektionen ist hier, abhängig vom Erreger und von der Resistenzbestimmung, eine hochdosierte antibiotische Therapie erforderlich, daneben bei Einschmelzungen eine oder mehrere Inzisionen mit Drainageableitungen.
Besondere Gefahren bestehen bei derartigen eitrigen Entzündungen im Stirn-Nasen-Bereich, da hier über das Venen- und Lymphsystem eine Verbindung zu den frontobasalen Sinus besteht.

Schädelknochen

Osteomyelitis

Die Schädelosteomyelitis entsteht meist fortgeleitet bei Infektionen der Kopfschwarte, nach Verletzungen, vor allem bei eitrigen Entzündungen der Nebenhöhlen, manchmal auch hämatogen metastatisch. Nicht selten führen diese Knocheneiterungen auch zu einer Infektion des Epiduralraumes.
Häufigste Ursache der Schädelosteomyelitis sind otogene und rhinogene Infektionen; dabei wird durch die zahlreichen Verbindungen zwischen der Submukosa der Nebenhöhlen und den venösen Räumen des Schädelknochens die Fortleitung begünstigt.
Für die Diagnose gibt die Vorgeschichte mit Verletzungszeichen oder entzündlichen Erkrankungen der Ohren, der Nase bzw. der Neben-

höhlen Hinweise. Neben lokalen bestehen allgemeine Entzündungszeichen, meist entzündliche Veränderung der Kopfhaut, und röntenologisch erkennt man typische Veränderungen des Schädelknochens.

Therapeutisch kommt nur die Entfernung des gesamten erkrankten Knochens in Frage, wobei neben der Ausschaltung des Knochenherdes durch die Schaffung eines Abflusses für den fast immer vorhandenen Epiduralabszeß Komplikationen von seiten des Endokraniums vermieden werden. Frühzeitiges, aktives chirurgisches Vorgehen mit radikaler Ausräumung sowohl der erkrankten Knochen als auch der sekundären Abszesse, z. B. im Epiduralraum, ist der konservativen Behandlung überlegen. Selbstverständlich wird die operative Behandlung durch eine antibiotische Therapie unterstützt.

Hirnhäute

Epiduraler Abszeß

Häufigste Ursache sind Infektionen der Nebenhöhlen, der Warzenfortsatzzellen oder eine Schädelosteomyelitis neben entzündlichen Komplikationen nach Verletzungen. Größere Eiteransammlungen, die mit Hirndruckerscheinungen einhergehen, finden sich eher von eitrigen Sinusitiden fortgeleitet. Bei solchen epiduralen Abszessen kommt es dann zu zerebralen Reiz- und Lähmungserscheinungen mit Krampfanfällen, Halbseitenzeichen, Hirndrucksymptomen, Erbrechen, Bewußtseinstrübung. Septische Thrombosen der Durasinus können zu einer dramatischen Verschlimmerung führen.

Therapeutisch erfordert der Epiduralabszeß immer eine operative Freilegung, um eine Drainage nach außen zu gewährleisten.

Subdurales Empyem bzw. subduraler Abszeß

Subdurale Eiterungen können durch die gleichen entzündlichen Erkrankungen, die zu einem Epiduralabszeß führen, verursacht werden. Ein subdurales Empyem entsteht aber auch durch hämatogene Infizierung von subduralen Ergüssen bzw. Hämtomen, die sich dann über eine ganze Hemisphäre ausbreiten können.
Im Vordergrund der klinischen Symptomatik stehen Hirndruckzeichen, meningitische Symptome, Krampfanfälle, Halbseitenzeichen und Bewußtseinsstörungen. Die differentialdiagnostische Abgrenzung gegenüber Meningitiden und subduralen Hämatomen kann Schwierigkeiten bereiten, wenn die eitrige Primärerkrankung nicht bekannt ist. Gegenüber Hirnabszessen ist computertomographisch eine eindeutige Abgrenzung möglich.

Therapeutisch kommt nur eine rasche Trepanation mit Eröffnung der Dura und Entleerung des Empyems, Drainage und anschließender Instillation bzw. Spülung mit Antibiotika in Frage. Wenn bereits eine derbe Empyemkapsel vorliegt, ist die Totalexstirpation die Methode der Wahl.

Die *Prognose* ist zweifelhaft, da sich im weiteren Verlauf auch nach Sanierung der Empyemhöhle noch Spätabszesse bilden können.

Meningitiden

Eitrige Meningitis

Die Meningitis purulenta kann durch alle Eitererreger hervorgerufen werden. Die Infektion entsteht entweder direkt durch Eindringen der Keime von außen oder indirekt durch Fortleitung von Herden in der Nachbarschaft oder metastatisch über den Blut- bzw. Lymphweg. Häufigste Erreger sind Pneumokokken und Meningokokken, Staphylokokken sowie Streptokokken, aber auch Influenza- und Colikeime.

Ursache der direkten Infektion sind fast immer offene Verletzungen, d. h. Wunden der Kopfschwarte, die mit Frakturen und Durarissen einhergehen, so daß eine Verbindung des Liquorraumes mit der Außenwelt besteht. Bedeutsam sind dabei vor allem Basisverletzungen, bei denen im Frontalbereich die Kommunikation über die Nasennebenhöhlen erfolgt oder im Felsenbeinbereich über das Ohr.

Für die indirekte Entstehung der eitrigen Menigitis kommen Herde im Nasen-Rachen-Raum, Kiefer, Mittelohr, Gesicht (z. B. Furunkel) oder in der Kopfschwarte in Betracht. Die Keime dringen dabei über die Venen- und Lymphverbindungen, die Durasinus oder von eitrigen Knochenherden aus ein. Außerdem können metastatische Hirnabszesse oder phlegmonöse Hirnentzündungen in die Ventrikel oder Meningen einbrechen.

Als Ursache metastatischer Meningitiden kommen u. a. Infektionen im Lungenbereich (Pneumonien, Bronchiektasen, Abszesse) der Tonsillen, Osteomyelitiden oder eine Endokarditis in Betracht.

Die meningeale Infektion betrifft nicht immer gleichmäßig den gesamten Subarachnoidalraum. Die Entzündung breitet sich aber auch entlang der Gefäße in das Hirninnere aus und führt zu dem Bild der Meningoenzephalitis.

Die eitrige Meningitis führt bei akutem Verlauf zu einem schweren Krankheitsbild mit Fieber, Schüttelfrost und meningealen Reizerscheinungen wie Nackensteife, Kopfschmerzen, Erbrechen und Bewußtseinsstörungen. Außerdem kann sie mit fokalen oder generalisierten Krampfanfällen, Paresen und Hirnnervenausfällen einhergehen. Ent-

scheidend für die Diagnose ist der Liquorbefund mit starker Zellvermehrung und Bakteriennachweis.
In der **Therapie** steht die hochdosierte Verabreichung von Antibiotika mit breitem Wirkungsspektrum an erster Stelle. Außerdem haben sich vielfach die Punktionsbehandlung mit ausgedehntem Liquor-Luft-Austausch und die intrathekale Verabreichung von Antibiotika bewährt.
Die purulente Meningitis stellt für sich allein kein neurochirurgisches Problem dar, es sei denn, daß sie im Gefolge einer frontobasalen oder sonstigen offenen Hirnverletzung auftritt. Es sind vielmehr die Begleit- und Folgeerscheinungen der Meningitis, die neurochirurgische Interventionen erforderlich machen. Bleiben nach Beherrschung und Abklingen der Entzündung, d. h. wenn der Liquor keimfrei ist, Liquordruckzeichen bestehen, so ist deren Ursache zu klären. Eine postmeningitische Liquorzirkulationsstörung kann zu einem Hydrozephalus führen, z. B. infolge eines Verschlusses des Aquäduktes oder des Foramen Magendi oder durch gestörte Liquorresorption bei Verklebungen der Zisternen und der Subarachnoidalräume. In diesen Fällen ist eine Liquorableitung zum Herzen oder in den Peritonealraum erforderlich (Pudenz-Heyer- bzw. Spitz-Holter-Drainage).

Tuberkulöse Meningitis

Die tuberkulöse Meningitis ist dank großer Fortschritte in der Vorbeugung und Behandlung der Primärerkrankung selten geworden, bis auf ein nach wie vor gehäuftes Vorkommen in einigen Ländern Lateinamerikas u. a. Diese Erkrankung entsteht meist auf hämatogenem Weg durch Streuung von einem Lungenherd. Sowohl die akute wie die chronische tuberkulöse Leptomeningitis kann infolge fibrinreicher Exsudation zu Verklebungen und damit vor allem zu Störungen der Liquorpassage führen, die liquorableitende Operationen erforderlich machen.

Aseptische Meningitis

Bei aseptischen Hirnhautentzündungen handelt es sich um Meningitiden, die nicht durch bakterielle Erreger hervorgerufen werden. Synonyme dieser ätiologisch uneinheitlichen Meningitisformen sind lymphozytäre oder seröse Meningitis, Meningopathie oder Arachnoiditis.
Klinisch kommt es zu unterschiedlich ausgeprägten meningealen Reizerscheinungen mit Kopfschmerzen, Nackensteifigkeit und Fieber. Der Liquor weist gewöhnlich eine lymphozytäre Pleozytose auf.
Diese nichteitrigen serösen Meningitiden sind z. T. virusbedingt oder stehen im Zusammenhang mit erregerbedingten Meningoenzephaliti-

den, z. B. Toxoplasmose, Leptospirose, Listeriose, Pilzerkrankungen, Rickettsiosen.
Das Einbringen von Fremdstoffen in die zerebrospinale Flüssigkeit (z. B. Luft, Kontrastmittel, Antibiotika) kann zu Symptomen einer aseptischen Meningitis führen. Das Bild der aseptischen Meningitis kennen wir auch bei Subarachnoidalblutungen oder nach Operationen, wenn Blut und nekrotisches Material in den Liquorraum gelangen.
Zu erwähnen sind auch die aseptischen Meningitiden nach Cholesteatom-(Epidermoid-) und Kraniopharyngeomoperationen, wenn Cholesterinpartikel oder Teile des Inhaltes einer Kraniopharyngeomzyste in den Liquor gelangen.
Die **Therapie** ist konservativ.

Gehirn

Hirnabszeß

Die Hirnabszesse lassen praktisch den gleichen Infektionsmodus erkennen wie die bereits besprochenen entzündlichen Krankheitsbilder. Sie entstehen durch direkte Keimeinschleppung bei offenen, perforierenden Verletzungen, je nach Virulenz der Erreger als Frühabszesse schon innerhalb weniger Tage bis Wochen oder nach Monaten bis Jahren als Spätabszeß. Während bei den Frühabszessen meist nur eine Eiterverhaltung ohne Abszeßkapsel vorliegt, kann bei weniger virulenten Keimen, guter Abwehrlage und unter Antibiotikaschutz die Infektion latent bleiben und durch die Umgebungsreaktion in einer derben, gliösen Narbe abgekapselt werden und sogar verkalken. Ein derartiger, klinisch zunächst stummer Eiterherd kann aber auch nach Monaten oder vielen Jahren infolge einer allgemeinen und örtlichen Resistenzminderung exazerbieren und dann zu den oben erwähnten Spätabszessen führen.
Am häufigsten entstehen Hirnabszesse fortgeleitet von Ohr- oder Nebenhöhleninfektionen. Bei derart entstandenen Hirnabszessen handelt es sich ebenso wie bei den metastatischen immer um eine Sekundärinfektion. Die metastatischen Hirnabszesse entstehen durch hämatogene Streuung aus eitrigen Lungenerkrankungen (Bronchitis, Brochiektasen, Pneumonie), aus inneren Organen, Tonsillen und Zahngranulomen, außerdem bei angeborenen Herzfehlern und bei Endokarditiden.
Unter den traumatisch bedingten Hirnabszessen bedürfen jene einer besonderen Erwähnung, bei denen sich im Anschluß an eine frontobasale offene Hirnverletzung per continuitatem infolge einer Sekundärinfektion über einen Hirnsubstanzdefekt mit Pneumatozele ein Hirnabszeß entwickelt.

Die Hirnabszesse sind überwiegend im Großhirn lokalisiert und hier in der Reihenfolge der Häufigkeit temporal rund 40%, frontal etwa 35%, seltener okzipital, rund 20%, und schließlich im Kleinhirn.
Während die traumatischen Hirnabszesse meist solitär sind, kommen bei den übrigen Formen in einem hohen Prozentsatz gekammerte, d. h. durch Septen völlig voneinander getrennt, aber unmittelbar einander benachbart multiple Abszesse vor. Diese Tatsache dürfte einer der wesentlichsten Gründe der früher, d. h. vor der Ära der Computertomographie, hohen Mortalitätsrate gewesen sein. Die häufigsten Erreger sind Staphylokokken, Pneumokokken, Streptokokken und Bacterium coli.
Die klinischen Zeichen eines Hirnabszesses werden von der Lokalisation und der Verlaufsform bestimmt. Offene, perforierende Verletzungen oder intrakranielle Fremdkörper geben im allgemeinen schon ausreichend Hinweise. Entwickelt sich ein Hirnabszeß auf dem Wege einer direkten Fortleitung, so gibt die Vorgeschichte mit einer Infektion, z. B. der paranasalen Sinus oder der Warzenfortsatzzellen, Hinweise. Die Verdachtsdiagnose eines Hirnabszesses ist heute rasch und sicher mittels der Computertomographie zu klären, die gleichzeitig auch die exakte Lokalisation und eine evtl. Kammerung aufzeigt. Differentialdiagnostisch kann manchmal die Differenzierung zu einem schnell wachsenden Tumor mit zentraler Nekrose (z. B. Glioblastom, Metastase) Schwierigkeiten bereiten.
Die neurochirurgische **Therapie** bei Frühabszessen besteht in einer Punktion mit Absaugen des Abszeßinhaltes, Einlegen einer Drainage und Spülung und Antibiotikainstillation bis zur Sanierung. In der Mehrzahl der Fälle gelingt damit die Ausheilung ohne größere neurochirurgische Intervention. Bei Abszessen mit einer Kapsel werden diese, je nach Lokalisation und Allgemeinzustand des Patienten, entweder primär in toto exstirpiert oder aber auch nach vorheriger Punktion und Sanierung der Abszeßhöhle in einer zweiten Sitzung entfernt.

4 Schädel-Hirn-Trauma

Allgemeines

Obwohl in den letzten Jahren große Fortschritte in der Diagnostik und Therapie schwerer Schädel-Hirn-Traumen erzielt werden konnten, stellt die Versorgung dieser Verletzungen ein sehr großes und bei weitem nicht gelöstes und dringliches Problem dar. Nach statistischen Untersuchungen erleiden in der Bundesrepublik Deutschland derzeit 150000–200000 Personen Schädel-Hirn-Verletzungen durch Verkehrs-, Arbeits-, Haus-, Sport- und sonstige Unfälle, die eine Krankenhausbehandlung erforderlich machen. Bei 30000 bis 50000 von diesen liegen schwere Hirnverletzungen vor, darunter etwa 10000 Hirnblutungen. Außer diesen erfordern weitere 10000 eine operative Versorgung. Die Zahl der Todesfälle lag 1983 bei 12000. Der Anteil der Kopfverletzungen an allen tödlichen Unfällen beträgt 60%, bei Verkehrsunfällen 70%. Bei den Sportverletzungen ist interessant, daß Schädel-Hirn-Verletzungen um so häufiger auftreten je weiter der Kopf zur Ausübung dieser Sportart nach vorn genommen werden muß. So treten beim Fußballspielen 20% Schädel-Hirn-Verletzungen auf, beim Reiten, Motorrad- und Fahrradsport rd. 70%. Die große Zahl tödlicher Unfälle ist zweifellos durch den Mangel an Spezialkliniken und Abteilungen bedingt, die allein eine ausreichende Diagnostik und Therapie durchführen können, aber auch in der Lage sind, posttraumatische Komplikationen rechtzeitig zu erkennen und zu behandeln. Entscheidend ist jedoch nicht nur die Möglichkeit einer guten und ausreichenden Diagnostik im Krankenhaus, sondern schon die Erstversorgung am Unfallort, hat doch der erste Helfer am Unfallort allen folgenden den entscheidenden Faktor voraus, daß er den Patienten zu einer Zeit sieht, in der meistens noch keine irreversiblen Störungen aufgetreten sind. Als unmittelbare Todesursache findet man bei 14% Aspiration von Blut oder erbrochenem Mageninhalt; in weiteren 26% stellt die Aspiration eine wesentliche Teilursache des Unfalltodes dar.

Erstversorgung am Unfallort, Transport und Klinikaufnahme

Am Unfallort muß das Hauptaugenmerk der ersten ärztlichen Hilfe bei schweren Schädel-Hirn-Verletzungen der sachgerechten Bergung des Verletzten, der Blutstillung und vor allem der Behandlung von Atem- und Kreislaufstörungen gelten.

Störungen der Atemfunktion und ihre Bedeutung

Atemstörungen (Abb. 4.**1**) stellen den verhängnisvollsten Faktor des primären Verletzungszustandes dar. Unterschieden werden muß zwischen zentralen und peripheren Atemstörungen. Bei den zentralen Atemstörungen können Kontusionsschädigungen im Stammhirn vorliegen, vor allen Dingen in Pons und Medulla oblongata. Bei den peripheren Störungen sind Schädigungen an den Wurzeln C 3 und C 4 sowie am N. phrenicus, aber auch Verletzungsfolgen, die zu einer Beeinträchtigung der Lungenfunktion selbst führen (Hämatothorax, Pneumothorax), differentialdiagnostisch zu erwägen. Als Folge von Tonusverletzungen der Schlund-, Zungen- und Kiefermuskulatur sinken bei Bewußtlosen Kiefer- und Zungengrund zurück und verlegen die oberen Atemwege. Auch Erbrochenes oder aspiriertes Blut kann die oberen Luftwege verlegen, vor allen Dingen wenn aufgrund einer zentralnervösen Schädigung der Hustenreflex aufgehoben ist. Fixierte Seitenlagerung, Absaugen und Reinigung des Respirationstraktes – im Idealfall die Intubation – werden dann notwendig. Narkotika und

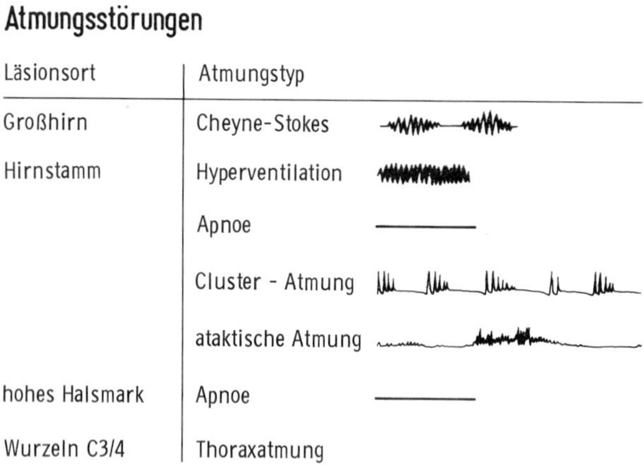

Abb. 4.**1** Atmungsstörungen. Zuordnung von Läsionsort und resultierendem Atmungstyp

Sedativa sollten an der Unfallstelle möglichst nicht gegeben werden, da hierdurch die neurologische Befunderhebung nur eingeschränkt möglich ist. Bei Patienten mit schweren Schädel-Hirn-Traumen, die Unruhe, Pressen, Tonussteigerung bis hin zu Streckkrämpfen und Streckstarre aufweisen, kommt es zu einer erheblichen Behinderung der Atemexkursion. Hier allerdings können dämpfende Medikamente notwendig werden. Die Art der künstlichen Beatmung wird von den Möglichkeiten am Unfallort abhängig sein: Mund-zu-Mund-, Mund-zu-Nase-Beatmung oder Atemmaske und naso- oder orotracheale Intubation.

Störungen der Kreislauffunktion und ihre Bedeutung

Neben den Atemstörungen werden im Schock Kreislaufstörungen verhängnisvoll, weil dadurch ischämische Schäden in lebenswichtigen Organen entstehen können. Daraus ergeben sich auch die dringlichsten Behandlungsmaßnahmen wie Verhütung von Blutverlust, Blutstillung, Förderung der Zentralisation der Restblutmenge durch Kopftieflagerung und Anhebung der Extremitäten und schließlich die Auffüllung des Kreislaufes und damit die Verminderung bzw. Behebung des Blutmangels durch Infusionstherapie. An dieser Stelle sei erwähnt, daß bei akuten zerebralen Affektionen auch EKG-Veränderungen bekannt sind, die oft nur kurzfristig beobachtet werden können, aber oft die Entscheidung erschweren, ob diese Veränderungen nicht auch auslösendes Unfallereignis waren.

Wundversorgung am Unfallort

Die Wundversorgung am Unfallort sollte sich auf das Allernotwendigste beschränken. Für die Notversorgung von Schädelwunden genügt das Anlegen eines sterilen Verbandes unter Belassung von Schmutz und Haaren und auch unter Verzicht auf eine Wunddesinfektion. Die Entfernung von Fremdkörpern muß der endgültigen Versorgung im hierfür geeigneten Krankenhaus vorbehalten bleiben. Zudem ist die unveränderte Position penetrierender Fremdkörper wertvoll zur Erlangung von Hinweisen für die Richtung der Gewalteinwirkung und der Ausdehnung der Verletzung. Oft stellt auch die Belassung von Fremdkörpern die wirkungsvollste Tamponade ansonsten lebensgefährlicher Blutungen dar. Wegen der Gefahr einer Luftembolie oder des zu hohen Blutverlustes durch eröffnete Durasinus sollten Repositionsmanöver frakturierter Schädel- und Gesichtsknochen unterbleiben. Starke Blutungen aus Mund, Nase und Nebenhöhlen verlangen eine sofortige Intubation und Tamponade der Blutungsquelle. Eine Nottracheotomie ist in der Regel nicht mehr erforderlich.

Transport

Für die Beurteilung der Transportfähigkeit bedarf es einer orientierenden Untersuchung über evtl. anderweitige Verletzungen, so z. B. des Thorax, der Wirbelsäule, des Abdomens und der Extremitäten. Bei Vorliegen derartiger Verletzungen muß eine entsprechende Notversorgung unbedingt vorgenommen werden. Die optimale Lagerung für den Transport bewußtloser Hirnverletzter ist die fixierte Seitenlage. In Ausnahmefällen, z. B. wegen anderweitiger Verletzungen (Verdacht auf Wirbelsäulenverletzungen), kann eine andere Lagerung notwendig sein. Hierbei muß jedoch die Freihaltung der Atemwege gewährleistet sein. Neben dem Einsatz von Unfallrettungswagen und Notartzwagen steht der Transport mittels Rettungshubschrauber zur Verfügung, der den Vorteil hat, den Patienten direkt in eine Spezialklinik fliegen zu können. BeimTransport sind die Atemfunktion, die Kreislauffunktion und die neurologische Situation fortlaufend zu überprüfen. Eine nicht erkannte Hypoventilation führt ebenso wie eine nicht ausreichende Kreislauffunktion zu einer zerebralen Ischämie und Hypoxie, die den primären Unfallschaden am Hirn erheblich verstärken kann und so die Prognose des Patienten ungünstig beeinflußt.

Erstuntersuchung nach Klinikaufnahme

Wichtig ist nach Einlieferung eines Patienten mit einem Schädel-Hirn-Trauma, durch gezielte Untersuchungen einen ersten Überblick zu erhalten. Hierzu ist im ersten Augenblick nicht erforderlich, einen gesamten neurologischen Status zu erheben, was schon deshalb nicht möglich ist, weil der Patient meist nicht gezielt mitarbeiten und gezielte Angaben machen kann.
Wichtig ist die Prüfung der Reaktionslage. Ist der Patient bewußtseinsklar (zeitlich, örtlich, zur Person orientiert) oder liegt eine Bewußtseinsstörung vor, d. h., ist der Patient somnolent oder komatös? Ist der Patient somnolent, wird er leicht durch Anruf erweckbar sein. Zur weiteren Klassifizierung der Bewußtseinstiefe wird die Schmerzreaktion herangezogen. Wird z. B. beim Kneifen eines Armes dieser Arm zurückgezogen, so liegt eine adäquate gezielte Schmerzreaktion vor. Bei tieferer Bewußtlosigkeit wird der Patient inadäquat, ungezielt auf diesen Schmerzreiz antworten. Bei tiefer Bewußtlosigkeit und Störungen der Hirnstammfunktion können Streckmechanismen oder Massenbewegungen durch den Schmerzreiz ausgelöst werden. Auch eine topische Zuordnung des Läsionsortes ist durch die Prüfung der Schmerzreaktion an verschiedenen Körperstellen möglich. Kommt es zu einer mimischen Schmerzreaktion bei Kneifen der Wange, muß der Reflexbogen N. trigeminus – N. facialis mit der Umschaltung in der Pons intakt sein. Bei einer Hemiparese infolge großhirniger oder thalami-

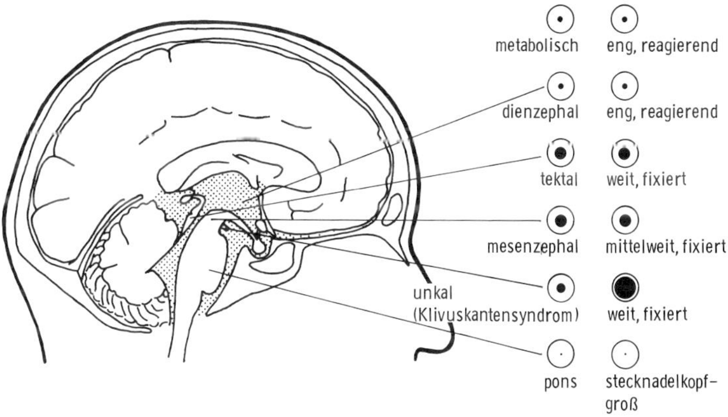

Abb. 4.**2** Störungen der Pupillenreaktion. Zuordnung von Läsionsort und Pupillenform

scher Läsion wird auf der der Läsion kontralateralen Seite eine Schmerzreaktion kaum oder gar nicht auszulösen sein; bei medullären Schädigungen wird unterhalb der Läsionsstelle die Schmerzreaktion ebenfalls deutlich herabgesetzt oder sogar aufgehoben sein.

Als weitere wichtige Untersuchung muß die Prüfung der Pupillenreaktion genannt werden (Abb. 4.**2**). Es soll festgestellt werden, ob die Pupillen seitengleich, einseitig oder doppelseitig erweitert oder auch verengt sind und ob eine Lichtreaktion vorhanden ist. Eine prompte ausgiebige und seitengleiche Pupillenverengung auf Lichtreize ist an die Intaktheit des Reflexbogens N. opticus – N. oculomotorius gebunden. Neurochirurgisch interessant ist die einseitig weite Pupille aufgrund einer Steigerung des Hirndrucks auf der Seite der Pupillenerweiterung, z. B. infolge Hämatoms oder lokalisierten Hirnödems (Klivuskantensyndrom). Im Akutstadium ist die Untersuchung des Augenhintergrundes nicht nur uninteressant, sondern auch unergiebig, und das Tropfen eines Mydriatikums ist als Kunstfehler anzusehen.

Durch die Prüfung der Muskeleigen- und Fremdreflexe können Seitendifferenzen aufgedeckt werden.

Im Anschluß an diese orientierende Untersuchung sind weitere apparative Untersuchungen zum Ausschluß von Frakturen des gesamten Skelettsystems, zum Ausschluß auch z. B. eines Hämatothorax oder einer Kontusionslunge notwendig. Bei Verdacht auf eine abdominelle Blutung ist eine Bauchlavage durchzuführen. Die Computertomographie bietet die Möglichkeit, sich über Läsionen des Hirns einen ausreichenden Überblick zu verschaffen, aber auch abdominelle Blutungen nachzuweisen. Letzteres ist oft auch sonographisch möglich. Auf die Notwendigkeit einer Röntgennativdiagnostik sei jedoch auch im Zeitalter des Computertomogramms hingewiesen (z. B. Wirbelsäulenaufnahmen). Auf Spezialaufnahmen wie Schädelbasisaufnahmen und der Felsenbeine sollte in der akuten Phase verzichtet werden, da diese für die Versorgung primär keine wesentlichen Informationen erbringen.

Einteilung des Schädel-Hirn-Traumas

Schädel-Hirn-Traumen können in offene und geschlossene Schädel-Hirn-Traumen eingeteilt werden, ferner in leichte, mittelschwere und schwere Schädel-Hirn-Traumen.
Nach Tönnis und Loew ist ein leichtes Schädel-Hirn-Trauma anzunehmen, wenn die Bewußtlosigkeit nicht länger als 5 Min. andauert und eine Rückbildung aller Erscheinungen innerhalb von 5 Tagen eintritt. Im Folgestadium beobachtet man Erbrechen und Kopfschmerzen. Exploriert man den Patienten, wird man eine Erinnerungslücke finden, die nicht nur für den Zeitraum der Bewußtlosigkeit nach dem Trauma (anterograde Amnesie) vorhanden ist, sondern auch für Vorgänge vor diesem (retrograde Amnesie). Damit deckt sich dieser Begriff weitgehend mit dem der Commotio cerebri, die man in ihrer klinischen Einheit als Syndrom beim leichten gedeckten Schädel-Hirn-Trauma bezeichnen kann. Ein mittelschweres Schädel-Hirn-Trauma ist anzunehmen, wenn eine Bewußtlosigkeit bis zu 30 Min. vorliegt und die Rückbildung innerhalb von 30 Tagen stattfindet. Dauert die Bewußtlosigkeit länger als 30 Min. an und bleiben mehr oder minder ausgeprägte Schäden als Dauerzustand zurück, liegt ein schweres Schädel-Hirn-Trauma vor.

Bewußtseinsstörungen

Unter Bewußtsein versteht man den Zustand der Orientiertheit zu sich selbst, zur Umgebung und zur Zeit. Das Gegenteil hiervon ist das Koma. Zwischen diesen beiden Extremen gibt es fließende Übergänge. Definitionen und Abgrenzungen sind schwierig, was die Vielzahl von Einteilungen und Graduierungen erklärt. Abzugrenzen sind Verwirrtheitszustände, bei denen eine Bewußtseinstrübung vorhanden, geordnete Denkvorgänge nicht mehr möglich sind und eine vollständige Orientierung über Raum, Zeit und zur eigenen Person nicht mehr möglich ist. Unter Delir (Delirium) versteht man einen Verwirrtheitszustand mit Erregung und optischen Halluzinationen. Beim Dämmerzustand scheint der Patient nach außen hin klar und besonnen zu sein, begreift jedoch seine Umgebung nicht. Unter Stupor versteht man einen Zustand des tiefen Schlafens, aus dem der Patient durch heftige und wiederholte Reize erweckt werden kann, nach denen er jedoch sofort wieder in den schlafähnlichen Zustand verfällt. Im Koma, der tiefsten Form der Bewußtseinsstörung, ist der Patient nicht mehr erweckbar, kann aber u. U. noch auf Schmerzreize reagieren. Beim Locked-In-Syndrom besteht eine selektive supranukleäre motorische Deafferention, die eine Paralyse aller vier Extremitäten und der unteren Hirnnerven mit sich zieht, ohne daß das Bewußtsein gestört ist. Für die Praxis hat sich das vereinfachte in der Tab. 4.**1** dargestellte Schema bewährt, das die verschiedenen Einteilungen berücksichtigt.

Von Kretschmar wurde 1940 der Begriff des apallischen Syndroms geprägt. Nach Gerstenbrand können verschiedene zu durchlaufende Stadien abgegrenzt werden: das akute Mittelhirnsyndrom, das akute Bulbärhirnsyndrom und das Übergangsstadium mit Phasen eines Coma prolongé, der Parasomnie und des akinetischen Mutismus. Erst im Anschluß daran entsteht das eigentliche Vollstadium des apallischen Syndroms. Das akute Mittelhirnsyndrom verläuft ebenfalls wieder in Phasen: einer frühen, mit ungezielten Massenbewegungen, einer zweiten Phase mit Streckmechanismen an den unteren Extremitäten mit Massenbewegungen der oberen Extremitäten; in einer dritten Phase kommt es zu einer kompletten Beugestellung der Arme bei Streckmechanismen der Beine. Ist das Vollbild des akuten Mittelhirnsyndroms erreicht, liegt eine tiefe Bewußtlosigkeit vor; es bestehen ausgesprochene Streckmechanismen (von einigen Autoren als Krämpfe bezeichnet). Diese können durch Schmerzreaktionen verstärkt oder ausgelöst

Tabelle 4.**1** Zuordnung von klinischen Symptomen zur Tiefe der Bewußtseinsstörung

Bewußtsein/Wachheit	Tiefe der Störung	Klinik
bewußtseinsklar		örtlich, zeitlich, zur eigenen Person orientiert
verhangen	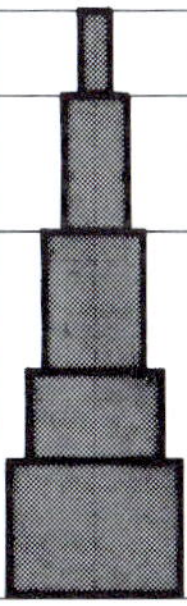	örtlich, zeitlich, zur eigenen Person orientiert
somnolent		schläft, weckbar, örtlich, zeitlich, zur eigenen Person orientiert
komatös, nicht ansprechbar		auf Schmerz reagierend, Reflexe vorhanden
		auf Schmerz nicht reagierend, Reflexe vorhanden
		auf Schmerz nicht reagierend, Reflexe nicht vorhanden

werden. Es finden sich eine allgemeine Tonussteigerung sowie eine Dysregulation von Kreislauf, Atmung und vegetativen Entgleisungen mit erheblicher Hyperthermie, Blutdrucksteigerung und Hyperhidrosis. Außerdem besteht eine Dissoziation von Augenbewegungen und Pupillenreaktion.
Das akute Bulbärhirnsyndrom läuft wesentlich fataler ab, da es hierbei zu einer Einklemmung kommt. Auch besteht ein tiefes Koma; Streckmechanismen sind nicht mehr auslösbar; es ist ein völliger Zusammenbruch der vegetativen Regulation mit späterem Atemstillstand und Zusammenbruch der Kreislaufregulation. Dieses Stadium haben die Franzosen als Coma dépassé bezeichnet, d. h. ein Herz-Lungen-Präparat ohne Atemtätigkeit mit Unterstützung der Herz-Kreislauf-Funktion; im EEG zeigt sich keine hirnstromelektrische Aktivität mehr.
Klingt das Mittelhirnsyndrom nicht in kurzer Zeit ab, kommt es zu einem Übergangsstadium, das ebenfalls in verschiedenen Phasen abläuft. In der ersten Phase des Coma prolongé sind spontane Streckmechanismen nicht mehr festzustellen; sie treten nur noch auf Schmerzreiz auf; Pyramidenbahnzeichen sind voll ausgebildet. Charakteristisch sind Kaubewegungen. Nach einigen Tagen geht diese Phase in die Parasomnie über. Die Kaubewegungen sind wesentlich stärker ausgeprägt; außerdem tritt ein Greifreflex auf. Später mündet dieser Ablauf in einen akinetischen Mutismus. Die Haltungs- und Stellreflexe sind jetzt wesentlich ausgeprägter, bis sich die Symptome endlich im eigentlichen vollen apallischen Stadium manifestieren. Die wichtigsten Symptome sind nach Gerstenbrand das Coma vigile, normaler Schlaf-Wach-Rhythmus, Fehlen emotionaler Reaktionen, Haltungsanomalie, vegetative Funktionsstörungen, Symptome der Pyramidenbahnläsion u. a.
Bedeutsam ist es, daß das apallische Syndrom ein Endstadium sein, daß es auf der anderen Seite aber durchaus abklingen kann. Für die Therapie bedeutet das, daß ein voller Einsatz mit allen zur Verfügung stehenden Mitteln erforderlich ist, um einen Defektzustand so klein wie möglich zu halten.

Einklemmungssyndrome

Je nach Läsionsort und Schwere des Traumas entwickeln sich verschiedene neurologische Zustandsbilder, die als Hirnstammsyndrome bezeichnet werden. Eine tabellarische Zusammenstellung ist in der Abb. 4.**3** gegeben.
Wichtig ist die Kenntnis der Einklemmungssyndrome, die infolge intrakranieller weiter zunehmender Hirndrucksteigerung, z. B. infolge Blutung oder Hirnödem, auftreten können. Die unilaterale transtentorielle Einklemmung infolge homolateraler großhirniger Hirndruckstei-

Einklemmungs-syndrome	Atmung		Pupillomotorik ohne Licht	bei Belichtung	Puppenkopf-phänomen	Schmerzreaktion	
transtentorielle Herniation frühes dienzephales Stadium	Eupnoe mit tiefen Seufzern oder Gähnen	Cheyne-Stokes-Typ	eng	geringe Verengung	Augen konjugiert entgegen Drehrichtung	gezielte Reaktion bei Druck auf Orbitadach	beidseits Babinski-Reflex
spätes dienzephales Stadium	Cheyne-Stokes-Typ		eng	geringe Verengung	Augen konjugiert entgegen Drehrichtung	bewegungslos Beine steif, Arme gebeugt Dekortikationsrigidität	
Mittelhirn-oberes Ponssyndrom	Hyper-ventilation	selten Cheyne-Stokes-Typ	mittelweit, oft irreguläre Begrenzung	fixiert	manchmal nicht konjugiert	bewegungslos oder Arme und Beine gestreckt gewöhnlich kontralaterale Dezerebrationsrigidität	
unteres Pons-oberes Medullasyndrom	Eupnoe	langsam, unregelmäßig (ataktisch)	mittelweit	fixiert	keine Reaktion	bewegungslos, hypoton keine Schmerzreaktion oder Beinbeugung	
Unkusherniation frühes Stadium	Eupnoe		mäßig erweitert auf Seite der Läsion	geringe Reaktion auf der Läsions-Seite	Reaktion oder dyskonjugiert	adäquate Reaktion, kontralateraler paratonischer Widerstand	Babinski-Reflex kontralateral
spätes Stadium	Hyper-ventilation	selten Cheyne-Stokes-Typ	ipsilateral weite Pupille	keine Lichtreaktion	Antwort kontralateral	Dekortikations- oder Dezerebrationsantwort	

Abb. 4.**3** Einklemmungssyndrome und ihre klinische Symptomatik

gerung führt zu einer Einklemmung von medialen Temporallappenanteilen im Tentoriumschlitz und somit zu einer Kompression des N. oculomotorius, was eine Paralyse der Okulomotoriusfunktion und damit eine seitengleiche, erweiterte lichtstarre Pupille (Klivuskantensyndrom) sowie Bewußtlosigkeit zur Folge hat.
Bei Erhöhung des Drucks in der hinteren Schädelgrube kommt es entweder zu einer oberen (transtentoriellen) oder unteren (transforaminalen) Kleinhirneinklemmung. Beim oberen Einklemmungssyndrom werden Kleinhirnanteile von unten in den Tentoriumschlitz gedrückt und führen zu den gleichen Symptomen wie die unilaterale transtentorielle Einklemmung. Die untere Kleinhirneinklemmung, die bei der Herniation von Kleinhirnteilen in das Foramen occipitale magnum auftritt, führt zunächst zu Kopfschmerz, reflektorischer Nackensteife, schließlich zu fortschreitender Bewußtlosigkeit und Atemstörung bis hin zum zentralen Atemstillstand.

Verlaufsbeobachtungen (Komaskalen)

Nicht nur eine bessere wissenschaftliche Auswertung von Schädel-Hirn-Traumen, sondern auch die Abschätzung der Prognose des einzelnen Patienten ist durch die Einteilung in verschiedene Komagrade möglich. Die verschiedenen Einteilungen sind:

a) Glasgow coma scale

Augenöffnung	Punktezahl
spontan	4
auf Ansprache	3
auf Schmerzreiz	2
keine	1
beste verbale Reaktion	
orientiert	5
verwirrt	4
unangemessen	3
unverständlich	2
keine	1
beste motorische Reaktion	
auf Aufforderung	5
gezielte Abwehrreaktion	4
Beugen auf Schmerz	3
Strecken auf Schmerz	2
keine	1

b) Koma Klassifikation (Brüssel)

Grad I	bewußtlos
Grad II	bewußtlos Paresen/Anfälle/Anisokorie
Grad III	bewußtlos Paresen/Anfälle/Anisokrorie Streckmechanismen Augenbewegungsstörungen
Grad IV	bewußtlos herabgesetzter Muskeltonus weite reaktionslose Pupillen Spontanatmung

c) Grady coma scale

I schläfrig, lethargisch, indifferent und uninteressiert und/oder widerspenstig und unkooperativ; fällt nicht in Schlaf, wenn nicht gestört

II stuporös; fällt in Schlaf, wenn nicht gestört; kann in bezug auf Zeit, Ort und Person desorientiert sein

III tiefer Stupor – starke Schmerzreize notwendig, um Bewegungen zu erzielen; kann fokale neurologische Zeichen zeigen, antwortet jedoch angemessen auf stimulative Noxen

IV reagiert nicht angemessen auf Stimuli; möglicherweise Dekortikations- oder Dezerebrationsstarre, tiefe Sehnenreflexe vorhanden, erweiterte Pupillen, ohne korneale oder okulozephale Reflexe

V reagiert nicht angemessen auf Stimuli; schlaff – keine tiefen Sehnenreflexe, gewöhnlich Atemstillstand

d) Glasgow outcome scale

1 Tod
2 andauernder vegetativer Status
3 schwere Invalidität
4 mäßige Invalidität
5 gute Erholung

Zur Glasgow coma scale wurde die Glasgow outcome scale entwickelt. Die Tab. 4.**2** gibt einen Vergleich der Komaskalen.

Therapie

In der Therapie müssen drei große Phasen unterschieden werden: die akute posttraumatische Phase, die Rehabilitationsphase im Krankenhaus und die Rehabilitationsphase der sozialen Eingliederung.

Therapie in der akuten posttraumatischen Phase

Die Bekämpfung eines Schockzustandes, die am Unfallort und während des Transportes begonnen wurde, muß während der diagnosti-

Tabelle 4.**2** Vergleich der verschiedenen Komaskalen

Komaklassifikation (Brüssel) (Grad)	Glasgow coma scale (Skala)	Grady coma scale
I	11–15 Punkte	III
II	7–10	IV
III	4– 6	V
IV	3	

schen Maßnahmen fortgeführt werden. Im Krankenhaus bietet sich die optimale Möglichkeit zur Legung eines zentralvenösen Zugangs. Eine kalorisch ausreichende parenterale (zentraler Venenkatheter) und möglichst baldige enterale (Magensonde) Ernährung ist notwendig sowie eine exakte Flüssigkeitsbilanzierung. Bei Patienten mit längerer Bewußtlosigkeit sollte entweder ein Blasendauerkatheter oder eine suprapubische Blasenfistel gelegt werden.
Der intrakranielle Druck kann kontinuierlich auf verschiedene Weise überwacht und gemessen werden. Druckaufnehmer können epidural, subdural und intraventrikulär durch einen kleinen operativen Eingriff gelegt werden. Die Erkennung einer Steigerung des intrakraniellen Druckes ist so oftmals vor der klinischen Verschlechterung des Patienten möglich. Somit kann eine gezielte hirndrucksenkende Therapie frühzeitig und gezielt durchgeführt werden. Hierzu stehen prinzipiell zur Verfügung: Liquordrainage, Gabe von Steroiden (nicht unumstritten), Diuretika, Osmotherapie.
Zu überwachen sind kontinuierlich Atmung, Temperatur, EKG und Puls sowie der Blutdruck und der intrakranielle Druck. Zur Verlaufsbeurteilung ist das häufige Ableiten des Elektroenzephalogramms (Verlaufsbeobachtung) angezeigt. In besonderen Fällen kann auch eine kontinuierliche, rechnergestützte EEG-Analyse sinnvoll sein. Die Ableitung evozierter Potentiale scheint eine wesentliche diagnostische Bereicherung darzustellen.
Laborchemische Untersuchungen sind täglich, oft auch mehrmals täglich notwendig. Eine Übersicht gibt die Tab. 4.**3**.
Die pflegerischen Maßnahmen haben einen nicht unerheblichen Anteil am therapeutischen Erfolg. Besonders geschultes Pflegepersonal muß eine permanente Krankenüberwachung durchführen. Es kann nicht genug betont werden, daß nur hochspezialisierte Pflegekräfte mit dieser Aufgabe betraut werden dürfen. Augen-, Mundpflege, Dekubitusprophylaxe sind genauso notwendig wie die Kontrolle des allgemeinen Zustandes des Patienten und die Überwachung der meßtechnischen Parameter.
Schon während der Phase der Bewußtlosigkeit müssen die Gelenke passiv bewegt werden. Gleichzeitig erfolgen zur Pneumonieprophy-

Tabelle 4.**3** Überwachungsparameter beim schweren Schädel-Hirn-Trauma

Kontinuierlich	Täglich oder mehrmals täglich	Wöchentlich	Bei Bedarf (nach Symptomatik)
Blutdruck (blutig) Puls EKG Atmung Temperatur EEG intrakranieller Druck (ICP)	Laborchemie 1. Blut/Serum Blutbild Hämatokrit Elektrolyte Pyruvat Lactat Harnstoff Kreatinin pO_2 pCO_2 pH-Wert Enzyme Blutzucker evtl. Gerinnungsstaus 2. Harn Harnstatus spezifisches Gewicht Osmolalität 3. Elektrophysiologie EEG evozierte Potentiale	essentielle Fettsäuren Elektrophorese	Kontrollen aller genannten Parameter Röntgenthoraxaufnahme kraniale Computertomographie (Kernspinresonanztomographie [MRI]) (Positron Emissionstomographie [PET])

laxe passive Atmungsübungen. Auch dieses sollte fortlaufend geschehen.

Therapie in der Rehabilitationsphase im Krankenhaus

Sobald der Patient aus dem Stadium der Bewußtlosigkeit kommt, sollten die ersten Rehabilitationsmaßnahmen beginnen. Diese bestehen anfangs aus ständigem Ansprechen des Patienten, später aus Aufgeben einfacher Beschäftigungen. Hier hat die Beschäftigungstherapie ein weites und dankbares Feld. Auch sollten frühzeitig die Weichen für anschließende Rehabilitationsmaßnahmen erfolgen.

Therapie in der Rehabilitationsphase der sozialen Eingliederung

Oft ist es erstaunlich, welche ausgezeichneten Erfolge durch spezialisierte Institute und Krankenhäuser erzielt werden können. Die Eingliederung in das Berufsleben, besonders bei Patienten mit neurologischen und psychischen Störungen, wird hier in die Wege geleitet. Kinder werden auf das Schulleben vorbereitet.

Frakturen im Bereich der Schädelkonvexität

Je nach Krafteinwirkung unterscheidet man verschiedene Arten von Brüchen (Abb. 4.**4**). So ist es ein Unterschied, ob der Schädel komprimiert wird oder ob er von einem sich bewegenden Objekt getroffen wird bzw. er das bewegte Objekt selbst ist. Im ersteren Fall spricht man von Berstungsfrakturen, im zweiten Fall von Biegungsbrüchen. Für die spätere Begutachtung können diese Unterscheidungen eine wesentliche Rolle spielen, um einen Unfallhergang zu klären. Eine Fraktur entsteht immer dann, wenn die Elastizitätsgrenze des Knochens überschritten ist. Die über dem Knochen gelegene Kopfhaut wirkt wie eine Knautschzone beim Auto. Durch sie wird die Krafteinwirkung wesentlich gebremst. Kommt es gleichzeitig zum Eindrücken des Schädeldaches, meist durch umschriebene Gewalteinwirkung, wie z. B. Stangen oder spitzere Gegenstände, so entsteht eine Impressions-

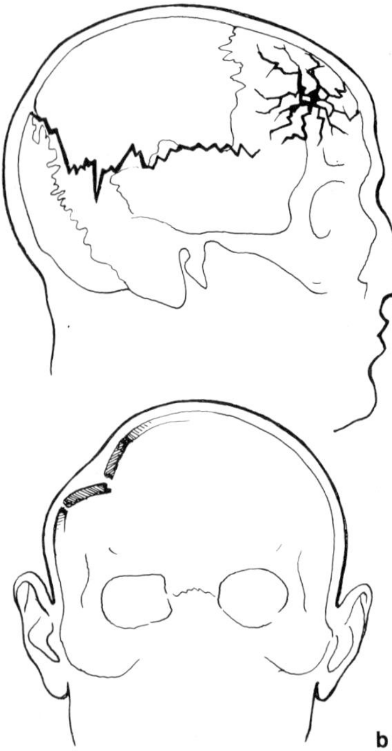

a

b

Abb. 4.**4 a** u. **b** Schematische Darstellung der Konvexitätsbrüche; **a** glatte Fraktur und Berstungsfraktur; **b** Impressionsfraktur

fraktur. Die Art des entstehenden Bruches ist außerdem abhängig von Größe und Form der Gewalteinwirkung. Über die Größe der auftretenden Kräfte gibt die Abb. 4.**5** einen Überblick.
Am häufigsten kommen glatte Frakturen (Abb. 4.**6**) vor, auch Fissuren genannt. Sie bleiben häufig symptomlos und werden nur durch die Röntengaufnahmen des Schädels in zwei Ebenen festgestellt. Verlaufen die Fissuren durch Äste der A. meningea media, muß an die Entstehung eines epiduralen Hämatoms gedacht werden.

Therapie: Eine besondere Therapie ist dann nicht erforderlich, wenn es sich um einfache Fissuren handelt. Erlauben es die übrigen Verletzungen, sollte man den Patienten nicht übermäßig lange hospitalisieren oder krankschreiben.
Die Berstungsbrüche sind meist kombinierte Brüche des Schädeldachs und der Schädelbasis. Es entstehen durch die komprimierende Gewalteinwirkung verschiedene, manchmal sternförmig angeordnete Frakturlinien sowie verschiedene Knochenfragmente.

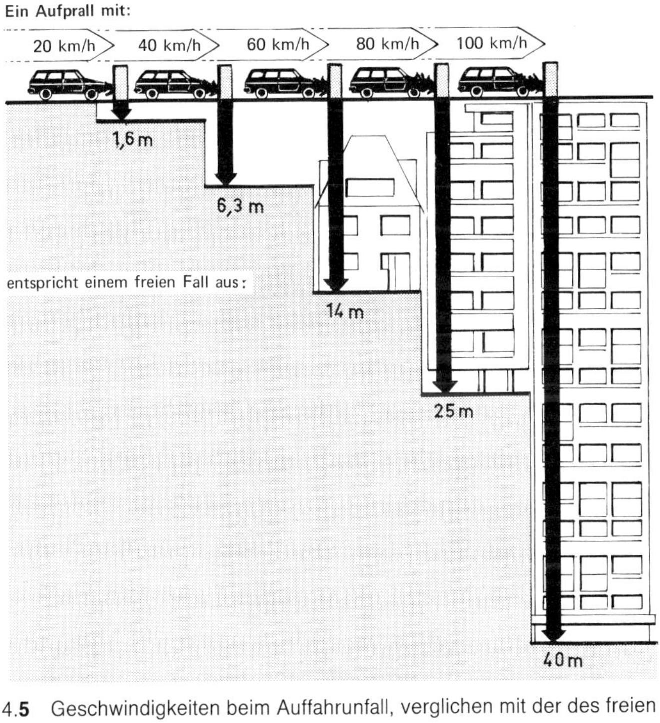

Abb. 4.**5** Geschwindigkeiten beim Auffahrunfall, verglichen mit der des freien Falls

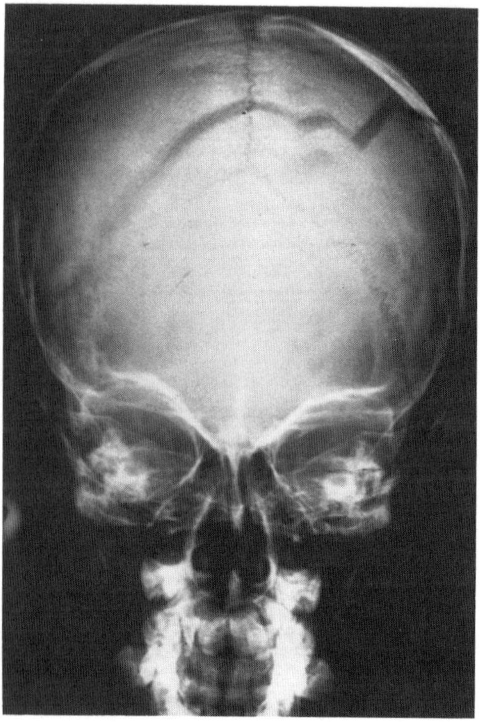

a

Abb. 4.**6** **a** u. **b** Konvexitätsfraktur im Röntgenbild; **a** Strahlengang a.–p., **b** im seitlichen Strahlengang

Therapie: Besteht der Verdacht auf eine Blutung, sollte man immer eine Inspektion durchführen, da das aus den Knochenfragmenten fließende Blut im Epiduralraum ausgedehnte Hämatome hervorrufen kann. Zum anderen kann es zu Duraverletzungen und Hirnoberflächenzerreißungen gekommen sein, die versorgt werden müssen. Besteht dieser Verdacht nicht, können die Berstungsfrakturen ohne größere Behandlung ausheilen.

Die Impressionsfrakturen (Abb. 4.**7**) dagegen bedürfen immer einer Therapie. Erstens komprimieren die eingedrückten Teile das Hirn, was zu Dauerschäden führen kann. Zweitens kann man andererseits nicht von außen sehen, ob die imprimierten Knochenstücke Dura und Hirnoberfläche zerrissen haben. Operativ wird man zuerst den Versuch unternehmen, die imprimierten Teile zu heben sowie sich einen Blick auf die Duraoberfläche zu verschaffen. Ist diese intakt, können die verhakten Stücke gehoben werden, evtl. durch Anlegen eines seit-

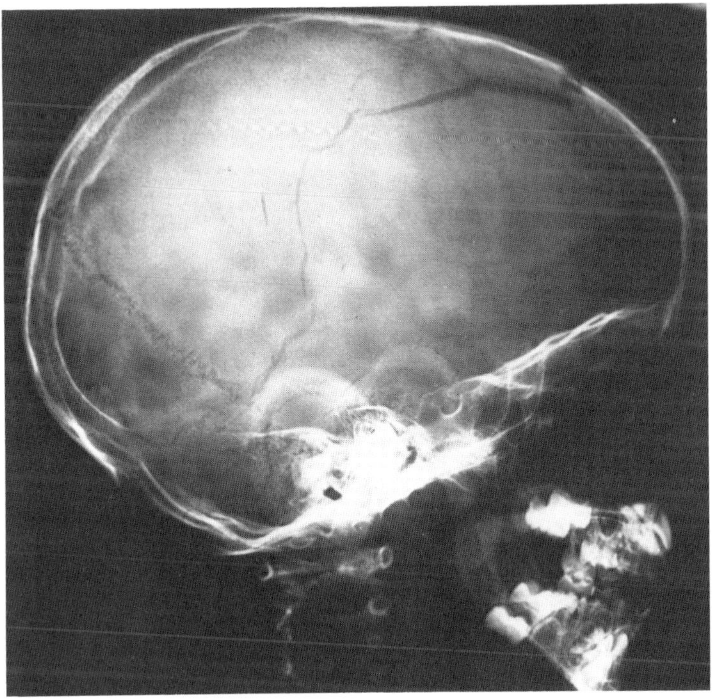

b

lichen Bohrloches. Weitere Maßnahmen sind nicht notwendig. Die Frakturen heilen im Laufe eines Jahres beim Erwachsenen, in kürzerer Zeit beim Kind, aus. Ist es zu einer Durazerreißung gekommen, müssen die frakturierten Teile entfernt werden, der Knochen wird ca. 2 cm um die zerrissene Stelle entfernt, und anschließend werden Hirn und Dura versorgt. Wenn möglich, werden die alten Frakturteile wieder eingefügt; anderenfalls bleibt der Defekt z. Z. offen und wird später plastisch gedeckt (z. B. mit Kunststoff). Bei einer geschlossenen Impression kann man diese plastische Deckung (Abb. 4.**8**) evtl. auch sofort durchführen.

Beim Säugling mit weichen Schädeldecken genügt es häufig, die grünholzartigen Frakturen wie bei einem Pingpongball herauszudrücken. Nicht zu versorgen braucht man Impressionsfrakturen, die knapp Kalottendicke aufweisen. Insbesondere im Kleinkindesalter heben sich diese spontan.

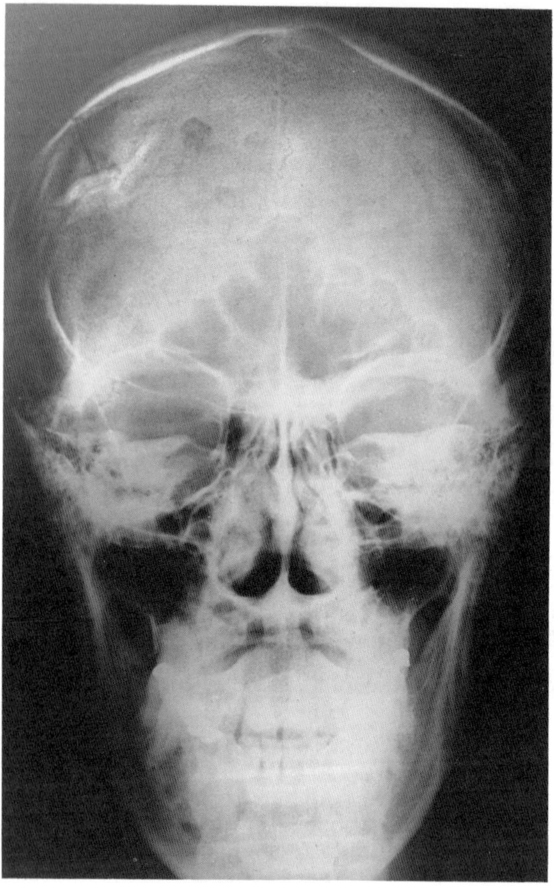

a

Wachsende Frakturen: Ein Größerwerden der Fraktur, was besonders im Kindesalter zu beobachten ist, tritt dann ein, wenn Weichteile, wie z. B. die Dura, im Frakturspalt eingeklemmt sind. Auch hierbei muß eine operative Korrektur vorgenommen werden. Da man die wachsenden Frakturen nicht sofort erkennen kann, sollte man diese Kinder über längere Zeit stationär oder ambulant beobachten und Röntgenkontrollaufnahmen veranlassen.

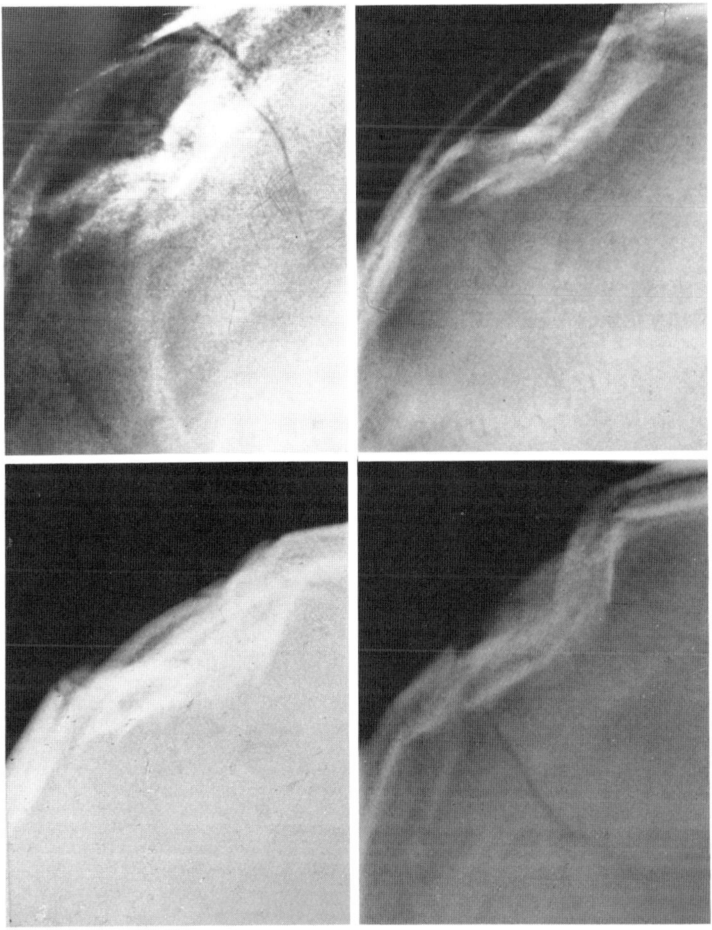

b c d e

Abb. 4.7 **a–e** Impressionsfraktur im Röntgenbild, **a** Strahlengang a.–p., **b–e** tangentiale Spezialaufnahmen

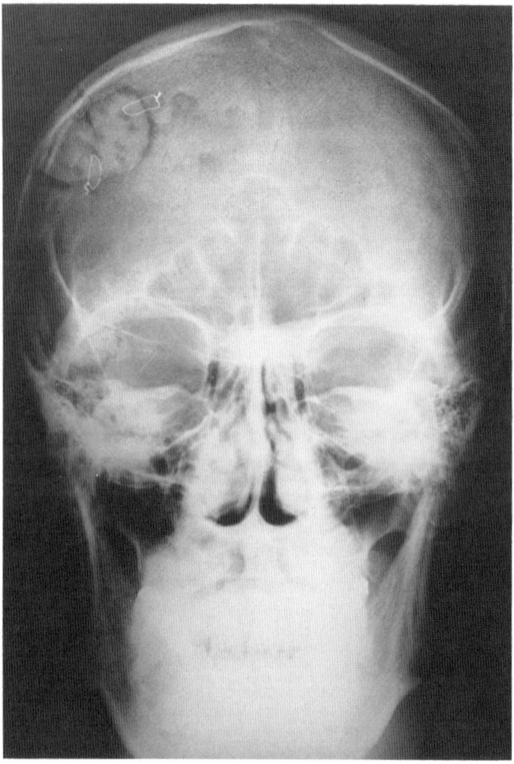

Abb. 4.**8** Plastische Deckung einer Impressionsfraktur. Röntgenbild, a.–p.

Basisfrakturen

Einführung und pathologische Anatomie

Es handelt sich fast ausschließlich um stumpfe indirekte Gewalteinwirkungen, die den knöchernen Schädelgrund verletzen. Bilaterale Kompressionen führen zu querverlaufenden Frakturen in der mittleren Schädelgrube mit Beteiligung der Felsenbeine. Demgegenüber führen Kompressionen in Längsrichtung zu unterschiedlichen Frakturbildern der vorderen Schädelgrube. Ein Teil dieser Modellversuche wird durch die Wirklichkeit kopiert; ein anderer Teil zeigt weitere Verletzungssituationen, je nach der vorgelegenen Gewalteinwirkung. Außer den von seitlich und sagittal einwirkenden Gewalten gibt es ebenso

Schlag- und Stoßrichtungen von oben und unten (Stauchungen der Basis).

Die Basisfrakturen der vorderen Schädelgrube können mit Verletzungen der Nasennebenhöhlen (Abb. 4.9) einhergehen, die Felsenbeinfrakturen der mittleren Schädelgrube mit Innenohrschädigungen. Laufen die Frakturlinien durch die Foramina des Schädelgrundes, so können daraus mannigfaltige Schädigungen von Hirnnerven und Gefäßen resultieren. Sonderformen frontal einwirkender Gewalten stellen Frakturen der Nasenwurzel dar, meist komibiniert mit Stirn- und Siebbeinverletzungen. Weiter können zusätzlich oder isoliert das Augenhöhlendach und der Boden der Orbita zerbrechen. Einfache und multiple Frakturen sind ebenso bekannt wie Stückbrüche. Zur Impression der knöchernen Umrandung des Foramen magnum kann es bei Stauchungsverletzungen kommen, und zwar bei senkrechter Stoßrichtung auf den Kopf oder Fall auf das Gesäß bei fixierter Wirbelsäule.

Die Frakturen können als sog. geschlossene Brücke auftreten oder aber als offene Frakturen immer dann, wenn Nebenhöhlen, Mastoidzellen oder der Gehörgang miteröffnet werden. Dabei muß sich die Kommunikation vom Schädelinneren nach außen nicht unbedingt im Abgang von Hirnbrei oder Liquor aus der Nase oder dem Ohr zeigen. Eine freie Verbindung und damit eine offene Schädel-Hirn-Verletzung kann auch ohne diese beiden untrüglichen Zeichen vorliegen.

Klinik und Diagnostik

Die Symptomatologie wird geprägt von der Intensität der Verletzungen und von der Verlaufsrichtung und Ausdehnung der Frakturen. Die gleichzeitig miterlittene Hirnschädigung ist für den Ausgang meist wesentlich entscheidender als die knöcherne Verletzung. Nur wenn die Fraktur zu weiteren entscheidenden Mitverletzungen von Hirnnerven und Gefäßen geführt hat, kommt dieser Tatsache evtl. eine alleinentscheidende Bedeutung zu oder aber eine wesentliche Mitursache für den weiteren Ablauf.

Der röntgenologische Nachweis einer Basisfraktur ist oftmals schwierig und gelingt dabei vielfach nur mit Spezialaufnahmen (Tomographie, stereoskopische Aufnahmen). Unmittelbar nach dem Unfall sollte man je nach Schwere der Gesamtsituation nicht lange Zeit aufwenden mit dem röntgenologischen Nachweis einer Frakturlinie, wenn andere Behandlungsnotwendigkeiten vordringlicher sind. Vielfach wird mit der sichtbar gemachten Fraktur nur ein akademisches Bedürfnis befriedigt. Sie weist im allgemeinen nur darauf hin, daß eine Gewalteinwirkung auf den Schädel stattgefunden hat, was fast immer aus sonstigen begleitenden Zeichen besser erkannt werden kann, und hat ohne ein entsprechendes klinisches Substrat allein keine Bedeutung für ein unmittelbares chirurgisches Vorgehen. Nach Abklingen der akuten Erscheinungen von seiten der Schädel-Hirn-Verletzung kön-

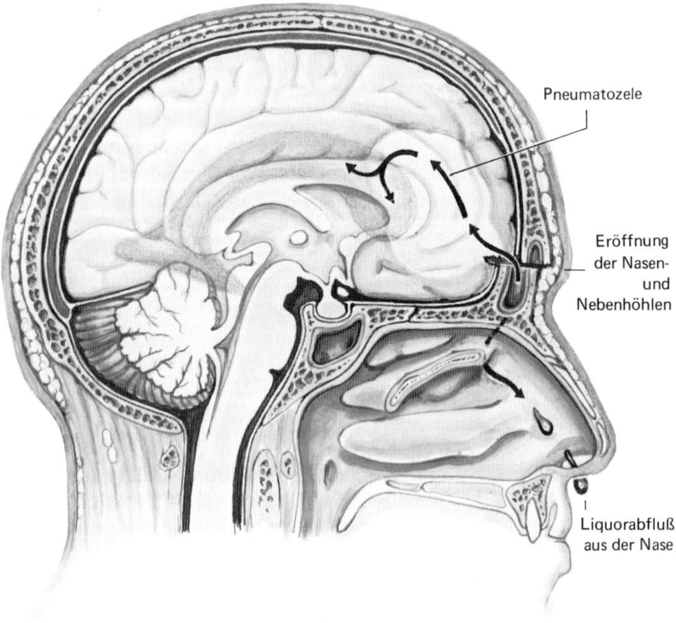

a

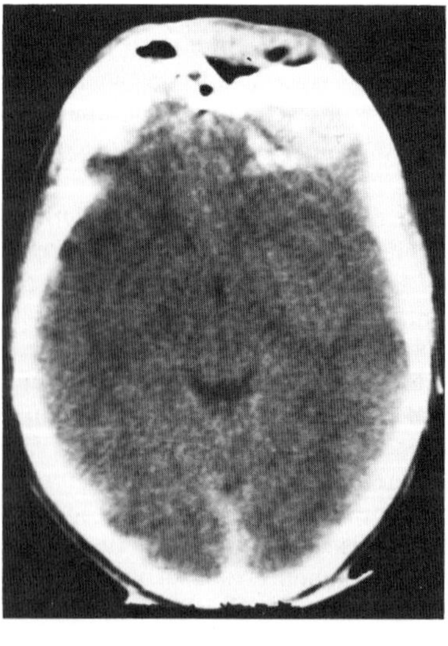

b

Abb. 4.**9a** u. **b** Frontobasale Impressionsfraktur mit Liquorfistel, **a** schematische Darstellung, **b** computertomographisches Bild nen gründliche röntgenologische Untersuchungen der Basis einmal entscheidende Bedeutung (Verletzung der Nasennebenhöhlen z. B.) gewinnen. Die klinische Symptomatologie wird von einigen Komplikationen bestimmt, die einen sehr unterschiedlichen Schweregrad besitzen. Bekannt sind:

1. Brillenhämatom (auch einseitiges Monokelhämatom möglich),
2. Blutung aus dem Ohr,
3. Blutung aus der Nase,
4. Verletzung von Hirnnerven,
5. nasale und otogene Liquorfistel, Pneumatozele und Pneumozephalus,
6. Gefäßverletzungen:
   a) A. carotis interna,
   b) A. meningea media und andere Arterien,
   c) Hirnsinus.

Die Punkte 1–4 sollten in diesem allgemeinen Rahmen besprochen werden; die Punkte 5 bis 6 sind wegen ihrer besonderen Bedeutung hinsichtlich ihrer operativen Behandlung anschließend gesondert zu erörtern.

Das Hämatom der Augenlider und ihrer Umgebung kann als Fernsymptom Folge einer Basisfraktur (meist vordere Schädelgrube) sein mit blutiger Imbibition des vornehmlich subkutanen Gewebes. Es kann beidseitig als Brillenhämatom oder auch einseitig als Monokelhämatom ausgebildet sein. Besonders verdächtig für eine Basisfraktur wird dieses Symptom dann, wenn es sich erst mehrere Stunden oder sogar 1–2 Tage nach der Verletzung ausbildet. Entsprechend diesem Verletzungszeichen des vorderen Schädelgrundes kann man manchmal bei Felsenbeinfrakturen ein Hämatom der Mastoidgegend oder ein Hämatotympanon feststellen. Diese äußeren Hämatome können ebenso – wahrscheinlich wesentlich häufiger – Folge einer direkten Verletzung der Gesichtshaut oder der Ohrgegend sein.

Blutungen aus Nase, Mund und Ohr sind keineswegs beweisend für eine Basisfraktur, nur in Verbindung mit gesichertem Liquorabfluß oder mit Abgang von Hirngewebe. Der alleinige Blutabgang aus der Nase ist vielmehr durch örtliche Verletzungen bedingt als durch eine Fraktur der vorderen Schädelgrube. Blutungen aus dem Mund können eher Folge von Brüchen des Nasenhöhlendaches oder der Epipharynxregion sein. Bei Blutungen aus dem Ohr sind Verletzungen der Ohrmuschel und des äußeren Gehörganges auszuschließen, wenn nicht, kann eine Felsenbeinfraktur mit Trommelfellzerreißung angenommen werden. Bei intaktem Trommelfell können Frakturen des Felsenbeines zum Hämatotympanon führen. Gelegentlich kann Blut auch über die Tuba auditiva in den Mund bzw. Rachen abfließen. Brillenhämatom und Blutung aus Nase und Ohr können als Einzelsymptom, wie schon gesagt, nur einen Hinweis ohne Beweiskraft geben. Bei Kombination mit Liquorabfluß und Austritt von Hirngewebe liegt absolute Gewißheit vor. Auch die Verbindung mit Hörnervenstörungen läßt bereits die Annahme erhärten, wenn natürlich Hirnnervenausfälle oder Störungen auch durch zerebrale Läsionen (Kernschädigungen u. a.) verursacht sein können.

Optikusschädigungen sind meist Folge frontaler Gewalteinwirkungen. Beim bewußtlosen Patienten kann eine amaurotische Pupillenstarre auf diese Situation hinweisen, und der wache Verletzte kann wegen seiner Sehtüchtigkeit befragt werden. Doppelseitige Amaurosen gehen meist mit ausgedehnten Gesichtsschädelfrakturen (Lefort III) einher. Die Schädigung des Sehnervs erfolgt einmal im Sehnervenkanal und durch Verletzung ernährender Gefäße. Die Frakturen sind röntgenologisch manchmal schwierig nachzuweisen (stereoskopische Bilder, Tomographie, Computertomographie mit Rekonstruktionsschnittbildern). Direkte Traumatisierungen des Bulbus sind differentialdiagnostisch auszuschließen.

Die Augenmuskelnerven werden nicht selten mitverletzt; meist sind N. abducens und N. oculomotorius betroffen. Der N. trochlearis ist eher bei Infraktionen der Stirnhöhlen beteiligt. Lebensentscheidend ist die Klärung, ob die vorliegende weite Pupille durch eine Okulomotoriusschädigung bei Basisfraktur bedingt wird oder Folge einer Druckschädigung des N. oculomotorius am Tentoriumrand bei einer raumfordernden intrakraniellen Blutung ist.

Der N. trigeminus wird seltener durch Basisfrakturen verletzt; eher werden einzelne Äste isoliert bei Gesichtsschädelverletzungen (Orbitabogen, Oberkiefer, Jochbogen, Unterkiefer) getroffen.

Lähmungen des N. facialis und des N. statoacusticus können durch Felsenbeinfrakturen verursacht werden. Die peripheren Fazialisparesen sind entweder unmittelbar nach der Gewalteinwirkung vorhanden oder entwickeln sich bis zu 1 Woche nach dem Unfallereignis. Eine posttraumatische einseitige Taubheit kann bei Felsenbeinfrakturen auch durch Störungen der Schalleitung (Hämatotympanon) bedingt werden. Verletzungen des N. vestibularis zeigen sich in den ersten Tagen durch einen Spontannystagmus. Der wache Verletzte klagt zunehmend über einen Drehschwindel.

Verletzungen der tiefer gelegenen Hirnnerven, wie N. glossopharyngeus, N. vagus, N. accessorius und N. hypoglossus, werden sehr selten gesehen und bedürfen keiner näheren Würdigung. Eine Objektivierung von Hirnnervenausfällen ist durch elektrophysiologische Untersuchungen, wie z. B. die Elektromyographie und -neurographie, und die Ableitung akustischer, visueller und somatosensorisch evozierter Potentiale möglich geworden.

Therapie

Basisfrakturen an sich stellen niemals eine Behandlungsbedürftigkeit dar. Nur wenn sie einhergehen mit Gefäßverletzungen, Eröffnungen der Nebenhöhlen und des Innenohrs oder mit bestimmten Hirnnervenstörungen wird ein chirurgisches Vorgehen seltener sofort als meist zu einem späteren Zeitpunkt notwendig. Die Behandlungsmöglichkeiten bei Gefäßverletzungen und Liquorrhoen werden später noch gesondert besprochen.

Brillenhämatome und retroaurikuläre Hämatome bedürfen keiner besonderen Behandlung.

Blutungen aus der Nase stehen meist bald von selbst. Man sollte keinesfalls routinemäßig tamponieren. Im Ausnahmefall kann einmal die Unterbindung der A. carotis externa oder der Ethmoidalarterien notwendig werden. Massive Blutungen können (selten) bei Karotisverletzungen an der Basis mit Eröffnung der Keilbeinhöhle auftreten. Hier ist nur höchste Eile lebensrettend. Nach Tamponade muß die A. carotis interna sowohl am Hals als auch intrakraniell unterhalb des Abgangs der A. cerebri posterior unterbunden werden.

Ohrblutungen sollen nicht tamponiert werden, und Blutgerinnsel sind erst nach 1–2 Wochen aus dem Gehörgang zu entfernen, um die Infektionsmöglichkeit zu mindern. Massive Blutungen aus dem Ohr sind auf Verletzungen großer Gefäße (A. carotis, Sinus sigmoideus) zurückzuführen und bedürfen der unmittelbaren näheren Klärung (evtl. Angiographie) und operativen Behandlung.

Was die Verletzung der Hirnnerven anbetrifft, so ist dabei nur in wenigen Fällen eine sinnvolle chirurgische Behandlung möglich. Olfaktoriusschädigungen sind nicht zu verbessern. Primäre Optikusschädigungen mit sofortiger Amaurose sind chirurgisch nicht mehr zu beheben. Tritt eine Sehstörung nach dem Unfallereignis erst progredient auf, so ist die operative Freilegung des Sehnervs mit der Eröffnung des Knochenkanals gerechtfertigt, auch wenn die Dekompression des Sehnervs nur selten erfolgreich ist. Man sollte die Chance nützen, natürlich um so mehr, wenn das andere Auge bereits vorher erblindet war.

Bei den übrigen Hirnnervenschädigungen ist allenfalls noch beim N. facialis zu diskutieren, ob eine operative Freilegung im Canalis facialis angebracht ist, aber auch nur bei den sekundär auftretenden posttraumatischen Lähmungen. Der Erfolg des operativen Vorgehens ist schwer abzuschätzen, da ohnehin ein bestimmter Prozentsatz auch wieder spontan ausheilt. Bei den primären Schädigungen ist keine operative Indikation zu stellen.

Offene Hirnverletzungen

Die penetrierende oder offene Hirnverletzung wird dadurch charakterisiert, daß eine Kontinuitätsunterbrechung bzw. eine Zerstörung von

Hirngewebe durch eine von außen einwirkende Gewalt stattfindet, wobei Haut, Knochen und Dura gleichzeitig eine durchlaufende Wunde aufweisen. Dadurch besteht eine freie Kommunikation des Gehirns mit der Außenwelt. Diese Verletzungen können durch stumpfe Gewalt (Schlag mit Stock, Werkzeug, Balken u. a.) verursacht oder durch scharfe Gewalteinwirkung (Schuß, Stich u. a.) hervorgerufen werden. Je nach der einwirkenden Gewalt ist die Hautwunde ausgedehnt, breitklaffend oder kaum sichtbar, und die Knochenverletzung zeigt sich in einem ausgedehnten oder mehr umschriebenen offenen Impressionsbruch oder einem ausgestanzt imponierenden Knochendefekt (Schußverletzung z. B.). Die darunter gelegene harte Hirnhaut ist entsprechend breitflächig zerrissen oder aber nur umschrieben perforiert. Die Hirnwunden sind ebenfalls von sehr unterschiedlicher Ausdehnung und Intensität abhängig von der Gewalteinwirkung. Umschriebene Stichverletzungen (Knochensplitter oder Nagel vom Schußgerät) wechseln mit tiefergreifenden Gewebszerstörungen (Schuß, stumpfer Schlag oder Fall).

Liquorfistel

Pathologische Anatomie

Man unterscheidet:
1. eine nasale (rhinogene) und
2. eine otogene Liquorfistel.

Durch die vielfach frontal einwirkende Gewalt bei Verkehrsunfällen kommt es häufig zu Verletzungen des Gesichtsschädels und des frontobasalen Schädelgrundes mit Eröffnung der Nebenhöhlen. Der Knochen der vorderen Schädelbasis und der Nebenhöhlen, besonders im Bereich der Siebbeinzellen und der Lamina cribrosa, ist wesentlich dünner als z. B. im Bereich der Konvexität. Zudem liegt hier die Dura dem Knochen besonders adhärent an und wird bei Knochenbrüchen immer mitverletzt. Somit liegt dann auch eine offene Hirnverletzung vor. Damit es zum Liquorabfluß kommt, bedarf es weiter noch der Verletzung bzw. Eröffnung der Arachnoidea und damit des Subarachnoidalraumes bzw. der Basiszisternen. Der Liquor kann im Ausnahmefall auch aus dem Seitenventrikel stammen, wenn eine erhebliche lazerierende Hirnwunde vorliegt. Eine Verbindung des Schädelinnenraumes (Subarachnoidalraum) ist zu allen Nasennebenhöhlen (Stirnhöhle, Siebbeinzellen, Keilbeinhöhle) möglich.
Otogene Liquorfisteln werden seltener gesehen und heilen zudem nur ausnahmsweise nicht spontan aus. Voraussetzung für ihre Entstehung sind eine Felsenbeinfraktur mit Durazerreißung, eine Eröffnung der Arachnoidea bzw. der Basiszisternen, eine direkte Verbindung zum

Mittelohr oder über das Mastoid. Von hier gelangt der Liquor dann entweder über ein perforiertes Trommelfell nach außen oder bei intaktem Trommelfell über eine gleichzeitige Fraktur des äußeren Gehörganges ebenfalls nach außen oder aber über die Tuba auditiva zum Rachen.
Außer dem Liquorabgang aus der Fistelöffnung kann zumindest bei der Kommunikation des Schädelinneren mit den Nasennebenhöhlen auch Luft nach intrakraniell eindringen und nun entweder in den Subarachnoidalräumen der Basis und der Konvexität oder in den Hirnventrikeln nachweisbar sein (Pneumenzephalus). Bei gleichzeitigen posttraumatischen Substanzdefekten im Stirnhirn kann sich auch Luft in daraus entstehenden Defekträumen ansammeln (Pneumatozele). Einfache Röntgenüberichten des Schädels klären die Situation. Hilfreich kann auch die computertomographische Untersuchung sein, vor allen Dingen mit Injektion von Kontrastmittel in den Liquorraum. Beweisend für eine Liquorfistel ist ein positiver Isotopentest.

Klinik

Bei sichtbarem Abfluß von Liquor aus Nase und Ohr ist die Diagnose einer Liquorfistel leicht zu stellen. Es muß jedoch nicht unmittelbar nach einer Verletzung auch bereits ein Liquorabfluß einsetzen. Die Fistelöffnung ist häufig zunächst durch Hirngewebe, Blutkoagula und Knochensequester verlegt, und der Liquorabfluß stellt sich erst sekundär ein. Später ist der abtropfende Liquor immer wasserklar und kann einen chronischen oder intermittierenden Schnupfen vortäuschen. Der Liquorabfluß ruft meist allgemeine Kopfbeschwerden und häufig Schwindelerscheinungen hervor. Bei nasalen Fisteln kann vielfach ein schneller Liquorabfluß durch Kopfbeugung provoziert werden. Im Zweifel können Farbstoffpassagen oder besser intrathekal injizierte Isotope weiterhelfen, den Liquor gegenüber normalem Nasensekret abzugrenzen. Die abtropfende Menge gibt keinen Hinweis für die Schwere der Verletzung und läßt auch keine Aussage über eine etwaige spontane Heilungstendenz zu.
Nasale Fisteln entstehen hauptsächlich bei Verletzung der Siebbeinzellen und der Lamina cribrosa, weniger häufig bei Frakturen der Stirnhöhlenhinterwand. Eine Verbindung zur Keilbeinhöhle stellt eine Ausnahme dar.
In der Diagnostik frontobasaler Knochenverletzungen hat die Röntgenuntersuchung eine entscheidende Bedeutung. Übersichten sind niemals ausreichend. Stereoskopische Nebenhöhlenaufnahmen sind unerläßlich, und meist ist zusätzlich eine Tomographie nötig.
Die Gefahr einer offenen Verbindung des Schädelinnenraums nach außen ist die aufsteigende Infektion als:

1. Meningitis,
2. Enzephalitis und
3. Hirnabszeß.

Meist sind bei den Entzündungen als Erreger Pneumokokken nachzuweisen, die vom Unkundigen als Meningokokken (auch Diplokokken) gedeutet werden können. Pneumokokken sind vielfach Bewohner der Nebenhöhlen und des Respirationstraktes. Streptokokken und Staphylokokken werden weniger häufig gesehen. Rezidivierende Pneumokokkenmeningitiden sind besonders suspekt auf eine nicht erkannte Liquorfistel. Auch heute im Zeitalter der Antibiotika stellen Meningitis und Enzephalitis immer noch höchst lebensbedrohliche Erkrankungen dar, deren letaler Ausgang Dunkelziffern ergibt, die nicht unerheblich sein dürften.

Folgende Operationsindikationen haben sich bewährt:

1. alle Fälle mit abgelaufener Meningitis, die entweder eine Liquorrhoe (mit und ohne Knochendefekt) aufweisen oder aber bei denen keine Liquorrhoe vorliegt, jedoch ein Knochendefekt (röntgenologisch) nachweisbar ist,
2. primär oder sekundär auftretende, länger anhaltende oder rezidivierende Liquorrhoe (mit und ohne Knochendefekt),
3. primär oder sekundär auftretende kurzfristige Liquorrhoe, aber deutlicher Knochendefekt,
4. keine Liquorrhoe, aber ausgedehnter Knochendefekt,
5. Pneumatozele und Pneumenzephalus mit und ohne Liquorrhoe, mit und ohne Knochendefekt.

Therapie

Die Fistelöffnung ist nach Kraniotomie von einem intraduralen Zugang darzustellen und zu verschließen. Meist wird man einen frontalen Hautvisierlappen anlegen und beidseits frontal ein zusammenhängendes Knochenfragment aussägen. Eine beidseitige Kraniotomie auch unter Belassung eines Knochensteges über dem Sinus sagittalis ist möglich. Die doppelseitige Kraniotomie ermöglicht eine Inspektion beider vorderer Schädelgruben, was immer notwendig ist, wenn die Seite der Fistel präoperativ nicht absolut darstellbar ist. Die Fistelöffnung in der Basis kann entweder durch eine gestielte Duraplastik gedeckt werden oder technisch einfacher und ebenso ausreichend mit einem Muskelstück oder lyophilisierter Dura. Diese zum Verschluß verwandten Materialien werden am einfachsten mit Gewebekleber an der umgebenen Dura befestigt. Eine Fixation durch Naht ist kaum noch nötig. Bei Verwendung eines gestielten Duralappens muß der entstandene Duradefekt wiederum durch Galeaperiost oder lyophilisierte Dura verschlossen werden. Schwierig kann die Defektdarstellung bei Verbindungen zur Keilbeinhöhle sein, weil sie weiter dorsalwärts liegen. Bei otogener Fistel wird von einer temporalen osteoplastischen Trepanation vorgegangen und auch hier von intradural der Defekt mit Muskulatur oder lyophilisierter Dura verschlossen. Das

Risiko des operativen Eingriffes ist sehr gering. Bei fehlender eigener Operationsmortalität (mehrere hundert operierte Fälle) ist nicht immer der gleichseitige N. olfactorius zu schonen, falls er präoperativ noch intakt war. Rezidive nach operativer Versorgung sind Seltenheit und fast ausschließlich sog. Pseudorezidive der nicht operativ versorgten Seite. Die Prognose operativ behandelter Liquorfisteln ist als besonders günstig anzusehen.

Schußverletzungen

Bei den Schußverletzungen unterscheidet man:

1. Impressionsschuß,
2. Steckschuß,
3. Durchschuß.

Bei den Impressionsschüssen kommt es außer meist erheblichen Knochenverletzungen auch zu ausgedehnten Verletzungen von Hirngewebe. Die Hirnzerstörung erfolgt dabei sowohl durch das Projektil selbst als auch durch mitgerissene Knochensplitter.

Als Steckschuß bezeichnet man das Liegenbleiben des eingedrungenen Projektils an jeder möglichen Hirnstelle. Der innere Prellschuß ist eine Sonderform des Steckschusses. Das Geschoß durchschlägt das Schädeldach einseitig, durchdringt das Gehirn bis zur Innenseite der gegenseitigen Kalotte und rutscht von hier in den ursprünglichen Schußkanal zurück oder bahnt sich einen anderen Weg zurück in das Hirngewebe.

Man spricht von einem Durchschuß (Abb. 4.**10**), wenn das Geschoß die Schädelkalotte durchschlagen hat, das Gehirn perforierend durch-

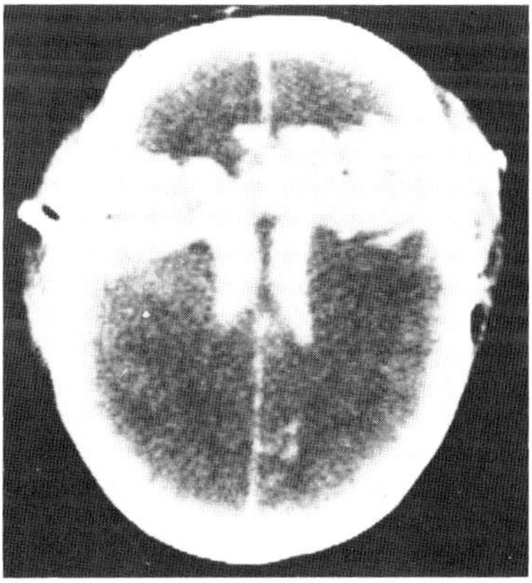

Abb. 4.**10** Kopfdurchschußverletzung in suizidaler Absicht. Computertomographisches Bild des Schußkanals und der Ventrikeleinbruchsblutung

wandert und auf der Gegenseite, die Kalotte erneut durchbohrend, den Schädelinnenraum wieder verlassen hat.

Schußverletzungen treten (in Friedenszeiten) sowohl als Unglücksfall, meist durch Verschulden anderer, auf als auch nach Suizidversuchen. Die bekannteste Verletzung entsteht dabei durch Pistolenschuß in die Schläfe (rechte Schläfe bei Rechtshändern). Diese Verletzungen gehen keineswegs immer tödlich aus, nicht selten besonders tragisch dadurch, daß die Sehnerven bzw. das Chiasma mitdurchschossen werden und daraus eine Amaurose resultiert. Suizidversuche werden auch mit Bolzenschußapparaten ausgeführt, wie sie zur Tötung von Tieren verwandt werden. Dabei wird das Gerät oberhalb der Nasenwurzel auf die Stirn aufgesetzt, und der vorschnellende, großlumige bis zu 12 cm lange Eisenbolzen durchschlägt das Stirnbein und setzt eine breite Wunde bis zum Zwischenhirn. Diese tiefgreifenden Verletzungen werden nur im Ausnahmefall überstanden.

Handwerkliche Nagelschußgeräte führen häufiger zu penetrierenden Schädelverletzungen, wobei die Nagelprojektile oftmals im durchschlagenen Knochen stecken bleiben und nur relativ umschriebene Hirnwunden setzen.

Sonstige Verletzungen

Außer diesen scharfen Schußeinwirkungen kennt man auch eine Reihe etwas breitflächigerer, schußähnlicher Verletzungen durch z. T. recht abenteuerliche Projektile (Eisenstange, Bleche, Holzstücke u. a.). An weiteren scharfen Gewalteinwirkungen kennt man besonders perforierende Verletzungen, bei denen Gegenstände durch die Orbita in das Schädelinnere vordringen (Bleistift, Draht, Schirmspitze, Messer, Zweige u. a.).

Bei den breitflächigen Verletzungen ist es vor allem der Aufschlag des Kopfes beim Fall auf die Straße oder beim Verkehrsunfall durch vielfach frontal einwirkende Gewalt (Armaturenbrett, Steuerrad u. a.). Der schwere herabfallende Gegenstand (Balken, schweres Werkzeug u. a.) kann ebenso Ursache einer offenen Verletzung werden wie der geworfene Stein, der Hufschlag und Einwirkungen durch Schlagwerkzeuge (Hammer, Beil, Golfschläger z. B.).

Pathologische Anatomie

Durch eine stumpfe oder scharfe Gewalteinwirkung kommt es zu penetrierenden Verletzungen der Kopfweichteile, des Schädelknochens und der harten Hirnhaut mit mehr oder weniger ausgedehnter Zerstörung von Hirnsubstanz. Es entsteht eine offene Hirnwunde, die unversorgt über folgende drei Stadien abheilt:

1. frische Blutungen und Nekrosen,
2. Wucherung des Gefäßbindegewebes an den Wundrändern und
3. Narbenbildung als Endstadium.

Im Zentrum der Hirnwunde (etwa im Wundkanal) findet sich völlig zerfetztes und zertrümmertes Hirngewebe (Hirnbrei), das blutdurchsetzt vielfach aus den Knochenlücken nach außen abfließt. Auf diese sog. Trümmerzone der kompletten Gewebszerstörung folgt ein nur teilweise vernichteter Gewebsbezirk. In dieser unterschiedlich breiten Quetschzone findet man Gewebsnekrosen und Rhexisblutungen durch direkte Gefäßverletzungen sowie diapedetische Blutungen infolge sekundärer Kreislaufstörungen. Die Trümmerzone verflüssigt sich bereits in den ersten Tagen und anschließend auch die Quetschzone in allerdings unterschiedlicher Ausdehnung. Diese Vorgänge gestalten sich im Marklager intensiver als im Rindenbereich, zurück bleibt in jedem Fall eine der Gewebsnekrose entsprechende Wundhöhle. An der Hirnoberfläche entsteht ein Verlötungsring durch Verklebungen und Verwachsungen der einzelnen Hirnhäute, wodurch eine oberflächliche Infektionsausbreitung im Subarachnoidalraum verhindert werden kann.

Während der Ausbildung eines posttraumatischen Hirnödems schwillt die Hirnwunde zu; nekrotische Hirnanteile werden bei nichtbehandelter Wunde und noch offenem Defekt nach außen gedrängt, und es kann zusätzlich zum Prolaps von gesundem Hirngewebe kommen. Im zweiten Stadium der Wundheilung stehen Proliferationsvorgänge am Gefäßbindegewebe im Vordergrund. An der Grenze zwischen Quetschzone und normalem Hirngewebe bildet sich bereits in der 2. Woche eine Wucherungszone (Wucherung der Gefäße) aus mit Leukozyten und Plasmazellen, was einem entzündlichen Granulationsgewebe entspricht. Das proliferierte mesenchymale Gewebe sorgt für die Resorption und den Abtransport der nekrotischen Massen. Die Ausbildung der intrazerebralen Wucherungszone geht an der Oberfläche zeitlich mit festen Verwachsungen der Hirnhäute und Wundränder einher. Aus der anfänglich offenen Hirnwunde entsteht über die Wucherungszone im Endzustand eine bindegewebige Narbe. Da die Hirnnarbe mit dem Verlötungsring der Dura und den Wundrändern zusammenhängt, spricht man von einer Hirn-Dura-Narbe. In diesen Hirn-Dura-Narben sind häufig neben Knochensplittern und sonstigen Fremdkörpern Lymphozyten- und Leukozyteninfiltrate oder kleinere Abszesse erhalten.

Als Folge einer offenen Hirnverletzung kommt es durch den erlittenen Substanzverlust des eigentlichen Wundbereichs und auch seiner Umgebung zu einer computertomographisch darstellbaren, meist umschriebenen, aber auch allgemeinen Erweiterung des gleichseitigen Hirnventrikels.

Da die offene Hirnwunde immer infiziert ist, sind die entzündlichen Komplikationsmöglichkeiten besonders groß. Man kennt:

1. den Frühabszeß,
2. den Spätabszeß,
3. die phlegmonöse Markenzephalitis,
4. die Meningitis,
5. die Ventrikelinfektion (Pyozephalus) und
6. das epidurale oder subdurale Empyem.

Klinik

Die Diagnose einer offenen Hirnverletzung ist immer dann ohne Schwierigkeiten zu stellen, wenn man bei einem größeren Substanzdefekt der Schädelkalotte oberflächliche Hirnanteile erkennen kann, wenn sich aus einer Kopfwunde spontan Hirnbrei oder Liquor entleert und ein Gegenstand oder Projektil zu einem Teil noch aus dem Schädel herausragt oder nur innerhalb der Schädelhöhle röntgenologisch sichtbar ist. Schwierig kann die Beurteilung dann werden, wenn eine Kalottenperforation bis ins Hirn stattgefunden hat, aber imprimierte Knochenstücke die Hirnwand tamponieren. Hier wird die Situation erst bei einer nachfolgenden operativen Wundversorgung geklärt. Breitflächige Wunden bluten mehr als umschriebene Verletzungen. Wird Hirnbrei spontan aus einer Wunde ausgestoßen, ist er meist mit Blut durchsetzt.

Je nach der Gewebszerstörung und nach der Art der Gewalteinwirkung tritt nach der Verletzung Bewußtlosigkeit auf oder wird vermißt. Breitflächige Gewalteinwirkungen führen außer zur penetrierenden Gewebsverletzung auch zur Gehirnerschütterung bis hin zur sog. Stammhirnkontusion mit Blutungen im kaudalen oder oralen Hirnstamm, die immer mit einer primären Bewußtlosigkeit einhergehen. Bei scharfen Verletzungen mit kleinkalibrigen Gegenständen, hauptsächlich Projektile bei Schußverletzungen, können die Zeichen einer Gehirnerschütterung fehlen, und die Verletzten sind bei klarem Bewußtsein, ohne Amnesie für den Verletzungshergang.

Der unmittelbare oder frühzeitige Tod nach einer offenen Hirnverletzung kann bedingt sein durch:

1. Schwere und Ausdehnung der Gewebszerstörung und durch die Verletzung lebenswichtiger Zentren (z. B. Zwischenhirn, kaudaler Hirnstamm),
2. zusätzliche Verletzung größerer Hirngefäße mit unmittelbar nachfolgender, ausgedehnter, raumfordernder Blutung,
3. blutungsunabhängige Hirndrucksteigerung (Ödem) und sog. sekundäre Durchblutungsstörungen.

Der sehr unterschiedliche Schweregrad der Hirnverletzungen ist auch ausschlaggebend für das klinische Syndrom, sowohl hinsichtlich der Bewußtseinslage als auch im Hinblick auf allgemeine Hirnstörungen (Atmung, Kreislauf) und fokale Ausfälle. Herdförmige Störungen werden naturgemäß immer dann zu erwarten sein, wenn entsprechende Hirnareale wie Zentralregion, Stammganglien, Sprachzentrum und Angularisregion mitverletzt werden.

Der lokale Inspektionsbefund läßt zusammen mit Röntgenbild, neurologischem Untersuchungsbefund und computertomographischem Befund eine exakte Diagnostik zu. Mittels Computertomographie sind die Darstellung der Schußkanäle und auch der Nachweis verstreuter kleiner Geschoß- und Knochensplitter möglich geworden.

Therapie

Alle offenen Hirnwunden bedürfen der primären operativen Versorgung, einmal zur Beseitigung gleichzeitiger raumfordernder intrazerebraler Blutungen und zur Verhütung von Infektionen, wie sie oben besprochen wurden. Von dieser unmittelbaren Operationsnotwendigkeit sind evtl. Schußverletzungen auszuklammern, bei denen die Projektile zum Steckschuß oder Durchschuß führten, keine erkennbaren Ausfälle hinterlassen haben und auch zu keiner groben Gefäßverletzung führten oder aber, wo ausgedehnte multiple Splitterverletzungen vorliegen. Bei beiden Situationen werden nur Haut und Dura verschlossen und die Hirnwunde nur oberflächlich versorgt, um durch die Säuberung des schmalen Schußkanals von zertrümmertem Hirngewebe und Fremdkörpern (Knochensplitter, Hautanteile, Projektil u. a.) nicht zusätzlich wertvolles Gewebe zu zerstören. Nachfolgend wird evtl. noch das oberflächlich liegende Geschoß (Steckschuß, Projektil auf der Gegenseite) entfernt und im übrigen das Risiko einer entzündlichen Spätkomplikation in Kauf genommen, das geringer erscheint als die Gefahr einer zusätzlichen erheblichen Schädigung durch eine ausgedehnte chirurgische Versorgung der Hirnwunde. Bei multiplen Granat- oder sonstigen Projektilsplittern trifft diese geschilderte Situation noch mehr zu. Der Versuch einer Splitterentfernung mit Säuberung der vielfachen Schußkanäle würde je nach Ausdehnung der Verletzung erheblichen zusätzlichen Schaden anrichten. Liegen Schußkanal oder multiple Splitter an einer gut zugänglichen Stelle einer sog. stummen Hirnregion, so mag die exakte Versorgung vorteilhafter erscheinen. Hier müssen die verschiedenen Risiken gegeneinander abgewogen werden, was trotzdem nichts an der grundsätzlichen Forderung der operativen Erstversorgung jeder offenen Hirnwunde ändert.

Bei jeder Wunde der Kopfhaut mit gleichzeitiger Knochenverletzung (Trümmerbruch, Impression, Defekt) muß nach Säuberung der Hautwunde und meist Exzision der Wundränder die Knochenverletzung nach Spreizen der Hautwunde übersichtlich dargestellt werden. Oft-

mals sieht man erst dann eingeklemmte Hautanteile und Haare in den Knochenfrakturen. Hebt oder mobilisiert man imprimierte Knochenfragmente, so kann es zu stärkeren Blutungen kommen oder zum Austritt von Hirngewebe, wenn die eingedrückten Knochenstücke zerrissene Gefäße oder eine Hirnwunde komprimierend verdecken. Bei den Impressionen und den penetrierenden Verletzungen muß der Knochen im Verletzungsbereich so weit entfernt werden (meist osteoklastisch), bis die Duraverletzung übersichtlich freiliegt.
Bei der Versorgung scharfer, penetrierender Verletzungen kann es auch einmal notwendig sein, eine osteoplastische Trepanation auszuüben.

Die traumatisch entstandene Duralücke muß meist noch zusätzlich erweitert werden, um die darunterliegende Hirnwunde einwandfrei beurteilen zu können. Die Hirnwunde muß von zertrümmertem und nekrotischem Gewebe und von den Fremdkörpern (Knochensplitter, Projektil, Straßenschmutz u. a.) sorgfältigst und so gewebesparend wie möglich gesäubert werden. Vorhandene raumfordernde Blutungen werden ausgeräumt, und im übrigen wird eine sorgfältige Blutstillung durchgeführt. Die Dura wird genäht oder bei einem größeren Defekt durch ein Stück Galeaperiost oder lyophilisierte Dura verschlossen. Im Bereich miteröffneter Nasennebenhöhlen oder Mastoidzellen muß dieser Verschluß exakt ausgeführt werden, um eine Infektionsmöglichkeit sicher auszuschließen. An der Konvexität ist der wasserdichte Duraverschluß nicht entscheidend, zumal wenn eine intakte Kopfhaut darüber verschlossen werden kann. Die Knochenlücke kann entweder primär durch größere Knochenfragmente wieder gedeckt werden, oder sie wird (meist sekundär) durch Fremdknochen oder alloplastisches Material (modellierbare Kunststoffe) verschlossen.

Im allgemeinen sollte man offene Hirnwunden innerhalb der ersten 12 Std. nach der Verletzung versorgt haben. Bei besonderer Situation (einige Schußverletzungen) kann man auch noch nach einem längeren Zeitraum vorgehen. Man sollte sich bei diesen Verletzungen nicht so sehr auf die infektionsverhindernde Macht der Antibiotika verlassen, sondern eine exakte chirurgische Wundversorgung vorziehen. Die sonstigen notwendigen Maßnahmen für Atmung und Kreislauf, Be- und Entwässerung, Ernährung und Überwachung u. a. sind entsprechend den gedeckten Hirnverletzungen und dort ausführlich beschrieben (s. S. 118ff.).

Prognose

Der Ausgang wird zunächst einmal bestimmt von der Ausdehnung und Intensität der primären Verletzung, wobei scharfe oberflächliche Verletzungen die günstigsten Voraussetzungen, breitflächig tiefgreifende oder ausgedehnt perforierende Verletzungen mit einer Beteiligung des Hirnstammes die schlechteste Ausgangslage abgeben.

Bei primärem Überleben wird der weitere Verlauf davon bestimmt, welche Hirnregionen und Zentren geschädigt wurden. Alle Möglichkeiten stehen dabei offen, von fehlenden Ausfällen bis zu schwersten körperlichen Läsionen und psychischen Störungen. Alle diese Dinge liegen nur z. T. in der Hand des behandelnden Arztes. Natürlich kann er durch eine saubere, aber auch schonende Wundversorgung den Schaden in Grenzen halten oder durch Ausräumung einer raumfordernden Blutung im Verletzungsbereich den drohenden letalen Ausgang abwenden und einen zusätzlichen Gewebsuntergang verhindern.

Die primäre, exakte Versorgung offener Hirnwunden verhindert jedoch weitgehend alle sonst möglichen und früher üblichen Komplikationen, die unversorgte Wunden mit sich bringen können. Besonders dadurch wird der Verletzungsschaden auf ein Mindestmaß reduziert. Entzündliche Früh- und Spätkomplikationen sind nach einer optimalen Sofortversorgung Raritäten geworden.

Außer der Ausschaltung lebensbedrohlicher und vielfach auch tödlich ausgehender Entzündungskomplikationen kennt man praktisch keine Hirn-Dura-Narben mehr, die in einem sehr hohen Prozentsatz zerebrale Krampfanfälle auslösten. So wurden noch viele Jahre nach dem letzten Weltkrieg Hirnverletzte, die primär nicht ausreichend oder gar nicht chirurgisch versorgt wurden, wegen ihres medikamentös nicht ausreichend beherrschbaren Krampfleidens nachoperiert. In einer ersten Sitzung wurde die Verletzungsstelle der Dura freigelegt und der Defekt mit Galea oder meist Oberschenkelfaszie gedeckt. Einige Wochen nach Einheilung wurde die Dura eröffnet und die fibröse Hirnduranarbe exzidiert, meist mit Eröffnung des Seitenventrikels. Sehr häufig sistierten hiernach die zerebralen Krampfanfälle. Diese Narbenentfernung war allerdings nicht immer möglich; die Indikation war abhängig von der Lokalisation und der Ausdehnung der Narbe.

Das Fehlen von Hirn-Dura-Narben nach sorgfältiger Erstversorgung offener Hirnwunden hat ganz entscheidend das Auftreten zerebraler Krampfanfälle im weiteren Verlauf reduziert. Empfohlen wird von einigen, allen Hirnverletzten sofort prophylaktisch ein Antikonvulsivum zu verordnen. Wir führen erst dann eine entsprechende Behandlung durch, wenn ein Krampfanfall aufgetreten ist oder im EEG in hohem Maße Krampfströme oder krampfstromverdächtige Abläufe erkennbar sind.

Der Hirnverletzte kann sowohl voll leistungsfähig sein als auch der dauernden Hilfe bedürfen. Nach der Verletzung und der notwendigen operativen Behandlung bedarf es oftmals intensiver rehabilitierender Maßnahmen, um den Geschädigten wieder in die Familie und den früheren Arbeitskreis einzuordnen.

Traumatische Hämatome

Kopfschwartenhämatom

Subkutane Hämatome sind besonders häufig im Kindesalter. Es sind mehr oder weniger umschriebene Vorwölbungen der Haut, die meist spontan wieder resorbiert werden und nur selten durch Punktion entfernt werden müssen.
Hämatome unterhalb der Galea, bei tangentialer Gewalteinwirkung durch Gefäßverletzungen zwischen Galea und Periost entstanden, können große, flächenhafte Ausdehnungen erreichen. Diese meist flüssigen Hämatome bedürfen schon eher einer Punktionsbehandlung.
Das sog. Zephalhämatom, ein subperiostaler Bluterguß, gilt als charakteristische Geburtsverletzung, kommt aber auch seltener im späteren Lebensalter vor. Bei nicht ausreichender spontaner Resorption kann eine Punktion notwendig werden. Durch diese Hämatome werden besondere klinische Erscheinungen nicht hervorgerufen.

Epidurales Hämatom

Pathologische Anatomie
Das epidurale Hämatom, zwischen harter Hirnhaut und Schädelknochen gelegen, ist fast ausschließlich auf eine Verletzung der A. meningea media zurückzuführen und damit ein arterielles Hämatom und nur sehr selten durch Verletzungen von Hirnsinus und Diploevenen hervorgerufen. Die A. meningea media kann bereits an der Hirnbasis bei ihrem Durchtritt durch das Foramen spinosum verletzt werden oder aber in ihrem weiteren Verlauf in der Schläfengegend und weiter peripher vom Hauptstamm in ihren Aufzweigungen im frontalen und parietookzipitalen Bereich. Das Gefäß findet sich vornehmlich in der Schläfenschuppe in einem Knochenkanal und kann bei temporalen Knochenfrakturen leicht mitverletzt werden. Die Schläfengegend wird dadurch zur Hauptlokalisation dieser Hämatome, obwohl auch frontale und okzipitale Hämatome ebenso vorkommen wie (selten) über der hinteren Schädelgrube.
Die supratentoriellen Hämatome sind meist umschrieben, da die Dura an die Nahtstellen der Knochen fest anhaftet und hier der weiteren Ausbreitung Widerstand leistet.

Klinik und Diagnostik
Die arteriellen Blutungen entwickeln sich rasch und zeigen deshalb eine entsprechend stürmisch verlaufende klinische Symptomatologie. Die meisten Hämatome führen bereits nach wenigen Stunden zur massiven Compressio cerebri. Die zeitlichen Intervalle wechseln zwischen

1 und 12 Std., wobei es seltenere Ausnahmen gibt, die erst nach einem längeren Zeitraum klinische Erscheinungen bewirken.
Der wesentlichste Verdacht auf eine raumfordernde Blutung ergibt sich aus der Bewußtseinslage bei folgenden drei Verlaufssituationen:

1. Bei einer gedeckten Hirnverletzung kommt es zu einer sofortigen Bewußtlosigkeit als Ausdruck einer Commotio cerebri. Die Bewußtlosigkeit dauert kurze Zeit; der Verletzte wird wieder wach und ansprechbar. Nach einem Zeitraum von einer bis zu mehreren Stunden (freies Intervall) erneute Bewußtseinseintrübung und Bewußtlosigkeit als Ausdruck der zunehmenden Raumforderung durch das Hämatom.
2. Beim Schädeltrauma hat primär keine Bewußtlosigkeit vorgelegen. Nach entsprechender Zeit setzt eine sekundäre Bewußtseinseintrübung durch das anwachsende Hämatom ein.
3. Die primäre Bewußtlosigkeit nach einem Schädeltrauma hält an und wird in den folgenden Stunden eher zunehmend tiefer durch eine raumfordernde Blutung.

Besonders bei dieser letzten Verlaufsform, aber auch bei den anderen Situationen stellt die fortlaufende Beurteilung der Pupillenreaktion ein einfaches, aber eminent wichtiges Diagnostikum dar. Es kommt zu einer zunehmenden Pupillenerweiterung auf der Hämatomseite. Sie ist auf eine gleichseitige Schädigung des N. oculomotorius zurückzuführen, und zwar durch Druck von medialwärts verdrängten Schläfenlappenanteilen im Bereich der Klivuskante (Klivuskantensyndrom) durch das verdrängende Hämatom. Die posttraumatische einseitige Pupillenerweiterung ist zwar nicht allein pathognomonisch für ein epidurales Hämatom, aber doch höchst alarmierend und im Verein mit der Bewußtseinslage sehr entscheidend. Die echoenzephalographische Untersuchung wird seit Einführung der Computertomographie nicht mehr durchgeführt, die Angiographie nur noch selten. Im Computertomogramm stellt sich das epidurale Hämatom als bikonvexes hyperdenses Areal dar (Abb. 4.**11**).
Die übrige neurologische Symptomatik tritt hier hinsichtlich ihrer Wertigkeit zurück. Nach einer Stauungspapille zu suchen ist sinnlos, da sie sich noch nicht entwickelt haben kann, und eine dazu notwendige medikamentöse Pupillenerweiterung bedeutet einen Kunstfehler, denn sie läßt die weitere Beobachtung und Beurteilung des Pupillenverhaltens nicht mehr zu.
Epidurale Hämatome der hinteren Schädelgrube über dem Kleinhirn zeigen eine etwas andere Symptomatologie. Eine primäre Bewußtlosigkeit bei sonstiger Hirnbeteiligung kann auch hier vorliegen. Eine sekundäre Bewußtlosigkeit setzt vielfach abrupt ein, verbunden mit Atemstörungen, die rasch zum Atemstillstand führen können. Die bei supratentoriellen Hämatomen praktisch nie vermißten Streckmecha-

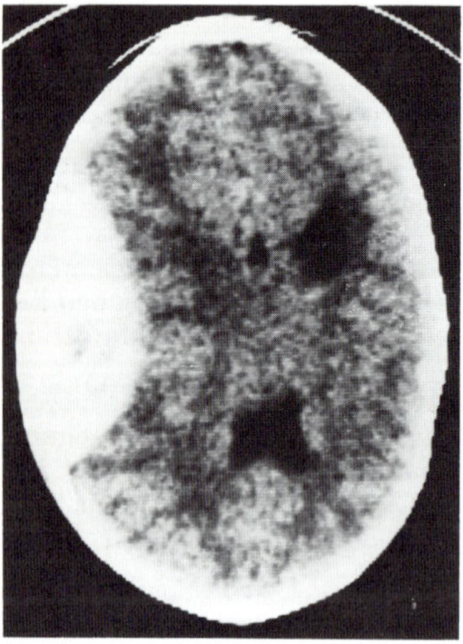

Abb. 4.**11** Epidurales Hämatom im computertomographischen Bild

nismen können sich einstellen; eine Pupillenerweiterung fehlt hier. Das Bohrloch über der hinteren Schädelgrube bei entsprechendem Verdacht ist lebensrettend. Bei weniger foudroyantem Verlauf bringt die computertomographische Untersuchung den klärenden Hinweis.

Therapie

Das Vorgehen wird dadurch bestimmt, ob unter der klinischen Diagnose eines epiduralen Hämatoms allein operativ vorgegangen wird oder ob ein Computertomogramm mit Ausdehnung und Lokalisation des Hämatoms vorliegt. Bei Verdacht wird zunächst temporal ein Bohrloch angelegt. Krönlein (1880) hat hierzu ein Schema angegeben: Fingerbreit vor der Ohrmuschel wird von der Jochbogenhöhe senkrecht nach oben ein Hautschnitt ausgeführt. Temporalfaszie und Schläfenmuskel werden senkrecht durchtrennt und nach Spreizen der Wundränder der Muskel von der Schläfenschuppe abgeschoben und ein Bohrloch angelegt. Liegt eine epidurale Blutung vor, erweitert man das Bohrloch auf etwa Talergröße zur besseren Übersicht, räumt den Bluterguß aus, stellt den Hauptstamm der hochziehenden A. meningea media dar und unterbindet das blutende Gefäß. Die Dura wird hochgenäht.

Findet sich kein Hämatom, so wird sowohl parietookzipital als ggf. auch frontal ein Bohrloch angelegt und so das Hämatom zur Darstellung gebracht und entfernt oder aber ausgeschlossen. Die Trepanation ohne Hämatomnachweis ist ein Bagatelleingriff und im Zweifelsfall immer indiziert.

Bei neuroradiologisch nachgewiesenem Hämatom kann sofort gezielt trepaniert werden. Bleibt beim entfernten Hämatom die Blutungsquelle unklar, so sollte man trotzdem die vorhandenen Duragefäße durch Naht oder Diathermie ausschalten und die Dura sorgfältig am umgebenden Knochen hochnähen. Ist der Seitenhinweis bei sonst dringendem Verdacht einer Blutung nicht eindeutig, müssen die Probebohrlöcher ggf. auf beiden Seiten angelegt werden.

Subdurales Hämatom

Pathologische Anatomie

Beim subduralen Hämatom handelt es sich um eine ausgedehnte, flächenhafte Blutung im Subduralraum zwischen Dura und Arachnoidea. In diesem Spalt ist eine Ausdehnung über eine ganze Großhirnhälfte möglich. Es handelt sich im wesentlichen um venöse Blutungen bei entsprechenden oberflächlichen venösen Gefäßverletzungen. Hauptsächlich werden zerrissene Brückenvenen als ätiologisches Moment angeführt, sicherlich nur bei einem Teil zu Recht. Bei Rindenkontusionen werden außerdem feinere arterielle Gefäße mitverletzt, die ebenfalls zu raumfordernden subduralen Blutungen führen können.

Klinik und Diagnostik

Man unterscheidet hinsichtlich des zeitlichen Ablaufes der Symptomatologie zwei Formen.

1. akutes und
2. chronisches subdurales Hämatom.

Das akute subdurale Hämatom ist praktisch immer mit einer schweren initialen zerebralen Symptomatik verbunden und unterscheidet sich hierin vom epiduralen Hämatom, bei dem initial zerebrale Symptome fehlen können. Akute subdurale Hämatome entwickeln sich aus Rindenprellungsherden, was die primär schwere zerebrale Symptomatik erklärt, und sind daher gemischt arteriell-venös. Die arterielle Komponente sorgt dann für den weiteren akuten Verlauf, übereinstimmend mit dem der epiduralen Hämatome. Die primäre Bewußtlosigkeit vertieft sich oder tritt nach freiem Intervall von wenigen Stunden erneut auf. Die gleichseitige Pupillenerweiterung wird ebenfalls kaum vermißt.

Sonstige neurologische Symptome können ebenso Ausdruck der gleichzeitigen kontusionellen Hirnschädigung sein. Das Angiogramm kann gleiche Befunde zeigen wie bei den epiduralen Blutungen; im Computertomogramm stellt sich das akute subdurale Hämatom jedoch als bikonvexes hyperdenses Areal dar.

Demgegenüber entwickeln sich die chronischen Hämatome erst in einem größeren Zeitraum von Wochen und Monaten. Die wechselnde

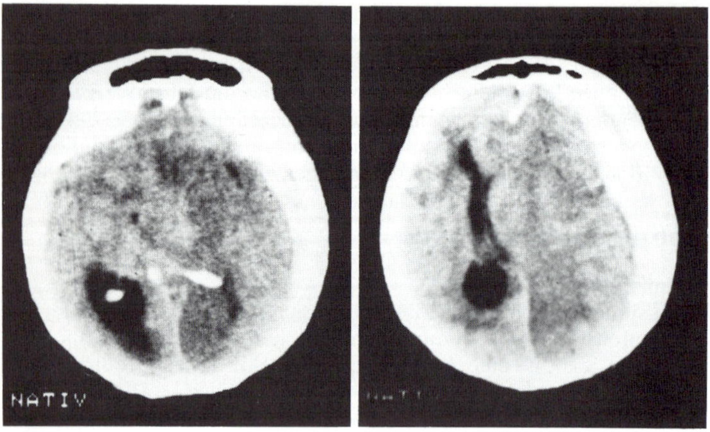

Abb. 4.**12a** u. **b** Subdurales Hämatom im computertomographischen Bild

Symptomatologie kann dem Bild einer Hirngeschwulst ebenso ähneln wie dem einer vaskulären Insuffizienz. Stauungspapille und neurologische Ausfälle können fehlen, während allgemeine Kopfschmerzen und psychische Alterationen selten vermißt werden. Die Raumforderung wird durch das Computertomogramm gesichert. Das chronische subdurale Hämatom stellt sich als bikonvexes hypodenses Areal dar (Abb. 4.**12**), oft jedoch auch isodens und oftmals gekammert. Die isodensen Hämatome lassen ebenfalls indirekte Raumforderungszeichen (Massenverlagerung = Verlagerung der Ventrikel) erkennen. Differentialdiagnostisch wichtig ist in diesen Fällen nach wie vor die Angiographie.
Gegenüber diesen traumatisch entstandenen Hämatomen meist jüngerer Personen gibt es subdurale Hämatome nichttraumatischer Genese. Oft ohne erkennbare Ursache entwickelt sich vornehmlich im höheren Lebensalter in der subendothelialen Schicht des inneren Durablattes ein Granulationsgewebe, in das es spontan oder auch bereits bei geringen Gewalteinwirkungen bluten kann. Daraus können sich umschriebene und meist ausgedehnte, vielfach doppelseitige Hämatome entwickeln. Unterdruckzustände im intrakraniellen Raum scheinen diese Vorgänge zu begünstigen. Die Abgrenzung dieser spontan sich entwickelnden Hämatome = Pachymeningeosis haemorrhagica interna von den posttraumatischen subduralen Hämatomen ist nur histologisch möglich durch Untersuchung der Randpartien des Hämatoms und der Dura.

Therapie
Sie besteht in der Entleerung der Hämatome. Beim akuten Hämatom wird dies zunächst von einem Bohrloch aus versucht, was bei ausge-

dehnteren, meist koagulierten Hämatomen nicht immer ausreichend gelingt. Dann muß eine größere osteoplastische Trepanation angelegt werden. Die Blutstillung gestaltet sich bei gutem Überblick auch sicherer. Beim chronischen posttraumatischen Hämatom und bei der Pachymeningeosis genügt meist das Ablassen des verflüssigten Hämatoms von einem Bohrloch aus. Füllt sich die Hämatomkapsel immer wieder raumfordernd, so muß sie nach ausgedehnterer Kraniotomie entfernt werden. Bei den flüssigen Hämatomen älterer Patienten wird von einigen Autoren auch die Punktion des Hämatoms unter sterilen Kautelen empfohlen. Der postoperative Verlauf kann durch eine mangelhafte Entfaltung der abgedrängten Hirnhälfte und Unterdruckzustände kompliziert werden.

Intrazerebrales Hämatom

Pathologische Anatomie

Das intrazerebrale Hämatom wird dadurch verursacht, daß entweder in der Hirnsubstanz ein Gefäß zerreißt oder indirekt durch kortikale Kontusionen. Demnach unterscheidet man die Typen:

1. primäres oder zentrales Hämatom,
2. sekundäres oder Nachbarschaftshämatom.

Die primären Hämatome sind unmittelbare Verletzungsfolge. Sie liegen meist in den basalen Anteilen des Frontal- und Temporalhirns. Selten ist eine Lokalisation im Bereich der Stammganglien. Sie können in den Seitenventrikel einbrechen.

Die sekundären Hämatome entstehen als Folgen von Rindenkontusionen und sind deshalb auch subkortikal gelegen, vornehmlich ebenfalls frontal und temporal. Sie können zum Subduralraum durchbrechen und ein kombiniertes intrazerebral-subdurales Hämatom ergeben. Filmartige subdurale Blutansammlungen bei Hirnkontusionen wirken nicht raumfordernd.

Klinik und Diagnostik

Der Verlauf primärer intrazerebraler Hämatome ist uncharakteristisch. Er hängt vornehmlich davon ab, ob sie isoliert vorkommen oder ob noch weitere Verletzungen des Gehirns vorliegen. Akute Hämatome sind von kontusionellen Schädigungen meist computertomographisch gut zu unterscheiden.

Bei mehr chronischem Verlauf sind neben herdförmigen Ausfällen eher Symptome einer allgemeinen Hirndrucksteigerung vorhanden, ohne daß auch hier charakteristische Verläufe anzugeben sind. Hierbei liefert die Computertomographie den entscheidenden diagnostischen und lokalisatorischen Hinweis.

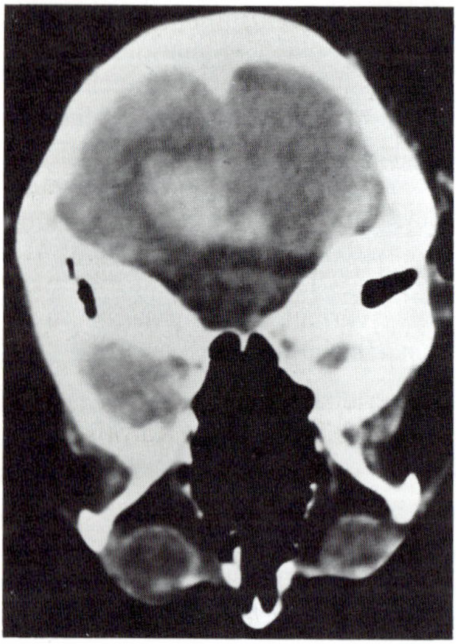

Abb. 4.**13** Intrazerebelläres Hämatom im computertomographischen Bild

Therapie

Die intrazerebralen Hämatome sind praktisch niemals allein von einem Bohrloch aus zu versorgen, zumal frische Hämatome koaguliert und nicht durch Punktion abzulassen sind. Hier sollte man immer eine größere Lappenosteotomie durchführen, um das Hämatom ausreichend entlasten und versorgen zu können. Bei den sekundären Hämatomen bei Hirnkontusionen ist diese Forderung doppelt gerechtfertigt, da hier meist ausgedehntere Hirnwunden mit zu versorgen sind.

Die Prognose ist abhängig von der Lokalisation und Ausdehnung des Hämatoms selbst und von der zusätzlich erlittenen Hirnschädigung (Kontusionen der Rinde und des Hirnstamms). Deshalb haben die nicht akuten primären intrazerebralen Hämatome die besten Heilungsaussichten.

Intrazerebelläres Hämatom

Intrazerebelläre Hämatome werden sehr selten beobachtet und sind von den epiduralen und auch subduralen zerebellären Hämatomen klinisch nicht abgrenzbar.

Sie imponieren allgemein als Raumforderungen der hinteren Schädelgrube und bedürfen der computertomographischen Diagnostik (Abb. 4.**13**). Auch bei chronischen Verläufen wird das Computertomogramm die entscheidende Klärung bringen, evtl. auch die Inspektion der hinteren Schädelgrube.

Gefäßverletzungen bei Basisfrakturen

Karotis-Sinus-cavernosus-Fistel

Bei Verletzungen der A. carotis interna außerhalb des Sinus cavernosus kommt es oberhalb zu einer unmittelbar zum Tode führenden intrakraniellen Raumforderung. Tiefer gelegene Verletzungen mit und ohne gleichzeitige Schädigung des Sinus cavernosus bluten durch die Nase nach außen oder in das Gewebe unterhalb der Schädelbasis. Hier kann die Unterbindung der A. carotis am Hals und zusätzlich intrakraniell gelegentlich Rettung bedeuten.

Die wesentlichste Bedeutung hat die Verletzung der A. carotis interna in ihrem intrakavernösen Verlauf mit Ausbildung einer Karotis-Sinus-cavernosus-Fistel.

Pathologische Anatomie

Die A. carotis interna verläuft nach ihrem Durchtritt durch die Schädelbasis ein kurzes Stück durch den Sinus cavernosus, wird also in diesem Bereich von einem venösen Blutleiter umgeben. Verletzungen der Karotis in diesem intrakavernösen Abschnitt bei Basisfrakturen oder sonstigen scharfen Verletzungen von außen (meist Stichverletzungen oder sonstige Projektile) führen dabei durch eine raumfordernde intrakranielle Blutung nicht unmittelbar zum Tode, sondern das arterielle Blut ergießt sich in den venösen Schenkel; es entsteht ein arteriovenöser Kurzschluß, eine arteriovenöse Fistel. Karotis-Sinus-cavernosus-Fisteln, auch arteriovenöse Aneurysmen genannt, entstehen vornehmlich durch Gewalteinwirkungen, können sich jedoch auch im Rahmen von Gefäßprozessen spontan entwickeln. Die klinische Symptomatologie und die Behandlungsmöglichkeiten bieten dabei keine Unterschiede.

Klinik

Das Kardinalsymptom ist ein pulssynchrones Kopfrauschen, das auch auskultiert werden kann. Fast immer wird es von einem meist pulsierenden Exophthalmus begleitet, bedingt durch eine Arterialisierung der V. ophthalmica. Der pulsierende Exophthalmus allein kommt auch bei intraorbitalen Tumoren vor. Etwa bei der Hälfte tritt das Gefäßgeräusch sofort nach der Verletzung auf. Der Exophthalmus entwickelt sich gelegentlich etwas später. Bei der zweiten Hälfte wird das Gefäßgeräusch innerhalb der ersten 2 Wochen nach dem Unfall estmalig angegeben; vereinzelt findet sich ein längeres Intervall von Monaten bis zu einigen Jahren. Das unterschiedlich zeitliche Auftreten der Symptome läßt keinen prognostischen Rückschluß zu.

Der pulsierende Exophthalmus wird begleitet von einer meist stark ausgeprägten, gemischten konjunktival-ziliaren Injektion und einer

Chemosis. Tonometrische Untersuchungen zeigen erhebliche Steigerungen des Augeninnendrucks. Die Bulbusbewegungen können eingeschränkt sein mit Doppelsehen, und eine zunehmende Optikusatrophie kann über eine progrediente Sehstörung zur einseitigen Erblindung führen.
In der Wand des Sinus cavernosus verlaufen N. abducens, N. oculomotorius und N. trigeminus, die bei Schädigungen entsprechende Ausfälle zeigen.
Wenn auch subjektive Beschwerden und klinischer Befund fast immer dir richtige Diagnose stellen lassen, so bedeutet die Angiographie nicht nur eine zusätzliche wertvolle Untersuchungsmethode, sondern ist für die einzuschlagende Behandlung unerläßlich. Angiographisch ist die Größe der Fistel ebenso darzustellen wie deren Abflüsse. Zudem ist das sichtbare Ausmaß der durch den Kurzschluß bedingten Mangeldurchblutung der gleichseitigen Hirnhälfte kenntlich zu machen. Diese Mangeldurchblutung des Gehirns kann zu vielfältigen neurologischen (Halbseitenzeichen, Sprachstörungen, gnostischen Störungen u. a.) und psychischen (Wesensänderungen, Hirnleistungsschwäche) Symptomen führen. Eine traumatische Fistel kann sich auch doppelseitig entwickeln und eine progrediente Vergrößerung durchmachen.
Der Nachweis einer Karotis-Sinus-cavernosus-Fistel geschieht angiographisch (Abb. 4.**14**).

Therapie

Das Behandlungsziel ist darauf ausgerichtet, durch einen frühzeitigen Eingriff den arteriovenösen Kurschluß zu beseitigen und die dadurch bedingte Mangeldurchblutung der gleichseitigen Hirnhälfte zu reduzieren, eine Progredienz und eine Spontanruptur zu verhindern, den drohenden Visusverfall abzuwenden und das Gefäßgeräusch zu beseitigen, das die Kranken maßlos quälen kann. Eine Spontanheilung durch Thrombosierung ist bei der beschleunigten Blutzirkulation durch den arteriovenösen Kurzschluß nicht zu erwarten.
Von allen operativen Eingriffen muß die anatomische Möglichkeit der kollateralen Blutversorgung von der A. carotis der anderen Seite nachgewiesen werden. Nur wenn bei manueller Kompression der gegenseitigen Karotis am Hals während der Angiographie eine ausreichende Kontrastdarstellung auch der gegenseitigen Hirngefäße erreicht wird, kann eine Gefäßausschaltung erwogen werden. Der angiographisch sichtbare Kollateralkreislauf sagt jedoch noch nichts über eine ausreichende Blutversorgung aus. Dies ist bei manueller Karotiskompression am Hals durch Angaben des Kranken selbst, durch Überprüfung der Bewußtseinslage und neurologischen Befunde zu kontrollieren und durch EEG-Befunde während des Komprimierens zu objektivieren.
Die operativen Möglichkeiten sind:

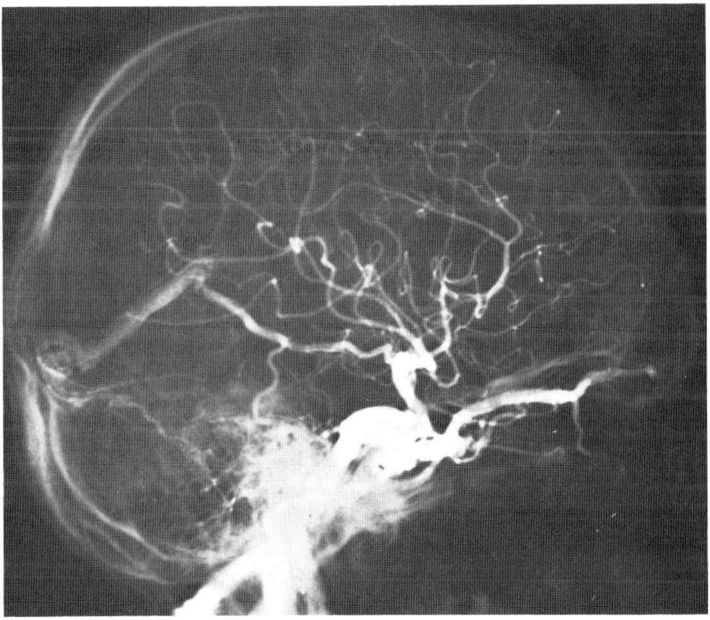

Abb. 4.**14** Angiographischer Nachweis einer Karotis-Sinus-cavernosus-Fistel

1. Die Unterbindung der gleichseitigen A. carotis am Hals,
2. die künstliche Muskelembolie,
3. der Verschluß mit dem Fogarty-Katheter (Abb. 4.**15**),
4. die intrakranielle Karotisligatur,
5. die Abdichtung der Fistel durch einen durchgängigen Abwurfkatheter und
6. ein operatives Vorgehen an der Fistel selbst.

Die Unterbindung der Halsschlagader kann zweizeitig oder auch einzeitig durchgeführt werden. Im ersteren Fall wird zunächst die A. carotis communis ligiert. Die Blutzufuhr ist damit bereits wesentlich gedrosselt; aber es gelangt noch Blut retrograd von der A. carotis externa, die ausgiebig mit der anderen Seite kommuniziert, in die A. carotis interna. Der Kollateralkreislauf wird angeregt und in einer zweiten Sitzung die A. carotis interna ligiert.
Wird bereits sofort die A. carotis interna ligiert, so muß vorher die zu unterbindende A. carotis temporär so lange manuell abgedrückt werden, bis sich ein ausreichender Kollateralkreislauf eingespielt hat.
Die Embolisation wird so ausgeführt, daß ein bohnengroßes Muskelstück durch einen Schlitz in der A. carotis interna am Hals eingeführt

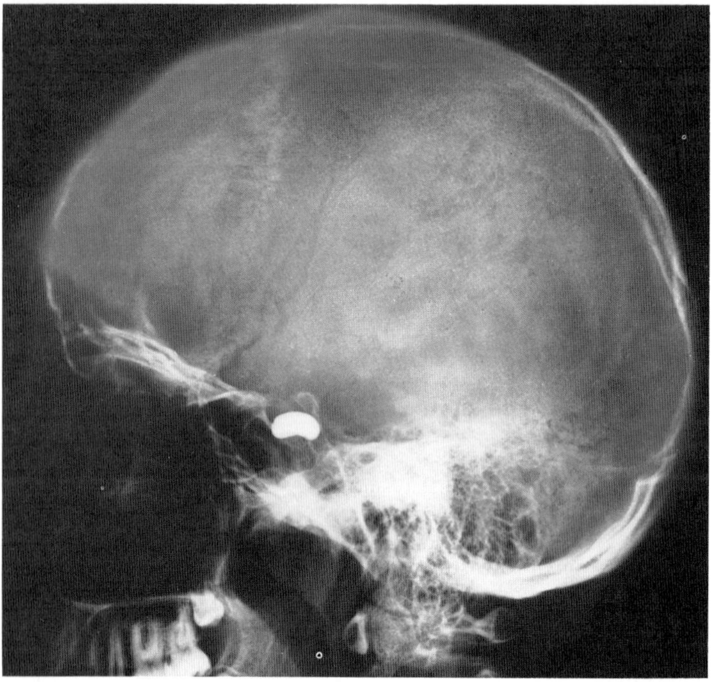

Abb. 4.**15** Röntgenologischer Nachweis des Fogarty-Katheters, der die Karotis-Sinus-cavernosus-Fistel verschließt

und als künstlicher Embolus mit dem Blutstrom zur Fistel transportiert wird, um hier eine Verlegung und eine Thrombosierung zu bewirken. Die Arterie wird nach der Embolisation unterbunden.

Wenn danach keine Thrombosierung der Fistel eintritt und retrograd noch mit Blut versorgt wird, so ist eine intrakranielle Karotisunterbindung oberhalb der Fistel, aber unterhalb des Abganges der A. cerebri posterior, indiziert.

Noch nicht abschließend geklärt ist die Bedeutung der A. ophthalmica für das Auftreten von Rezidiven, selbst nach intrakraniellen Eingriffen. Hierbei ist sicher die starke kollaterale Blutversorgung dieses Gefäßes von großer Bedeutung, durch die man sich auch das Fehlen von Ausfällen am Augenhintergrund (Amaurose) nach Unterbindung der A. carotis interna bei infraklinoidalen sackförmigen Aneurysmen erklären muß.

Der Fogarty-Katheter wird in die A. carotis interna vorgeschoben und unter Durchleuchtungskontrolle bis zur Fistel geführt. Durch Aufbla-

sen des Ballons kann die Fistel verschlossen werden. Die A. carotis wird abschließend am Hals unterbunden.
In den letzten Jahren sind auch Katheter entwickelt worden die – entsprechend zum Vorgehen bei Verschluß dieser Fisteln mit dem Fogarty-Katheter – unter Röntgenkontrolle bis in den Sinus cavernosus vorgeschoben werden, hier aufgeblasen werden können und dann vom eigentlichen Katheter abgeworfen werden, was den Vorteil hat, daß ein Fistelverschluß bei durchgängigem Lumen den nicht unterbrochenen arteriellen Blutfluß durch die A. carotis interna gewährleistet.
Mikrochirurgische Techniken ermöglichen auch einen direkten Zugriff in den Sinus cavernosus.

Sonstige Gefäßverletzungen

Zerreißungen der A. meningea media bewirken Basisfrakturen, wenn die Frakturlinien durch das Foramen spinosum verlaufen und hier das Gefäß schädigen. Die daraus resultierende epidurale Blutung wird gesondert besprochen (s. S. 140ff.).
Große Seltenheit bedeuten Verletzungen der A. vertebralis und der A. basilaris durch Klivusfrakturen.
Erwähnt sei auch die Entstehung des traumatischen Aneurysmas. Hierbei handelt es sich im pathologischen Sinne um ein falsches Aneurysma. Im Verlauf von Schädel-Hirn-Traumen tritt es an den Gefäßen der Hirnbasis auf. Es sei auch auf die Möglichkeit einer iatrogenen Entstehung bei Operationen im Nasen-Rachen-Raum hingewiesen.

Blutleiter

Verletzungen vor allem des Sinus transversus und des Sinus sigmoideus werden bei Impressionsbrüchen beobachtet. Meist tamponiert ein imprimiertes Knochenstück den Riß im Blutleiter. Erst bei der Wundversorgung nach Hebung des imprimierten Knochenstückes kann es zur starken, lebensgefährlichen Blutung kommen. Eine weitere Gefahr bedeutet die Luftembolie. Duraperforationen können je nach Ausdehnung durch Abdecken mit Fibrin und Muskulatur oder durch Naht der Wände bei erhaltener Durchgängigkeit gestillt werden. Selten ist eine Blutstillung lediglich durch Unterbindung des Sinus transversus zu erreichen. Bei normaler Ausbildung des Sinus der anderen Seite ist das folgenlos möglich. Verletzungen des Sinus petrosus können zu Blutungen aus dem äußeren Gehörgang führen und Einrisse im Sinus cavernosus schweres Nasenbluten verursachen.
Verletzungen des oberen Längsblutleiters werden bei den Konvexitätsfrakturen besprochen.

Traumatisch bedingte Gefäßthrombosen

Bisher scheint größte Vorsicht und Zurückhaltung geboten, die Diagnose einer posttraumatischen Karotisthrombose zu stellen. Sie wird an den gleichen Gefäßabschnitten angiographisch nachgewiesen, die auch als Prädilektionsstellen spontaner Gefäßthrombosen bekannt sind, nämlich an der Bifurkation am Hals, am Durchtritt durch die Schädelbasis und unterhalb bzw. im Bereich des Siphons.
Die häufigsten Symptome sind kontralaterale motorische Halbseitenzeichen und Bewußtseinsstörungen, die von leichter Benommenheit bis zur tiefen Bewußtlosigkeit reichen.
Die Behandlung mit Antikoagulantien ist nicht ungefährlich und nicht erfolgversprechend. Indikationen und Erfolgsaussichten chirurgischer Eingriffe sind umstritten. Bei kompletten Verschlüssen wird allgemein ein operatives Vorgehen abgelehnt und bei Teilstenosen verschiedene Verfahren versucht.
Traumatisch bedingte Sinus- und Venenthrombosen sind wegen der Ätiologie ebenso problematisch wie die arteriellen Verschlüsse und noch schwieriger zu diagnostizieren. Der klinische Verdacht kann angiographisch erhärtet werden. Auch hier erscheint die Antikoagulantienbehandlung bisher wenig erfolgversprechend.

Posttraumatisches Anfallsleiden

Die posttraumatische Epilepsie gehört zu den sekundären oder symptomatischen Epilepsien. Vom Zeitpunkt des Auftretens der Epilepsie nach dem Trauma unterscheidet man Früh- und Spätepilepsien. Der erste zerebrale Anfall wird in der 1. Woche ungefähr 30mal häufiger beobachtet als in den ersten 2 Monaten. Die Frühepilepsie wird nicht häufiger bei penetrierenden Schädel-Hirn-Verletzungen als bei geschlossenen beobachtet. Nach Impressionsfrakturen und im Kindesalter beginnen die Anfälle häufiger schon am 1. posttraumatischen Tag, während hingegen bei intrakraniellen Hämatomen das Auftreten häufiger verzögert ist. Spätepilepsien treten häufiger auf, wenn eine Frühepilepsie beobachtet wurde. Spätepilepsien sind besonders häufig bei Impressionsfrakturen, akuten intrakraniellen Hämatomen und bei vorausgegangener Frühepilepsie zu beobachten. Der Zeitpunkt des Auftretens der Anfälle und ihre Häufigkeit werden nicht zuletzt auch von der Schwere und der Art des Traumas abhängen. Die medikamentöse Therapie richtet sich nach der Art der Anfälle.

Entzündliche Komplikationen

Die entzündlichen Komplikationen sind entweder im Kapitel 3 der Entzündungen behandelt oder bei den Komplikationen der offenen Schädel-Hirn-Verletzungen (s. S. 129ff.).

Sogenannter posttraumatischer Hydrozephalus

In ungefähr 10% schwer schädel-hirn-verletzter Patienten mit einem längeren Koma werden weiter werdende Ventrikel, häufig in der Kombination mit weiten Subarachnoidalräumen, beobachtet, wobei sich dieses Phänomen auch wieder zurückbilden kann. Die größte Ausprägung soll im 1. und 2. Monat nach dem Unfallereignis erreicht werden. Über die Pathogenese können keine sicheren Aussagen gemacht werden. Diskutiert werden Folgezustände nach traumainduzierter Blutung mit sekundärer leptomeningealer Fibrosierung. Andererseits werden auch Hirnödem und zerebrale Anoxie als Ursache angesehen.

Differentialdiagnostisch ausgeschlossen werden müssen das chronische subdurale Hämatom oder Hygrom, zerebrovaskuläre Ereignisse, metabolische und entzündliche Komplikationen, auch Komplikationen die entstehen können durch die medikamentöse Intensivtherapie.

Die Diagnose eines posttraumatischen Hydrozephalus wird sich stützen auf die computertomographischen Verlaufskontrollen; ergänzt werden können diese durch einen Isotopentest der Liquorfunktion und Betrachtung des Augenhintergrundes (Stauungspapille). Diese Befunde (klinischer Verlauf, gestörte Liquorzirkulation, Entwicklung einer Stauungspapille) werden die Indikation zu operativen Maßnahmen abgeben. Die operative Therapie des sog. posttraumatischen Hydrozephalus besteht wie bei anderen Hydrozephalusformen in der Anlegung einer intra- oder extrakorporalen Liquorableitung.

Eine ähnliche Symptomatik kann auch der subdurale Erguß oder das Hygrom zeigen, wobei die Diagnose hier ebenfalls computertomographisch zu stellen ist. Ist man sich nicht im klaren, ob diese raumfordernd wirken, wird differentialdiagnostisch ein Probebohrloch mit Anlegen einer subduralen Drainage die Entscheidung bringen.

Mehrfachverletzungen

Bei Patienten mit schweren Schädel-Hirn-Verletzungen liegen in einem hohen Prozentsatz Mehrfachverletzungen vor. Genannt seien hier die Verletzungen der Wirbelsäule, Thoraxverletzungen, Bauchverletzungen und Verletzungen des Gesichtsschädels. Nicht zuletzt genannt seien die häufigeren Gliedmaßenfrakturen und -verletzungen. Die intradisziplinäre Untersuchung des Patienten bei der Klinikaufnahme und die Festlegung der Prioritäten bei der Versorgung des Verletzten sowie die Planung von einzeitigen und zweizeitigen Eingriffen sowie die zeitliche Planung auch der dazu notwendigen diagnostischen Maßnahmen sind rasch notwendig.

Hirntodbestimmung

Früher war es nicht notwendig, den Zeitpunkt des Hirntodes exakt bestimmen zu müssen; der Gesamttod konnte abgewartet werden. Hierbei wurden die sicheren Todeszeichen (Herz-, Atemstillstand, lichtstarre Pupillen, Totenflecke, Totenstarre, autolytische Prozesse) beobachtet. Bei den heutigen Möglichkeiten des apparativen Kompensierens der Vitalfunktionen (aber auch den Möglichkeiten der Transplantationschirurgie) ist es jedoch notwendig geworden, den Hirntod (als Individualtod) genau bestimmen zu müssen.
Klinisch ergibt sich der Verdacht des Hirntodes bei tiefer Bewußtlosigkeit mit fehlender Schmerzreaktion, fehlender Spontanatmung und fehlenden Hirnnervenreflexen (z. B. lichtstarre Pupillen, erloschene Korneal-, Schluck-, Würgreflexe). In größeren Kliniken wird man diesen Verdacht durch apparative Untersuchungen erhärten können. Bisher standen unter diesen die Elektroenzephalographie und die Angio-

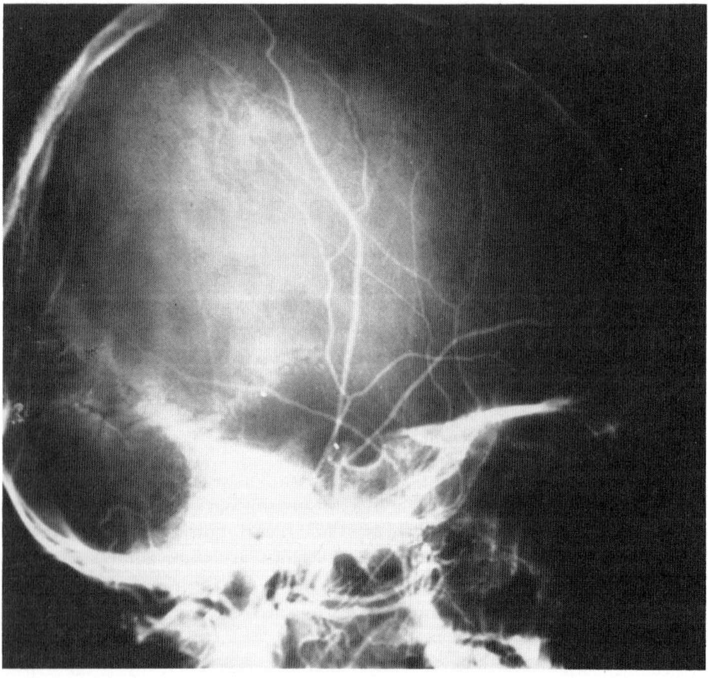

Abb. 4.**16** Hirntodbestimmung mittels Angiographie. Angiographisch zeigen sich keine zerebralen Gefäße mehr, lediglich extrakranielle

graphie (Abb. 4.**16**) an vorderster Stelle. Inwieweit evozierte Potentiale und die Kernspinresonanz-Computertomographie (NMR) eine beweisende Rolle spielen, muß in der Zukunft geklärt werden.
Da aber der Hirntod auch ohne apparative Diagnostik sicher festgestellt werden soll – auch dort, wo diese Geräte nicht zur Verfügung stehen –, hat die Bundesärztekammer in einer Kommission Richtlinien erarbeitet, aus denen das beigefügte Protokoll hervorgegangen ist. Die maßgeblichen Symptome des Ausfalls der Hirnfunktion sollten dann aber über 12 Std. bestehen und dokumentiert werden, wenn keine ergänzenden Untersuchungen durchgeführt werden können.

Hirntod-Kriterien-Protokoll:

Klinik: ______________________________

Patient: ______________ Vorname: ______________

geb.: ______________________ Alter: ______ J.

Protokoll-Nr.: ______________________________

Voraussetzungen:

1.1 Diagnose: ______________________________

Zeitpunkt des Unfalls/Krankheitsbeginn: ______________

Untersuchungsdatum: ______________________

Uhrzeit: ______________________________

Feststellungen und Befunde beantworten mit ja oder nein:

1.2	1. Untersucher	2. Untersucher
Intoxikation ausgeschlossen	. . . .	. . . .
Relaxation ausgeschlossen	. . . .	. . . .
Primäre Hypothermie ausgeschlossen	. . . .	. . . .
Hypovolämischer Schock ausgeschlossen	. . . .	. . . .
Metab. od. Endokr. Koma ausgeschlossen	. . . .	. . . .
Blutdruck, mm Hg syst.	. . . .	. . . .

Maßgebliche Symptome des Ausfalls der Hirnfunktion:

2.1 Koma ....

2.2 Ausfall der Spontanatmung ....

2.3 Pupillen mittelweit/weit ....
Pupillen-Licht-Reflex fehlt beidseits ....

2.4 Oculo-zephaler Reflex (Puppenkopfphänomen fehlt) ....

2.5 Cornealreflex erloschen beidseits ....

2.6 Trigeminus-Schmerz-Reaktion erloschen ....

2.7 Pharyngeal-/Tracheal-Reflex erloschen ....
Gegebenenfalls weitere Feststellungen ....

Untersuchende Ärzte ....
(Druckbuchstaben)

(Unterschrift) ....

Gegebenenfalls ergänzende Untersuchungen:

3.1 Isoelektrisches (Null-Linien) EEG 30 Min. abgeleitet

________________, Uhr ________________

Arzt ________________________________

3.2 Zerebrale Angiographie: Zirkulationsstillstand beidseits

festgestellt: Datum ____________, Uhr ____________,

Arzt ________________________________

Gegebenenfalls Beobachtungszeit:

4. Zum Zeitpunkt der hier protokollierten Untersuchungen besteht das eindeutige Hirntod-Syndrom seit ____________ Stunden.
Weitere Beobachtung erforderlich (Lebensalter!) ja ☐ nein ☐

Zusammen mit den Befunden in den Protokollbögen Nr. ________ wird der Hirntod und somit der Tod des Patienten diagnostiziert

am ________________ um ________________ Uhr

Ärzte: 1. ________________ 2. ________________

(Druckbuchstaben) ________________ (Unterschrift)

5 Hirnnervenneuralgien

Bei den Hirnnervenneuralgien unterscheiden wir eine idiopathische und eine symptomatische Form. Für die idiopathischen oder echten Neuralgien gibt es bis heute keine überzeugende Erklärung für die Entstehung des Schmerzmechanismus. Die unterschiedlich beschriebenen Befunde bieten allenfalls Teilaspekte für die letztlich ungeklärten Schmerzsyndrome, die vor allem durch ihr anfallsweises Auftreten charakterisiert sind. Der Schmerzanfall dauert Sekunden bis höchstens Minuten und wird von einem schmerzfreien Intervall abgelöst. Die Schmerzausbreitung hält sich dabei streng an das Versorgungsgebiet des betreffenden Nervs bzw. Nervenastes. Die Schmerzanfälle treten spontan auf, können jedoch auch durch äußere Reize, z. B. Berührung bestimmter Stellen („Trigger-Zone"), ausgelöst werden. Bei idiopathischen, d. h. echten Neuralgien fehlen im schmerzfreien Intervall Funktionsausfälle, sofern nicht bereits chirurgische Behandlungsversuche vorausgegangen sind. Jeder von der Norm abweichende neurologische Befund (z. B. Sensibilitätsstörungen) legt den Verdacht einer symptomatischen Neuralgie nahe und erfordert eine entsprechende diagnostische Abklärung.
Den symptomatischen Neuralgien liegen immer organisch faßbare Ursachen, wie blastomatöse Prozesse oder postinfektiöse Verwachsungen, Stoffwechselerkrankungen oder Neuritiden, zugrunde. Im Gegensatz zu den idiopathischen Neuralgien tritt der Schmerz so gut wie nie paroxysmal in Attacken auf; vielmehr bestehen atypische Dauerschmerzen ohne freies Intervall, die, wenn auch nicht regelmäßig, aber doch sehr häufig von Störungen bzw. Ausfällen des betroffenen Nervs begleitet sind.

Trigeminusneuralgie

Die häufigste und neurochirurgisch bedeutsamste Hirnnervenneuralgie ist die idiopathische Trigeminusneuralgie, der Tic douloureux. Sie tritt meist nach dem 40. Lebensjahr auf, wobei einzelne Äste, aber auch zwei oder gar alle drei gemeinsam betroffen werden. Der 3. und der 2. Ast sind am häufigsten befallen. Charakteristisch sind die aus völliger Schmerzfreiheit auftretenden sekunden- bis minutenlang anhaltenden, blitzartig einsetzenden Schmerzattacken von fast unerträglicher Intensität, die ebenso wieder von einem schmerzfreien Intervall gefolgt werden. Derartige Schmerzanfälle können ein- bis zweimal am Tag oder innerhalb mehrerer Tage auftreten, sich aber auch bis zu 50-, ja 100mal und mehr am Tage wiederholen. Sie entstehen sowohl spontan, werden aber auch durch äußere Reize wie Berührung, Sprechen, Kauen oder Kälteeinwirkung ausgelöst.

Therapeutisch kommt in erster Linie der Versuch einer konservativen medikamentösen Behandlung in Frage. Dabei ist Tegretal das Mittel der Wahl. Ansonsten sind auch Behandlungsversuche mit Zentropil, Zentromid oder Phenothiazinpräparaten gerechtfertigt. Diese medikamentöse Therapie, besonders mit Tegretal, ist vielfach, zumindest vorübergehend, erfolgreich. Bei Versagen der medikamentösen Behandlung kommen neurochirurgische Maßnahmen zum Einsatz. Dabei sind Eingriffe an der Peripherie, mit z. B. Novocain- und Alkoholblockaden oder Exhairesen der einzelnen Trigeminusäste an den Nervenaustrittspunkten (Foramen supraorbitale, infraorbitale, mentale) nur sehr selten erfolgreich.
Von größerer Bedeutung sind die perkutanen Eingriffe mit basalen Ausschaltungen des 3. Trigeminusastes am Foramen ovale und des 2. Astes am Foramen rotundum. Eine entsprechende Ausschaltung des 1. Trigeminusastes an der Fissura orbitalis superior verbietet sich wegen der Gefahr der Mitschädigung der an gleicher Stelle durchtretenden Augenmuskelnerven.

Für die Ausschaltung des 3. Trigeminusastes an seinem Austritt an der Schädelbasis, dem Foramen ovale, kann die Methode nach Härtel angewandt werden. Dabei führt man eine Punktionsnadel etwa einen Querfinger lateral des Mundwinkels in Richtung auf die geradeaus gerichtete gleichseitige Pupille und das Köpfchen des Unterkiefers. Das Erreichen des Foramen ovale, das unter Bildwandler-Durchleuchtungskontrolle meist ohne Schwierigkeiten gelingt, zeigt sich durch entsprechende Schmerzangaben im 3. Trigeminusast. Die Injektion von 1–2 ml eines Lokalanästhetikums bestätigt bei raschem Einsetzen der Anästhesie die richtige Lage und erlaubt die Ausschaltung des 3. Astes durch Injektion winziger Mengen hochprozentigen Alkohols.

In gleicher Weise erreicht man das Ganglion Gasseri, wenn man die Punktionsnadel um etwa 1 cm durch das Foramen ovale nach intrakraniell vorschiebt.
Zur Ausschaltung des 2. Trigeminusastes erreicht man das Foramen rotundum am besten nach der Methode von Payr, wobei die Punktionsnadel oberhalb des Jochbogens im Jochbeinwinkel eingeführt wird. Man tastet sich dann am Keilbein bzw. an der Oberkieferwand entlang in die Fossa pterygopalatina vor und gelangt, manchmal nach einigen kleineren Korrekturen, zum Foramen rotundum und dem hier austretenden 2. Trigeminusast, was durch eine entsprechende Schmerzangabe bestätigt wird. Wegen der hier verlaufenden A. maxil-

laris muß vor einer Novocain- bzw. Alkoholinjektion durch Ansaugen die korrekte Nadellage geprüft werden.
Häufiger als die Alkoholverödung findet die Elektrokoagulation bzw. die in den letzten Jahren verbreitete Methode der Thermokoagulation evtl. unter Anwendung des von KIRSCHNER dafür konstruierten Zielgerätes Anwendung. Die Elektrokoagulation erlaubt im allgemeinen umschriebenere Destruktionen und verringert damit auch die Gefahr der Nebenverletzungen und gestattet eher eine Schonung des 1. Trigeminusastes. Diese ist – wenn er nicht von der Trigeminusneuralgie mitbefallen ist – wichtig, um einen Verlust der Hornhautsensibilität und damit die Gefahr einer Keratitis und von Hornhautulzerationen zu vermeiden.
Die Thermokoagulation besitzt den Vorteil einer selektiveren Ausschaltung der Schmerzbahnen. Sie basiert darauf, daß die markscheidenlosen oder markscheidenarmen schmerzleitenden Fasern durch die genau dosierbare Hitzeeinwirkung mehr geschädigt werden als die Bahnen der epikritischen Sensibilität. Nach Erreichen einer exakten Nadellage, die röntgenologisch und durch motorische und sensible Stimulation überprüft wird, führt man eine Thermosonde ein, die während einer Kurznarkose für etwa 60 Sek. auf ca. 65 °C erhitzt wird. Mit dieser thermokontrollierten Koagulation gelingt eher eine Schonung des motorischen Astes, vor allem aber die Erhaltung der Berührungsempfindung.
Die Anwendung der bisher genannten Methoden hat ihre Berechtigung vor allem bei Patienten im schlechten Allgemeinzustand und in höherem Alter, da das Risiko dieser Eingriffe ungleich geringer ist als das der nachfolgend beschriebenen operativen Behandlungsmaßnahmen. Der Nachteil dieser sog. halbchirurgischen Methoden ist die komplette Anästhesie mit der Gefahr der Anaesthesia dolorosa, der Keratitis und der motorischen Lähmung der Kaumuskulatur.
Ein sehr zuverlässiges Verfahren ist die retroganglionäre Wurzeldurchschneidung nach SPILLER-FRAZIER.
Man benutzt dabei einen temporalen Zugang, um auf extra- oder intraduralem Weg die Trigeminuswurzel zu erreichen. Beim extraduralen Vorgehen wird der Trigeminusstamm an der Basis der mittleren Schädelgrube nach Spaltung der Duraduplikatur, in der er verläuft, und Eröffnen der Trigeminuszisterne übersichtlich dargestellt. Zur Schonung der motorischen Wurzel, die am weitesten innen liegt, genügt die Durchschneidung der äußeren zwei Drittel der sensiblen Trigeminusfasern. Auf intraduralem Weg dringt man ebenso bis zum Ganglion Gasseri am Boden der mittleren Schädelgrube vor, eröffnet die Durascheide und durchtrennt retroganglionär die lateralen zwei Drittel der Trigeminuswurzel. Diese Operationsmethode hat sich seit langer Zeit in der Hand geübter Operateure nicht nur als eine der zuverlässigsten, sondern auch als eine der risikoärmsten Operationsmethoden bewährt.

Eine weitere Operationsmethode wurde von DANDY angegeben. Dabei wird die sensible Trigeminuswurzel nahe ihrer Austrittsstelle an der Pons durchtrennt. Der Zugang liegt retroaurikulär, wo der Trigeminus im Kleinhirnbrückenwinkel aufgesucht wird. Der Eingriff ist technisch schwieriger als die temporale Durchschneidung. Bei entsprechender Erfahrung und Versiertheit liegt die Komplikations- und Mortalitätsrate nicht höher als bei der vorher beschriebenen Methode. Sie ist allerdings eingreifender und belastender, so daß eine entsprechende Auswahl der Patienten getroffen werden muß. Die bereits von DANDY berichteten Beobachtungen über eine Kompression der Trigeminuswurzel im Zusammenhang mit Tumoren und Angiomen, aber auch abnormen arteriellen und venösen Gefäßverläufen wurden von JANETTA als erstem aufgegriffen, um dekomprimierende Eingriffe an der Trigeminuswurzel durchzuführen. Vor allem die Einführung des Operationsmikroskops schuf dafür die entsprechende Voraussetzung. Die erfolgreichen dekomprimierenden Eingriffe an der Trigeminuswurzel bestätigen, daß ein Teil der Tic-Syndrome mechanisch bedingt sind und durch ungewöhnlich verlaufende Arterien und Venen sowie angiomatöse oder aneurysmatische Prozesse eine Kompression der Trigeminuswurzel verursachen.
Als weitere Operationsmethode ist die Traktotomie nach SJÖQUIST zu erwähnen. Dabei wird in Höhe der Medulla der Tractus n. trigemini durchschnitten, wodurch eine isolierte Ausschaltung der Schmerz- und Temperaturempfindung möglich ist. Wegen des großen Operationsrisikos und der erheblichen Nebenwirkungen hat sich diese Operationsmethode nicht durchgesetzt.
Bei symptomatischen Gesichtsschmerzen kommen dann, wenn keine ätiologische Therapie möglich ist, die gleichen neurochirurgischen Maßnahmen zum Einsatz wie bei der echten Neuralgie.

Glossopharyngeusneuralgie

Sie tritt sehr viel seltener auf als die Trigeminusneuralgie und wird als idiopathische Neuralgie im Sinne des Tic douloureux wie auch in Form eines symptomatischen Schmerzes bei Tumoren oder Entzündungen beobachtet. Die idiopathische Form ist gekennzeichnet durch blitzartig auftretende heftigste Schmerzattacken im Ausbreitungsgebiet des Nervs, nämlich der Tonsillargegend, dem Zungengrund und der hinteren Rachenwand. Häufig strahlen die streng einseitigen Schmerzen zum Ohr aus. Sprechen, Bewegen der Zunge oder Schlucken, besonders kalter Flüssigkeiten, kann intensive Schmerzattacken auslösen. Bei Versagen *konservativer Maßnahmen* kommt nur die *Durchschneidung des Nervs* in der hinteren Schädelgrube an seiner Durchtrittsstelle zum Foramen jugulare in Frage.

Intermediusneuralgie

Die wohl seltenste Hirnnervenneuralgie ist die des N. facialis. Die heftigen, anfallsartig auftretenden lanzinierenden Schmerzen gehen vom sensiblen Anteil des N. facialis, dem N. intermedius bzw. dessen Ganglion geniculi aus. Als Synonyma sind auch die Bezeichnungen Genikulatumneuralgie bzw. Huntsche Neuralgie in Gebrauch. Der von dieser Neuralgieform ausgelöste Schmerz ist im Bereich des äußeren Gehörgangs, aber auch prä- und retroaurikulär sowie im Gaumendach und in der Nasenschleimhaut lokalisiert. Dabei können die Schmerzen mit Geschmacksmißempfindungen der vorderen Zungenhälfte und vermehrtem Speichelfluß kombiniert sein. Die *neurochirurgische Behandlung* dieser Hirnnervenneuralgie mittels Durchschneidung des N. intermedius im Brückenwinkel ist durch eine nicht immer vermeidbare Fazialisparese belastet.

Gezielte Hirnoperationen (stereotaktische Eingriffe)

Allgemeines

Die Stereotaxie stellt gegenüber den früher üblichen konventionellen Operationsmethoden an subkortikalen Strukturen, die einen sehr ausgedehnten Zugangsweg erfordern, wodurch diese Eingriffe meist mit erheblichen funktionellen Ausfällen und einer hohen Mortalität belastet waren, einen entscheidenden Fortschritt dar.
Unter stereotaktischen Operationen verstehen wir das gezielte Einführen von Instrumenten in das Gehirn nach vorheriger stereometrischer Bestimmung und Errechnung eines gewünschten Zielpunktes. Sinn dieses Operationsverfahrens ist es, am Zentralnervensystem exakt lokalisierte kleine, eng umschriebene Eingriffe an subkortikalen Strukturen vorzunehmen unter weitgehender Schonung der darüberliegenden funktionell wichtigen Rinden- oder Markanteile.
Zur Durchführung solcher Eingriffe wurden eine Reihe stereotaktischer Apparate entwickelt. Eines der am häufigsten angewandten Zielgeräte ist das von Riechert und Wolff entwickelte und von Mundinger verbesserte stereotaktische Gerät. Die Genauigkeit der Zielpunktbestimmung erhält man durch ihre Beziehungen zum Ventrikelsystem. Hierzu ist entweder die Luft- oder Kontrastmittelfüllung des Ventrikelsystems erforderlich, oder aber – heute einfacher und für den Patienten weniger belastend – die Zielpunktbestimmung im Computertomograph. Die Destruktion des gewünschten Substrates kann auf elektrischem, mechanischem oder chemischem Weg erfolgen, außerdem mittels Vereisung oder Bestrahlung. Die Lage der Elektrode wird

ebenfalls röntgenologisch oder computertomographisch und zur Sicherheit durch physiologische Reizung kontrolliert.

Indikationen

Das Hauptindikationsgebiet für diese stereotaktischen Eingriffe sind die Erkrankungen des extrapyramidal-motorischen Systems mit ihren krankhaften Bewegungsstörungen. In der Indikationsliste folgen anderweitig unbeeinflußbare Schmerzzustände, dann bestimmte Formen zerebellärer Bewegungsstörungen und ebenso bestimmte Formen der Epilepsie. Besonders stenge Maßstäbe werden bei der Indikation zu psychochirurgischen stereotaktischen Operationen angelegt.

Extrapyramidale Erkrankungen (Bewegungsstörungen)

Die Durchführung gezielter Eingriffe zur Behandlung extrapyramidaler Bewegungsstörungen setzt die Kenntnis über die Organisation des extrapyramidalen Systems und die Kenntnis des Krankheitsgeschehens mit der ihr zugrundeliegenden Substratschädigung und ihren pathophysiologischen Auswirkungen voraus. Wir wissen, daß die Funktion des extrapyramidalen Systems in die menschliche Motorik miteinbezogen ist, und zwar obliegt ihr die unbewußte Beeinflussung des Tonus sowohl in Ruhe als auch in Bewegung. Innerhalb der motorischen Funktion hat nun das Striatum normalerweise einen hemmenden Einfluß mit zugleich differenzierender Einwirkung. Bei Störungen oder Erkrankungen des Striatums kommt es zu ungebremsten, unkontrollierten, also überschießenden Bewegungen, die willkürlich nicht unterdrückbar sind. Bei dieser Form von Bewegungsstörungen sprechen wir von Hyperkinesen, wie wir sie als Chorea, Athetose, Ballismus, Torsionsdystonie, Tortikollis oder Myoklonus kennen.
Die jeweilige Art der Bewegungsstörung, die sich entwickelt, ist abhängig vom Ort der Läsion. So findet sich beim choreatischen Syndrom als pathologisches Substrat eine kleinzellige Degeneration des Putamens und Kaudatums, wobei ätiologisch im wesentlichen Erbfaktoren und Systematrophien in Frage kommen. Athetosen entstehen meist infolge von Geburtsschädigungen (Kernikterus), oder es spielen toxische und infektiöse Noxen eine Rolle. Es findet sich bei dieser Hyperkineseform ein pathologischer Zelluntergang im Putamen und im Kaudatum, und zwar in Form einer streifenförmigen Degeneration, sowie Zelluntergänge im äußeren Pallidum. Ballistische Hyperkinesen entstehen durch Ausfälle im Nucleus subthalamicus (Korpus Luys), die hauptsächlich durch Blutungen, Gefäßverschlüsse, spezielle Infektionen und Tumoren verursacht werden. Das dystonische Syndrom ist meist Folge von Geburtstraumen und frühkindlichen Enzephalitiden.

Nicht selten bleibt hier die Ätiologie unklar. Als pathologisches Substrat findet sich ein Zelluntergang im Putamen und im Nucleus centralis des Thalamus. Die Myoklonien entstehen ebenfalls häufig geburtstraumatisch als Folge frühkindlicher Hirnschädigungen und Intoxikationen. Man findet bei diesen Hyperkineseformen pathologische Zelluntergänge im Bereich des Nucleus dentatus, der unteren Olive oder auch im Nucleus ruber. Zu erwähnen sind außerdem noch Hyperkinesen bei der hepatolentikulären Degeneration (Morbus Wilson, Westphal-Strümpell-Pseudosklerose), deren Ätiologie eine rezessiv vererbbare Stoffwechselanomalie ist, die zu Zelluntergängen im Putamen führt mit dem Bild einer zystischen oder spongiösen Auflockerung.
Im Gegensatz zu den obengenannten hyperkinetisch-hypotonischen Krankheitsbildern steht die weitaus häufigste extrapyramidale Erkrankung, das Parkinson-Syndrom, ein hypo-, bzw. akinetisch hypertonisches Krankheitsbild. Dieser Erkrankung liegt ein Zelluntergang der Substantia nigra zugrunde, deren kortikale Afferenzen eine fördernde Wirkung auf die Motorik besitzen. Bei isolierter Zerstörung dieser zentralnervösen Struktur kommt es zum Ausfall der automatischen Mitbewegungen, der Akinese und zum Auftreten des Ruhetremors. Gleichzeitig geht durch die Unterbrechung der vom Striatum über die Substantia nigra zum Vorderhorn absteigenden Bahn der hemmende bzw. unterdrückende Einfluß auf die Aktivität der Muskelreflexe verloren, und es kommt zu einer Verstärkung des Muskelspannungswiderstandes, dem Rigor.
Es zeigt sich somit, daß eine Vielzahl von Symptomen bei extrapyramidalen Erkrankungen auf einer Freisetzung oder Enthemmung von nicht direkt erkrankten Zentren des Systems beruhen. Diese Symptome sind somit keine reinen Defekterscheinungen, sondern sie kommen infolge des Ausfalls eines übergeordneten Systems und fehlender Steuerung primär ungeschädigter Kerne durch einen Überschuß an Impulsen zum peripheren motorischen Apparat zustande. Dies gilt für die Erscheinungsformen der Hyperkinesen und in gewissem Umfang auch für den Ruhetremor und den Rigor. Diesen Erscheinungen stehen die echten Ausfallssymptome mit einem Mangel an Impulsen oder Unkoordiniertheit der Impulse, wie z.B. die Akinese, gegenüber. Die Unterscheidung zwischen echten Defektsymptomen und Überschußsymptomen ist entscheidend für die stereotaktische Behandlung. Diese Eingriffe sind nur gegen Überschußsymptome möglich. Echte Defekterscheinungen werden durch stereotaktische Ausschaltungen nicht gebessert, sondern der Schaden wird vergrößert. Der Eingriff muß also an nicht erkrankten Neuronensystemen erfolgen, über die die freigesetzten und unkontrollierten Impulse verlaufen, die sich peripher als Tonussteigerung oder Hyperkinesen äußern. Insofern ist es wichtig zu wissen, daß die gezielte operative Therapie bei extrapyramidalen Bewegungsstörungen nie eine kausale, sondern stets nur eine symptomatische ist.

Therapie

Für die Anwendung stereotaktischer Operationen ist nun die Wahl des subkortikalen Kerngebietes von Bedeutung, das den bestmöglichen Effekt zur Besserung der Bewegungsstörungen erwarten bzw. erzielen läßt. So ist bekannt, daß die wichtigsten pallidofugalen Bahnen über die oralen Ventralkerne des Thalamus und die Rinde verlaufen, so daß es naheliegt, die Eingriffe in diesen beiden Strukturen, dem Pallidum und den oralen Ventralkernen des Thalamus, bzw. dem Leitungsweg zwischen diesen in subthalamischen Bezirken (Zona incerta) vorzunehmen. Beim Parkinson-Syndrom lassen sich in 75–80% eine symptomatische Besserung und Beseitigung der Überschußsymptome erzielen. Am eindrucksvollsten ist der Rigor zu beeinflussen und damit auch die durch den Rigor mitverursachten Gang- und Haltungsstörungen sowie die konkomitierenden Schmerzen. Die Besserungsquote für den Tremor liegt etwas niedriger, wobei allerdings darauf hingewiesen werden muß, daß Rezidive, d. h. eine Wiederkehr des Tremors, häufiger beobachtet werden, als dies beim Rigor der Fall ist.

Defektsymptome infolge eines Mangels an Impulsen, wie z. B. die Akinese und die dadurch mitverursachten Gang-, Haltungs- und Sprachstörungen, werden nicht beeinflußt. Hier hat die Einführung der L-Dopa-Therapie oder die Anwendung von Amantadinen einen entscheidenden Behandlungsfortschritt gebracht.

Bei den verschiedenen Formen der Hyperkinesen sind die Zielpunkte beim operativen Vorgehen die gleichen wie beim Parkinson-Syndrom, wobei die günstigsten Resultate mit der Pallidotomie oder aber kombinierten Pallidothalamotomie bzw. Subthalamotomie erzielt werden.

Schmerzsyndrome

Ein weiteres Indikationsgebiet des stereotaktischen Operationsverfahrens sind die zentralen Eingriffe zur Behandlung unbeeinflußbarer Schmerzzustände. Diese Eingriffe sind allerdings zwischenzeitlich durch die Entwicklung anderer Behandlungsverfahren deutlich in den Hintergrund gerückt. Sie haben auch deshalb an Bedeutung verloren, da sich im Gegensatz zu den ausgezeichneten Frühergebnissen bei den Langzeitbeobachtungen die Erwartungen nur zu einem geringen Teil erfüllten.

Die Indikationsliste zur Schmerzthalamotomie umfaßt folgende Schmerzsyndrome: Anaesthesia dolorosa, postherpetische Neuralgie, unbeeinflußbare Stumpf- und Phantomschmerzen, Thalamusschmerz, Kausalagie, Schmerzen bei Karzinomkranken.

Dabei wurden die günstigsten Ergebnisse bei einer kombinierten Ausschaltung des kleinzelligen kaudalen Ventralkerns zusammen mit dem Centrum medianum bzw. intralamellären Kernen und dem Nucleus limitans erzielt.

Zerebrale Anfallsleiden und psychische Erkrankungen

Auf diese Indikationsgebiete der stereotaktischen Operationsverfahren soll nur kurz hingewiesen werden, da sie in der Behandlung der genannten Erkrankungen lediglich eine untergeordnete Bedeutung erlangt haben. Die Ergebnisse dieser Eingriffe, z. B. bei zerebralen Anfallsleiden (Koagulationen der Massa intermedia oder im vorderen Cingulum bzw. die Fornikotomie oder Amygdalotomie), sind vereinzelt durchaus erfolgreich, aber nicht in jedem Fall reproduzierbar.

Psychochirurgie

Die ersten operativen Eingriffe am Hirn zur Behandlung psychischer Störungen wurden Ende des letzten Jahrhunderts von dem Schweizer Psychiater BURCKHARDT vorgenommen.
MONIZ u. LIMA (1935) führten dann die ersten frontalen bzw. präfrontalen Leukotomien bei Geisteskranken durch. Sinn der Leukotomie ist die Durchschneidung der weißen Substanz in der Tiefe des Stirnhirns, um damit die Verbindung zu tiefer gelegenen Zentren zu durchtrennen. Die Originalmethode wurde in der Folgezeit von verschiedenen Autoren modifiziert. Von den verschiedenen Methoden sind die präfrontale bzw. transorbitale Lobotomie nach FREEMANN und WATTS und die frontale Lobotomie nach LYERLY und POPPEN die bekanntesten.
Neben der Leukotomie, also der Durchschneidung der weißen Substanz, wurden andere psychochirurgische Methoden entwickelt, so die Abtragung der grauen Substanz, d. h. eine Rindenexzision, die unter der Bezeichnung der Topektomie bekannt ist. Der Effekt dieser gezielten und umschriebenen Hirnrindenexzisionen ist ähnlich dem der Leukotomie bzw. Lobotomie, aber weniger radikal als diese, und geht mit geringeren Veränderungen der Persönlichkeitsstruktur einher.
Außer den Topektomien, die im Bereich bestimmter Rindenfelder an der dorsalen Stirnhirnoberfläche oder der orbitalen, d. h. der Stirnhirnunterfläche bzw. der ventralen Fläche des Frontalhirns vorgenommen werden, hat vor allem die Zingulektomie Anwendung gefunden.
Die letztgenannten psychochirurgischen Eingriffe scheinen ebenso wie die selektive Rindenunterschneidung, das von SCOVILLE (1951) inaugurierte Undercutting bestimmter Rindenareale des dorsalen, medialen und orbitalen Stirnhirns, bei Zwangsneurosen und erethischem Schwachsinn am erfolgreichsten.

Indikationen

Die genannten Eingriffe finden bei bestimmten Formen von Geisteskrankheiten Anwendung und zielen im wesentlichen auf eine psychi-

sche Umstimmung ab. Der Indikationskatalog umfaßt bestimmte Formen der Schizophrenie, die Zwangsneurosen, agitierte Psychosen und den erethischen Schwachsinn. Mit diesen Eingriffen gelingt es, die Kranken von ihren selbstquälerischen Affekten, Aggressionen, Sinnestäuschungen, Wahn- und Zwangsvorstellungen sowie dem emotionalen Druck zu befreien, doch resultieren als Folge dieser Eingriffe immer Persönlichkeitsveränderungen.
Bei den nicht unerheblichen psychopathologischen Folgeerscheinungen muß vor einer kritiklosen Anwendung dieser Operationen ausdrücklich gewarnt werden. Derartige Eingriffe sind nur dann gerechtfertigt, wenn der klinische Verlauf keine spontane Besserung erwarten läßt und wenn alle konservativen Maßnahmen versagt haben. Die Indikationsstellung zur Operation erfordert eine enge Zusammenarbeit mit dem Psychiater.

Epilepsie

Zur Therapie symptomatischer zerebraler Anfallsleiden ist, von Krampfanfällen, wie sie z. B. bei raumfordernden Prozessen oder Gefäßmißbildungen vorkommen, abgesehen, nur selten ein operatives Vorgehen angezeigt. Neben Tumoren, Abszessen und Gefäßmißbildungen kommen als Ursache einer symptomatischen Epilepsie u. a. zerebrale Mißbildungen, geburtstraumatische Schädigungen, entzündliche Prozesse sowie offene und gedeckte Hirnverletzungen in Frage. Stets ist deshalb eine eingehende Klärung der ursächlichen Faktoren unter Zuhilfenahme aller diagnostischen Maßnahmen wie EEG, Computertomographie, Szintigraphie und Angiographie zu fordern.
Vor Erwägung eines operativen Vorgehens sind erschöpfende medikamentöse Behandlungsversuche eine ebenso wichtige Voraussetzung wie der konstante elektroenzephalographische Nachweis eines umschriebenen Krampfherdes, dessen Lokalisation zudem eine operative Entfernung ohne schwerwiegende Folgen und Ausfälle zulassen muß.
Ein Hauptindikationsgebiet zur chirurgischen Behandlung zerebraler Anfallsleiden ist die traumatische Epilepsie, vor allem nach offenen Hirnverletzungen (z. B. Hirn-Dura-Narbe).
Auch bei der Schläfenlappenepilepsie sollte die Operationsindikation erst nach Versagen konservativ-medikamentöser Maßnahmen gestellt werden, wenngleich bekannt ist, daß in Exstirpationspräparaten von Temporallappenpolen häufig kleine, mit den üblichen diagnostischen Maßnahmen nicht regelmäßig erfaßbare Gliome vorgefunden werden.
Der Vollständigkeithalber sollte noch auf eine weitere Indikation hingewiesen werden, nämlich bei ausgedehnten frühkindlichen Schädigungen mit Zerstörung von großen Teilen einer Hemisphäre, die mit

häufigen Anfällen einhergehen. In derartigen Fällen kann die Entfernung der geschädigten Hirnhälfte, eine sog. Hemisphärektomie, zu unerwartet guten Ergebnissen führen, wobei nicht nur die Anfälle sistieren, sondern auch Besserungen der Paresen und psychischen Störungen beobachtet werden.

Literatur

Dandy, W. E.: Hirnchirurgie. Barth, Leipzig 1938

Janetta, P. J.: Arterial compression of the trigeminal nerve at the pons in patients with trigeminal neuralgia. J. Neurosurg. 26 (1967) 159–162

Kirschner, M.: Zur Behandlung der Trigeminusneuralgie. Erfahrung an 250 Fällen. Langenbecks Arch. klin. Chir. 186 (1936) 325–334

Schürmann, K.: Die Chirurgie der extrapyramidalen Hyperkinesen. In H. Olivecrona, W. Tönnis: Handbuch der Neurochirurgie, Bd. VI. Springer, Berlin 1957 (S. 58–131)

Scoville, W. B.: Selective cortical undercutting. Results in new method in fractional lobotomy. Amer. J. Psychiat. 107 (1951) 730

Sjöqvist, O.: Neue Operationsmethode bei Trigeminusneuralgie: Durchschneidung des Tractus spinalis trigemini. Zbl. Neurochir. 2 (1938) 274

Spiller, W. G., C. H. Frazier: Tic douloureux. Anatomic and clinical basis for subtotal resection of sensory root of trigeminal nerve. Arch. Neurol. 29 (1933) 50

6 Erkrankungen und Verletzungen der Wirbelsäule, des Rückenmarks und seiner Hüllen

Degenerative Erkrankungen

Bandscheibenvorfall

Allgemeines

Bereits vor 2000 Jahren wurde der Bandscheibenschaden eindrucksvoll beschrieben. Vor allem waren es zunächst die lumbal ausgelösten Störungen, die ärztliches Interesse fanden. 1764 wurde erstmals das Ischiassyndrom in der Literatur erwähnt. Bis in die dreißiger Jahre dieses Jahrhunderts gab es keine Einigung darüber, ob dieses Symptom Ausdruck einer Neuritis oder einer Neuralgie war. Erst mit dem Nachweis eines Bandscheibenvorfalls als Ursache des Beschwerdebildes wurde die Ischias oder auch Ischialgie als mechanische Alteration meist einer, selten mehrerer Nervenwurzeln erkannt. Ähnliche Vorgänge wie im Lendenbereich fanden sich auch an der Brust- und Halswirbelsäule.

Anatomie, Pathologie und Pathophysiologie

Die Bandscheibe oder Zwischenwirbelscheibe = Discus intervertebralis besteht aus einem zentralen Gallertkern = Nucleus pulposus und einem umgebenden Faserring = Anulus fibrosus.

Der Nucleus pulposus ist ein weiches Gewebe, enthält Reste der Chorda dorsalis und nimmt etwa zwei Drittel der Bandscheibe ein. Im jugendlichen Alter besteht er aus hochpolymerisierten Glykoproteiden mit hohem Wassergehalt und Turgor. Vom umgebenden bindegewebigen Anulus fibrosus zusammengepreßt, stellt er ein kugelförmiges Wasserkissen zwischen den Wirbelkörpern dar. Bei Beugebewegungen der Wirbelsäule versucht der Nucleus pulposus, der wegen seines hohen Flüssigkeitsgehaltes nicht kompressibel ist, zur Gegenseite auszuweichen.

Nach außen geht der Gallertkern in einen aus kollagenen Fibrillen und Knorpelzellen aufgebauten Faserring über. Dieser Randanteil besteht aus derben, konzentrisch angeordneten Bindegewebsblättern, deren Fasern zwischen den Endflächen der Wirbelkörper ausgespannt sind. Sie überkreuzen sich in den aufeinanderfolgenden Lamellen in wechselnden Winkeln so, daß bei Bewegungen der Wirbel die Züge alternierend gespannt werden. Gegen den epiphysären Randstreifen besteht die Bandscheibe aus hyalinem Knorpel. Die Wirbelkörper und Bandscheiben werden vorn und hinten von den Ligg. longitudinalia anterius und posterius bedeckt, wobei das hintere Längsband im Wirbelkanal verläuft und mit den Bandscheiben durch Querzüge fest verbunden ist.

Mit zunehmenden Alter verringert sich im Gallertkern der Gehalt an Glykoproteiden und Flüssigkeit bei gleichzeitig zunehmendem Kollagenfasergehalt. Turgor und Elastizität nehmen ab. Am Ende der Entwicklung der Wirbelsäule sind die Bandscheiben nicht mehr vaskularisiert und werden nur noch durch Diffusion ernährt. Die Drosselung des Stoffwechsels (Bradytrophie) führt bereits im 2. Lebensjahrzehnt zu regressiven Veränderungen des Faserringes. Mechanische und stoffwechselbedingte, altersabhängige Veränderungen in der bradytrophen Bandscheibe bilden die Voraussetzung zu pathologischen, erst radiären, dann auch zirkulären Einrissen des Anulus fibrosus.

Die Dynamik der Wirbelsäule läuft in den Bewegungssegmenten ab, die sich aus Wirbeln, Bandscheiben, Ligamenten und Wirbelgelenken zusammensetzen. Die Bewegungen werden dabei durch die hydrodynamischen Eigenschaften der Bandscheiben ermöglicht. Die einzelnen Bewegungssegmente der verschiedenen Wirbelsäulenabschnitte erfahren bei normaler Funktion unterschiedliche Belastungen, die durch Extrembewegungen bzw. aufgeladene Lasten erheblich gesteigert werden können. So finden sich die schwersten Veränderungen an den Bandscheiben mit stärkster funktioneller Beanspruchung im Bereich der mittleren Hals- und unteren Lendenwirbelsäule. Die Belastung der untersten Lendenbandscheibe beträgt z. B. das 20fache eines Gewichts, das mit ausgestreckten Armen bei senkrechter Wirbelsäule angehoben wird. Diese Drücke auf die Bandscheiben nehmen zu (1000–2000 kg), wenn die Lastenhebung bei gebeugtem Rumpf erfolgt.

Unter normaler alltäglicher Belastung der Bandscheiben kommt es zu schicksalhaft ablaufenden Veränderungen (Degeneration und Nekrobiose) mit Spaltbildungen und Rissen im Anulus fibrosus – der in seiner äußeren Begrenzung noch intakt bleibt –, in die sich Teile des Gallertkerns einlagern können. Diese auf das Innere der Bandscheibe beschränkten Störungen bezeichnet man als „dérangement interne". Sie können klinisch stumm ablaufen, aber auch lokale Schmerzen und Muskelverhärtungen *(Omalgie, Lumbalgie)* hervorrufen.

Eine Zunahme der degenerativen Vorgänge in der Bandscheibe mit Elastizitätsverlust führt zu einer Lockerung im entsprechenden Bewegungssegment, zu einer „Gefügestörung". Zusätzlich geht die straffe Fixation durch die Wirbelbänder verloren. Auf Bewegungsaufnahmen kann diese Lockerung durch Dislokation der Wirbel deutlich werden. Die Lockerung begünstigt das Auftreten von degenerativen Gelenkveränderungen (Subluxation, Arthrosis deformans). Sichtbaren Ausdruck findet die Bandscheibendegeneration in einer Verschmälerung des Zwischenwirbelraumes, in Randzackenbildungen im Bereich der Ansatzstellen des vorderen Längsbandes an den Wirbelkörpern = Spondylosis deformans, in Veränderungen an den Deckplatten = Osteochondrose. Durch Usuren der Knorpelplatten kann Bandscheibengewebe in die Wirbelkörper eindringen = „Schmorlsche Knoten". Im Bereich der Halswirbelsäule kommen zusätzlich knöcherne Veränderungen an den Processus uncinati hinzu, die auf die dorsalen Wirbelränder übergreifen = Spondylosis deformans uncovertebralis. Sie können die Foramina intervertebralia einengen und die Nervenwurzeln komprimieren.

Die Bandscheibe kann auch bei fehlenden röntgenologisch sichtbaren Degenerationszeichen durch zunehmende Zerreißung (spontane Degeneration) des Faserringes Verlagerungen erfahren. Nachdrückendes Gallertgewebe wölbt den verschmälerten, in seiner äußeren Begrenzung noch intakten Faserring nach ventral, lateral oder dorsal zum Wirbelkanal = *Protrusion*. Das Längsband kann den freien Eintritt von Bandscheibengewebe in den Wirbelkanal verhindern. Bei medial oder meist lateral liegenden Bandscheibenprotrusionen (Abb. 6.**1**) kommt es zu lokalen Schmerzzuständen (Omago, Lumbago) oder zur Ischialgie durch Wurzelkompression. Solange der Faserring des Anulus fibrosus intakt ist und dadurch noch Eigenelastizität besitzt, kann die Protrusion spontan wieder abklingen. Auf diesen möglichen Vorgang sind unterstützend alle konservativen Behandlungsmaßnahmen (Medikamente, Injektionen, Thermal- und Moorbäder, Gymnastik, Lagerungen, Chiropraxie u. a.) ausgerichtet. Spontanremissionen und erfolgreiche bewegungsmechanische Manipulationen finden darin ihre Erklärung.

Von einem Prolaps wird dann gesprochen, wenn Faserring und Längsband zerrissen sind und Bandscheibengewebe durch die Perforationsöffnung in den Wirbelkanal hineinragt. Das prolabierte Gewebe steht dabei noch in fester Verbindung mit dem übrigen Bandscheibengewebe. Losgelöste Bandscheibenanteile können durch die Lücke im Faserring als freie Sequester in den Spinalkanal hineinrutschen und wirken raumfordernd wie eine intraspinale Geschwulst.

Eine Spontanheilung ist in dieser Situation nicht mehr möglich.

Die fortschreitende Bandscheibendegeneration kann in einen Endzustand übergehen, der gekennzeichnet ist durch den Ersatz des elastischen Gallertkerns durch faseriges Narbengewebe. Die röntgenologischen Degenerationszeichen werden intensiver; abnorme Segmentbewegungen verlieren sich. Protrusionen und Prolapse treten seltener auf; unter Einschränkung der normalen Bewegungsmöglichkeit wird eine relative Beschwerdefreiheit erzielt.

Es sind viele Betrachtungen darüber angestellt worden, inwieweit konstitutionelle Faktoren, Begleit- oder Vorkrankheiten, körperliche Be-

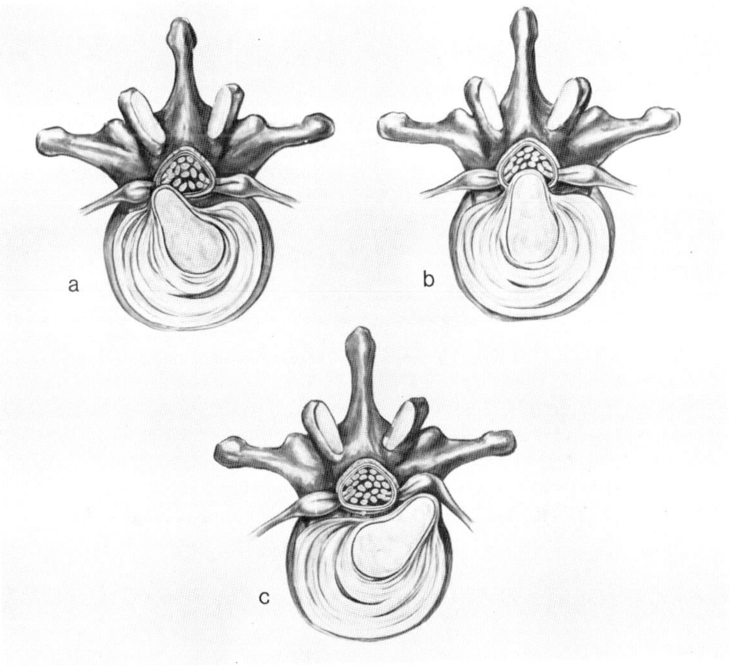

Abb. 6.1 **a–c** Protrusionsrichtungen des Bandscheibenvorfalls. **a** Mediolaterale Vorwölbung. Irritation einer oder zwei benachbarter Wurzeln. Häufigste Form. Sy.: Lumbago und Ischialgie. **b** Dorsomediale Protrusion. Sy.: Rückenschmerzen bis hin zum Kaudasyndrom. **c** Laterale Protrusion. Kompression einer Nervenwurzel. Sy.: oft Ischias ohne Rückenschmerz

lastungen und Lebensalter Einfluß nehmen auf die Entstehung und den Ablauf einer Bandscheibenerkrankung. Obwohl viele Erfahrungen mit diesem Krankheitsbild vorliegen, können wesentliche pathogenetische Fragen nicht beantwortet werden. Der Körperbau scheint keine Rolle zu spielen. Männer sind gegenüber Frauen im Verhältnis von 2:1 betroffen. Bereits im Kindeslalter (8–15 Jahre) sind klinisch manifeste Bandscheibenschäden bekannt wie auch noch im 6. und 7. Lebensjahrzehnt. Der Gipfel liegt in den mittleren Lebensjahren (30–50 Jahre). Ob und welche Rolle allgemeine und berufliche Belastungen hinsichtlich Entstehung, Intensität und Krankheitsverlauf spielen, ist ein ungelöstes Problem.
Bandscheibenerkrankungen sind wahrscheinlich anlagebedingte Leiden, die einen schicksalhaften Ablauf nehmen. Chronische Über- und

Fehlbelastungen der Wirbelsäule vermögen einen verschlimmernden Einfluß auszuüben. Einmalige traumatische Gewalteinwirkungen können ebenfalls eine Verschlimmerung des bestehenden Grundprozesses herbeiführen; nur im Ausnahmefall entfalten sie eine lokale ursächliche Wirkung. Kommt es nach einem Trauma zu einer Zerreißung einer intakten Bandscheibe, finden sich in der Regel auch knöcherne Begleitverletzungen. Treten eine Lumbago oder eine Ischias z. B. nach Anheben einer Last auf, so wird dies „Verhebetrauma“ als auslösende Gelegenheitsursache eines bis dahin latenten Bandscheibenschadens gewertet; im versorgungsrechtlichen Sinne kann es nicht als Arbeitsunfall anerkannt werden.

Klinik

In Abhängigkeit von der topographischen Lokalisation der erkrankten Bandscheibe im Wirbelsäulenskelett (zervikal, thorakal oder lumbal) und abhängig davon, ob eine akute, weiche Diskusherniation oder die sekundär spondylotische knöcherne Wulstbildung zu einer Schädigung der neurogenen Struktur (Rückenmark, Nervenwurzeln) führt, ist die klinische Symptomatik unterschiedlich ausgeprägt.
Der akute, weiche Bandscheibenvorfall ist charakterisiert durch:

1. akuten Beschwerdebeginn,
2. intensiven radikulären Schmerz,
3. Schmerzverstärkung durch Bewegung oder Erhöhung des intraspinalen Drucks (Lachen, Husten, Niesen, Pressen),
4. Schonhaltung mit kyphoskoliotischer Fehlstellung der Wirbelsäule (= Entlastungshaltung zur Schmerzlinderung),
5. Bewegungsblockade der betroffenen Wirbelsäulensegmente („vertebrales Syndrom“),
6. positiven Nervendehnungsschmerz (Lasègue, Bragard, Femoralisdehnungszeichen),
7. fakultativ neurologisches Defizit.

Dorsomediane Diskusvorwölbungen oberhalb L1 (Ende des Conus medullaris) verursachen eine akute Myelopathie, unterhalb des Konus ein Kaudasyndrom mit Läsion mehrerer lumbaler und sakraler Nervenwurzeln.

Zervikaler Bandscheibenvorfall

Das sog. Zervikalsyndrom kommt sowohl auf dem Boden rein degenerativ ablaufender Bandscheibenschäden als auch infolge von Verletzungen der Halswirbelsäule (Peitschenhiebverletzungen bei Schleuderbewegungen – „whiplash injury“) vor. Wie lumbal steht ätiologisch die Bandscheibendegeneration im Vordergrund. Im Zervikalbereich ist zu diskutieren, inwieweit durch eine Halswirbelsäulenverletzung (etwa bei Auffahrunfällen) eine gesunde Bandscheibe beschädigt werden kann, so daß dadurch akut nervale Ausfälle und Schmerzsyndrome verursacht sein können. Wahrscheinlich ist diese Möglichkeit an den Halsbandscheiben durch die hier andersartig ablaufenden Bewegungsmechanismen eher gegeben als an anderen Wirbelsäulenabschnitten. Meist wird durch intensive Schleuderbewegung eine bereits kranke Bandscheibe zusätzlich geschädigt.

Klinische Syndrome

Die durch zervikale Bandscheibenschäden (Degeneration, Protrusion, Prolaps) ausgelösten klinischen Zeichen zeigen sich je nach Höhenlokalisation und mechanischer Reizung oder Schädigung nervöser (Wurzeln, Halsmark) und vaskulärer (A. vertebralis) Strukturen als:

Nacken-Hinterkopf-Schmerz (Zephalgie),
Nacken-Arm-Schmerz (Brachialgie),
vertebragener Schwindel,
zervikale Myelopathie.

Nacken-Hinterkopf-Schmerz

Der Nackenschmerz und die Zephalgie können isoliert, gemeinsam oder auch alternierend auftreten. Der Nackenschmerz kann plötzlich nach Art des „Hexenschusses" auftreten (Omalgie) oder sich allmählich entwickeln. Der auf den Hinterkopf zielende Schmerz zieht oftmals weit über die Schläfe bis zur Stirn. Dieses Schmerzgeschehen kann intermittierend manifest werden, ein- oder beidseitig und zusätzlich mit Schwindel und Übelkeit verbunden sein. In Anlehnung an sonstige Migräneformen bezeichnet man diese Symptomkonstellation als Migraine cervicale. Vornehmlich sind dabei die oberen Halsbandscheiben C 2/3 und vor allem C 3/4 beteiligt, selten einmal C 4/5. Die Nackenmuskulatur ist verspannt; Kopfbewegungen sind schmerzhaft eingeschränkt mit Druckempfindlichkeit der paravertebralen Muskulatur und der Austrittspunkte des N. occipitalis. Bei Beteiligung der 4. Zervikalwurzel kann man röntgenologisch Störungen der Zwerchfellfunktion mit Ausbuchtung der Diaphragmakuppe nachweisen.
Differentialdiagnostisch ist an eine sog. Okzipitalneuralgie anderer Genese (basiläre Impression, Wirbel- oder Knochentumor, entzündliche Knochenprozesse u. a.) zu denken. Tumoren der hinteren Schädelgrube können ebenso mit Nacken-Hinterkopf-Schmerzen einhergehen wie mechanische Irritationen der A. vertebralis.

Nacken-Arm-Schmerzen

Auch hierbei steht der akute Verlauf einem mehr chronischen (beständig anhaltenden oder intermittierenden) Geschehen gegenüber. Die Nackenschmerzen werden begleitet von meist einseitigen, selten beidseitigen Schulter-Arm-Schmerzen (Brachialgie). Verspannungen der

Nackenmuskulatur mit Bewegungseinschränkung des Kopfes und Zwangshaltung sind kombiniert mit einem Schulterschmerz oder einer Schmerzausstrahlung (auch Parästhesien) in den Arm bis in die Finger. Dieses Krankheitsbild findet sich hauptsächlich bei Schädigungen der Bandscheiben C 5/6 und C 6/7, weniger C 4/5. Je nach beteiligter Zervikalwurzel strahlt der Schmerz in die Radial- oder Ulnarseite des Armes und die zugehörigen Finger aus. Bei Schädigungen der Wurzeln sind segmentale Gefühlsstörungen, Reflexausfälle und Störungen der motorischen Kennmuskelfunktion nachweisbar. Darüber hinaus können vegetative Begleiterscheinungen auftreten.

Differentialdiagnose: Knochentumoren und entzündliche Prozesse der mittleren und unteren Halswirbelsäule, Halsmarktumoren, Skalenussyndrom, Periarthritis humeroscapularis, Pancoast-Tumor, Syringomyelie, Sulcus-ulnaris- und Karpaltunnelsyndrom.

Vertebragener Schwindel

Außer möglichen Hörstörungen zervikaler Genese (Schwerhörigkeit, Tinnitus) werden vestibuläre Störungen gleichen Ursprungs nachgewiesen. Gleichgewichtsdysregulationen und Schwindel sind häufige Begleitsymptome eines zervikalen Bandscheibenschadens. Meist werden uncharakteristische Schwindelsensationen geklagt oder ein reiner Drehschwindel bei bestimmten abrupten Kopfbewegungen oder -haltungen angegeben. Die klinisch objektivierbaren Hör- und Vestibularisstörungen sprechen für eine zervikovaskuläre Genese dieser otoneurologischen Symptome.

Myelopathie

Durch massive Bandscheibenprotrusionen kann es akut zu unterschiedlich schweren Halsmarkschädigungen kommen. Komplette und inkomplette Querschnittsbilder können ebenso die Folge sein wie ein Brown-Séquard-Syndrom oder ein A.-spinalis-anterior-Syndrom. Wesentlich häufiger sind die chronischen Formen der diskogenen Myelopathie mit langsam fortschreitenden Para- oder Tetraparesen und Sensibilitätsausfällen, evtl. kombiniert mit Nacken-Hinterkopf- oder Schulter-Arm-Schmerzen bei Mitbeteiligung zervikaler Nervenwurzeln. Störungen der Blasen- und Darmfunktion können hinzutreten. Die medulläre Symptomatik ist entweder auf eine direkte mechanische Markschädigung zurückzuführen oder auf eine Drosselung der Blutzufuhr über die A. spinalis anterior.

Prognostisch wichtig sind neben Alter und Allgemeinzustand des Patienten, Ausdehnung und Intensität des vertebralen Verschleißprozesses die Dauer der Anamnese. Unter Zugrundelegung der Krankheitsentwicklung werden *drei Typen der zervikalen Myelopathie* unterschieden.

Verlaufsform	Dauer
akut	1–4 Monate
subakut	5–12 Monate
chronisch	länger als 1 Jahr

Bessern sich durch operative Dekompression im Akutstadium noch 72 % der Myelopathien, ist nach eigenen Beobachtungen bei chronischem Verlauf nur noch in 20 % mit einem günstigen Therapieergebnis zu rechnen.

Kardinalsymptom der zervikalen Myelopathie ist die Gangstörung, die von der diskreten Unsicherheit beim Gehen auf unebener Bodenoberfläche bis zur Gehunfähigkeit recht. Fünf Schweregrade werden nach Nurick unterschieden, die auch zur Beurteilung therapeutischer Spätresultate zweckmäßig sind:

A = normales Gehvermögen
B = leichte Gangunsicherheit
C = schwere Gangstörung ohne Gehhilfe
D = schwere Gangstörung mit Gehhilfe
E = gehunfähig (bettlägerig, rollstuhlpflichtig).

In der differentialdiagnostischen Abgrenzung gegenüber anderen Ursachen kommen hauptsächlich folgende Erkrankungen in Betracht: multiple Sklerose, amyotrophe Lateralsklerose, Syringomyelie, funikuläre Myelose, Halsmarktumoren und Fehlbildungen (basiläre Impression, Arnold-Chiari-Syndrom, Dens-Anomalien etc.).

Thorakaler Bandscheibenvorfall

Die Bandscheibenerkrankungen der Brustwirbelsäule spielen neben denen im lumbalen und zervikalen Bereich eine untergeordnete Rolle. Sehr selten kommt es zu einer konservativ nicht zu beeinflussenden Wurzelirritation (Interkostalneuralgie), die eine operative Behandlung notwendig macht. Ein Massenprolaps mit medullären Ausfällen bis zum Querschnitt kommt vor, stellt jedoch eine Rarität dar. Er wird wie ein raumfordernder Prozeß des thorakalen Spinalraumes diagnostiziert und entweder von dorsal nach Laminektomie oder heute besser, aber operationstechnisch aufwendiger von ventral nach Thorakotomie entfernt.

Differentialdiagnose: Da radikuläre oder myelopathische Syndrome im Thorakalbereich kaum spondylogen und diskogen verursacht sind, müssen immer zunächst der Herpes zoster, eine intraspinale Geschwulst oder die projizierte Erkrankung eines inneren Organs (Headsche Zonen) bedacht werden.

Lumbaler Bandscheibenschaden

Klinische Syndrome

Die durch einen lumbalen Bandscheibenschaden hervorgerufenen Beschwerden treten als folgende klinische Bilder auf:

1. Lumbago,
2. Ischialgie,
3. Kaudasyndrom.

Der meist blitzartig einschießende Kreuzschmerz (lumbosakral) als Folge einer Bandscheibenverschiebung wird unmittelbar von lumbalen Haltungs- und Bewegungsstörungen gefolgt. Die Schmerzintensität kann sich, wenn auch seltener, allmählich steigern. Der Schmerz wird vielfach in Höhe eines Bewegungssegmentes lokalisiert, kann jedoch auch großflächig oder brust- und bauchwärts ausstrahlend empfunden werden. Dieses Schmerzbild = Lumbago läuft unter der volkstümlichen Bezeichnung „Hexenschuß". Mit dem Schmerz kommt es zur Verspannung der paravertebralen Muskulatur. Es können in der Tiefe zwischen benachbarten Wirbelbögen Muskelhärten quer zur Wirbelsäulenachse zu tasten sein wie auch ein Hartspann der langen Rückenmuskulatur parallel zum Achsenorgan (Myogelosen). Diese schmerzhaften Muskelverspannungen führen zu einer fixierten Fehlhaltung der Lendenwirbelsäule mit erheblicher Bewegungseinschränkung. Eine Rumpfbeugung ist nicht oder kaum möglich, allenfalls bei Fixierung der lumbalen Bewegungssegmente. Die physiologische Lendenlordose ist abgeflacht, selten verstärkt (Hyperlordosierung); beide werden oft von einer Skoliose begleitet (schmerzlindernde Entlastungshaltung). Durch Husten, Niesen und Pressen kann der Schmerz anfallsartig verstärkt werden. Dornfortsätze und paravertebrale Muskulatur sind in Höhe des gestörten Bewegungssegmentes druckempfindlich. Bei Prüfung des Lasègue-Zeichens wird ein Kreuzschmerz mit einer Ausstrahlung in das Bein angegeben. Bestimmte Lagerungen lindern den Schmerz. Die Beschwerden können bewegungsabhängig auftreten. Zugluft, Kälte und Nässe werden fälschlicherweise oft als Ursache angesehen.

Bei lateraler Bandscheibenprotrusion oder -prolaps kommt es zu einer mechanischen Irritation der in dieser Höhe austretenden Nervenwurzel. Bei Befall der beiden unteren Lendenbandscheiben (damit Wurzeln L5 und S1) resultiert daraus die sog. Ischialgie („Ischias"). Es handelt sich dabei um einen radikulären, im Versorgungsgebiet empfundenen Schmerz. Meist wird ein intensiver Rückenschmerz mit Ausstrahlung ins Bein, selten in beide Beine beschrieben. Weit lateral gelegene Prolapse (Abb. 6.**2**), möglicherweise mit einem freien Bandscheibensequester im Foramen intervertebrale, sind durch eine Ischialgie ohne begleitenden Kreuzschmerz charakterisiert. In Höhe der ge-

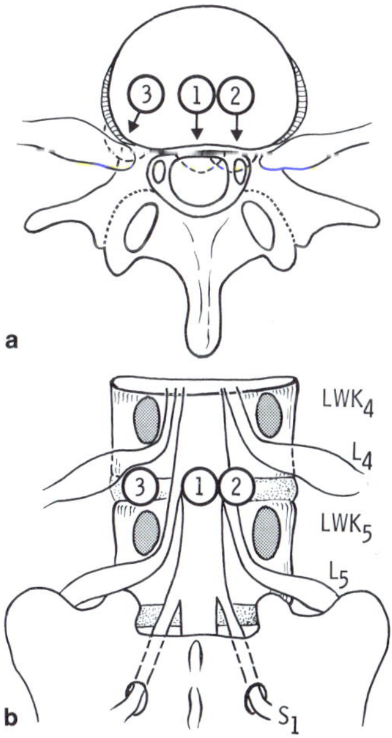

Abb. 6.**2 a** u. **b** Die radikuläre Lokalisation in Abhängigkeit von der Protrusionsrichtung eines Prolaps am Beispiel der Bandscheibe LWK 4/5.
a Ansicht LW 5 von kranial.
b Ansicht von LW 5–S 1 von dorsal ohne Wirbelbögen.
1 = medialer Prolaps: Kaudasyndrom (Blasenstörung),
2 = mediolateraler Prolaps: L 5-Syndrom,
3 = lateraler Prolaps: L 4-Syndrom

schädigten Bandscheibe läßt sich paravertebral häufig ein Tiefendruckschmerz auslösen, der sich in das Beindermatom fortsetzt. Die Skoliose (in der Regel konvex zur gesunden Seite) hat einen Beckenschiefstand zur Folge. Wird durch Prüfung des Laseguesсhen Zeichens ein Beinschmerz provoziert, kann dieser durch passive Dorsalflexion des Vorfußes verstärkt werden (Bragardsches Zeichen). Der Schmerz klingt sofort ab, wenn jetzt das Knie gebeugt wird (modifiziertes Neri-Zeichen).

Der Vorfall der 4. Lendenbandscheibe (zwischen 4. und 5. LWK) betrifft die 5. Lendenwurzel. Der sensible Wurzelanteil versorgt ein Hautareal an der Außenseite des Beines („Generalstreifen") bis zur Großzehe. In dieses Areal werden bei mechanischer Wurzelreizung die Schmerzen projiziert. Hier lassen sich Gefühlsstörungen (meist Hypalgesie, selten Hypästhesie) nachweisen, wenn es zu einer Funktionsstörung der Hinterwurzel gekommen ist. Eine motorische Wurzelläsion zeigt sich in einer Störung der Dorsalflexion der Großzehe und des Fußes (Fußhebung); bei entsprechender Ausprägung ist der Fersenstand auf der geschädigten Seite unmöglich. Diese Fußheberlähmung radikulären Ursprungs ist nicht zu verwechseln mit der Lähmung des N. peronaeus.

Beim Vorfall der untersten, der 5. Lendenbandscheibe (zwischen 5. LWK und 1. Sakralwirbel) wird die 1. Sakralwurzel geschädigt. Die Schmerzen strahlen in die Hinterseite des Beines aus, ziehen durch Wade und Ferse bis zum lateralen Fußrand bzw. zur Kleinzehe. In diesem Areal sucht man nach sensiblen Ausfällen. Der Reflexbogen für den Triceps-surae-Reflex (Achillessehnenreflex) läuft über die 1. Sakralwurzel, so daß sein Ausfall für ihre Schädigung spricht. Das motorische Defizit zeigt sich in einer behinderten Plantarflexion der Großzehe und des Fußes (Fußsenkung), so daß der Zehengang oder das Hüpfen auf dem betroffenen Fuß behindert bzw. unmöglich ist.

Ebenso kann der Verschluß des Sphincter ani erschwert sein.

Seltener kommt es zum Prolaps der (2. und) 3. Lendenbandscheibe (zwischen 3. und 4. LKW) mit Beteiligung der 4. Lendenwurzel. Der Schmerz wird in die Vorderseite des Beines bis zum Schienbein ohne Beteiligung des Fußes projiziert. Der Quadrizepsreflex (Patellarsehnenreflex = PSR) wird abgeschwächt oder fehlt. Motorisch ist vornehmlich der M. quadriceps femoris mit gestörter Streckung des gebeugten Oberschenkels (Aufrichten aus der Hockstellung, Treppensteigen u. a.) betroffen. Wie das positive Lasèguesche Zeichen bei Beteiligung der 5. Lenden- und 1. Sakralwurzel kann man bei einem L4-Wurzelreizsyndrom durch dorsale Dehnung des gestreckten Beines einen Wurzeldehnungsschmerz provozieren (positiver Femoralisdehnungsschmerz).

Die radikulären Symptome können plötzlich oder langsam schleichend beginnen, bald wieder abklingen, anhaltend bestehenbleiben oder chronisch in wechselnder Intensität rezidivieren. Nervale Ausfälle können fehlen, sofort und bleibend auftreten oder nur in Verbindung mit Schmerzattacken nachweisbar sein. Sensible und motorische Ausfälle sind davon abhängig, ob Hautdermatom und sog. „Kennmuskeln" von einer oder von mehreren Wurzeln überlappend versorgt werden. Das Schwinden der Beinschmerzen bei gleichzeitiger Taubheit im entsprechenden Hautdermatom, meist kombiniert mit einer deutlichen motorischen Parese, weist auf eine komplette Leitungsunterbrechung der Wurzel hin („Wurzeltod") und bedarf der sofortigen neurochirurgischen Intervention.

Eine massive mediale Bandscheibenprotrusion (vgl. Abb. 6.**1b**) oder ein sog. Massenprolaps kann zur Kompression der Cauda equina führen. Die Folge ist ein partieller oder kompletter Ausfall der infraläsionellen Nervenwurzeln mit schlaffen Lähmungen, sensiblen und vegetativen Störungen (Blasenentleerung, Defäkation, Potenz). Das Kaudasyndrom entspricht einer Querschnittslähmung und kann akut (apoplektiform) auftreten oder sich (seltener) stetig progredient oder intermittierend entwickeln. Je nach Höhe der lumbalen Schädigung betrifft die motorische Parese die Fußsenkung, die gesamte Fußbeweglichkeit oder die Muskulatur der unteren Extremität. Blase, Darm und Genitalien sind immer funktionell beeinträchtigt („neurogene Blase").

Differentialdiagnose

Der Krankheitsverlauf im Verein mit der klinisch-neurologischen Symptomatik bietet im allgemeinen so überzeugende Hinweise für die vorliegende Bandscheibenerkrankung, daß sich zusätzliche, über die neurologische Diagnostik hinausgehende Untersuchungen erübrigen, sieht man von einer Röntgenübersicht der Lendenwirbelsäule und von einem orientierenden Laborstatus des Blutes ab. Andererseits wird argumentiert, daß es absolut pathognomonische neurologische Befunde, die ausschließlich für einen Bandscheibenschaden sprechen, nicht gibt. Beim geringsten ätiologischen Zweifel sind weitere klärende Untersuchungen (Liquor, Computertomographie, Myelographie, Magnettomogramm, Elektrodiagnostik) auszuführen, ohne die man jedoch im Regelfall auskommt. Die differentialdiagnostischen Überlegungen gelten entzündlichen (spezifischen und unspezifischen) Wirbelaffektionen, Wirbelanomalien, spinalen tumorösen Prozessen, Spondylolisthesen, Erkrankungen des rheumatischen Formenkreises (Morbus Bechterew) und den Polyneuropathien. Erkrankungen der Beckenregion und der Hüftgelenke, Bein- und Fußdeformitäten sowie Durchblutungsstörungen der unteren Extremitäten müssen bedacht werden.

Enger Spinalkanal

Die innere Weite des knöchernen Spinalkanals wurde erst spät in ihrer klinischen Bedeutung erkannt. Der Sagittaldurchmesser – auszumessen im seitlichen Übersichtsfeld oder Tomogramm – beträgt im Normalfall:

HWS 16–17 mm,
LWS 22–25 mm.

Er ist als die kürzeste Strecke zwischen Wirbelkörperhinterkante und dorsaler Begrenzung des Wirbelkanals, d. h. innerem Rand des Wirbelbogens, definiert. Als Breite des Wirbelkanals wird die röntgenologisch bestimmbare Interpedikulardistanz angegeben; sie ist der Abstand zwischen den Bogenwurzelovalen.

Beträgt die Tiefe des zervikalen Spinalkanals weniger als 14 mm und die des lumbalen weniger als 12 mm, liegt eine Stenose vor. Bei Werten von 10–12 mm spricht Verbiest von einer relativen, bei Werten von weniger als 10 mm von einer absoluten Stenose des Lumbalkanals.

Degenerative Veränderungen an den hinteren Abschnitten der Bewegungssegmente und an den Wirbelgelenken können bei normaler Tiefe des Spinalkanals zur Einengung der lateralen Rezessus (Abb. 6.**3**) führen, die von den Nervenwurzeln nach ihrem Austritt aus dem Duraschlauch durchquert werden. Die Weite der Rezessus ist als AP-Distanz zwischen WK-Hinterkante und Vorderkante des oberen Gelenkfortsatzes definiert. Sie ist anhand der CT bestimmbar. Liegt die Weite unter 2 mm, wird eine Wurzelkompression mit Sicherheit angenommen; bei 2–5 mm ist sie möglich; Weiten über 5 mm machen klinische Beschwerden unwahrscheinlich. Diese Maße sind nur eine grobe Orientierungshilfe.

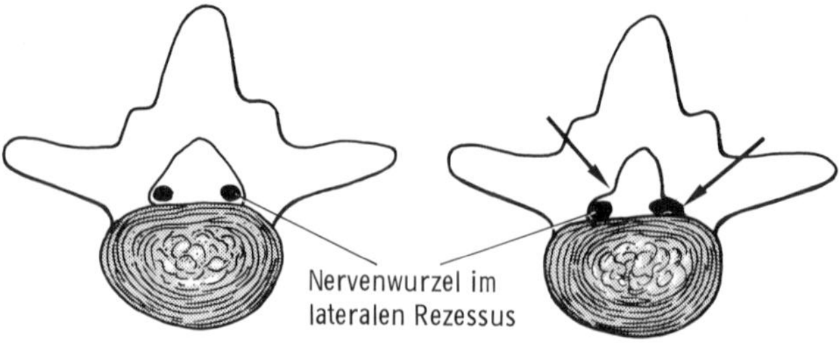

Abb. 6.**3a** u. **b** Degenerative Einengung der Recessus laterales. **a** Normaler lumbaler Spinalkanal. **b** Einengung mit Kompression der Nervenwurzel links

Die relative Stenose kann unter funktioneller Belastung Beschwerden („lateral recess disease“) hervorrufen. In senkrechter Stellung kommt es, z. B. beim Bergabgehen, durch Hyperlordosierung zur Ventralverschiebung des oberen Gelenkfortsatzes und damit möglicherweise zur absoluten Stenose im Rezessus. Über die pathogenetische Bedeutung des engen Rezessus entscheidet allein der klinische Befund.
Die Enge des Wirbelkanals kann kongenital auftreten oder erworben werden. Mit Ausnahme entzündlicher, tumoröser oder diskogener Prozesse kommen folgende Ursachen der Spinalstenose in Betracht:

1. *angeboren*
   Mißbildungen,
   idiopathische Stenose,
   Fehlhaltung (Hyperlordose),
   Spondylolyse, Spondylolisthese,
   Chondrodystrophie.

2. *erworben*
   posttraumatisch,
   postoperativ:
   - Narbenbildung
   - nach Spondylodese,

3. degenerativ:
- Arthrose der Wirbelgelenke,
- Osteochondrose der Wirbelkörper,
- Pseudospondylolisthese,
- Hypertrophie der Ligg. longitudinale posterius et flava.

Klinik
Das Syndrom des engen Spinalkanals, häufig auch als *Claudicatio spinalis* bezeichnet, fällt nach Lokalisation und Ausmaß der Einschnürung unterschiedlich aus. Überwiegend sind Männer betroffen, was mit dem im Vergleich zum weiblichen Geschlecht konstitutionell engeren Spinalkanal und der vermehrten beruflich-körperlichen Belastung erklärt wird.

Zervikal
Die zervikale Spinalkanalstenose ist charakterisiert durch Zeichen der Myelopathie:
- Querschnittssyndrom mit spastischen Para- oder Tetraparesen,
- positive Pyramidenbahnzeichen,
- diffuse, oft fleckförmige Sensibilitätsstörungen bei Kompression der Hinterstränge; dissoziierte Empfindungsstörungen (Schmerz und Temperatur),
- spinale Ataxie (Läsion spinozerebellärer Bahnen),
- radikuläre Ausfälle bei gleichzeitiger Kompression der Zervikalwurzeln.

Die Symptomatik verstärkt sich gelegentlich durch Hyperextension, da es dann zur Auffaltung der Bänder und Einstülpung in den Spinalkanal, zur Ventralversetzung der oberen Gelenkfortsätze und zur Spondylolisthese kommen kann.

Lumbal
Die Stenose des lumbalen Spinalkanals äußert sich durch ein schmerzhaftes Kaudasyndrom, an dem meist mehrere Wurzeln beteiligt sind. Die Schmerzen treten häufig erst nach Belastung auf; die Gehstrecke ist verkürzt („Claudicatio intermittens der Cauda equina“). Lageveränderungen und Haltungswechsel (Rumpfvorneigung) der Wirbelsäule erleichtern die Beschwerden. Die neurologischen, meist polyradikulären Defizite sind vielfältig und abhängig von der Lokalisation der Wurzelläsion (vgl. Bandscheibenschaden S. 176ff.).
Bei asymptomatischer, dann meist relativer Stenose des Wirbelkanals reichen oft minimale Diskusprotrusionen aus, um ein massives klinisches Beschwerdebild zu verursachen.

Diagnostik der degenerativen Erkrankungen

Der *Laborstatus* fällt in der Regel normal aus, was für die differentialdiagnostische Abgrenzung gegenüber entzündlichen oder tumorösen Wirbelsäulenprozessen aufschlußreich ist.

Die *Röntgennativuntersuchung* der interessierenden Wirbelsäulenregionen deckt Fehlhaltungen (Kyphoskoliosen, Lordosenausgleich, Hyperlordosierung) und Zeichen der knorpligen und knöchernen Degeneration (Deckplattensklerosierung, osteophytäre Randkanten, Verschmälerung der Zwischenwirbelräume, Spondylarthrose etc.) auf. Gelegentlich ist zur sicheren Unterscheidung einer segmentbezogenen Osteochondrose und Spondylarthrose von einem tumorösen Wirbelkörperbefall die Schichtuntersuchung erforderlich.
Elektromyographie (EMG) und *somatosensorisch evozierte Potentiale (SSVOP)* sind hilfreich bei der Etagendiagnostik der neurologischen Störung.
Ermöglichen diese Befunde keine exakte Segmentlokalisation, ist die *Myelographie* mit wasserlöslichen Kontrastmitteln indiziert. Verwandt wird heute in der Regel Jopamidol (Solutrast).
Vor Injektion des Kontrastmittels sollte Liquor zur laborchemischen Analyse entnommen werden. Die Queckenstedt-Probe hat nur eine groborientierende Aussagekraft. Weist sie auf ein intraspinales Passagehindernis hin, muß die Prüfung des Kontrastmitteldurchflusses sofort angeschlossen werden. Die „negative Queckenstedt-Probe" gestattet *nicht* den Ausschluß eines intraspinalen Hindernisses.

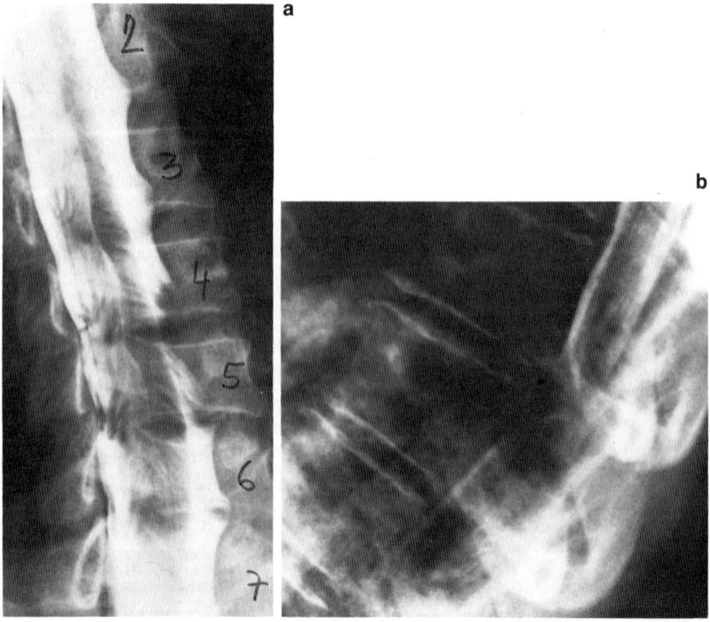

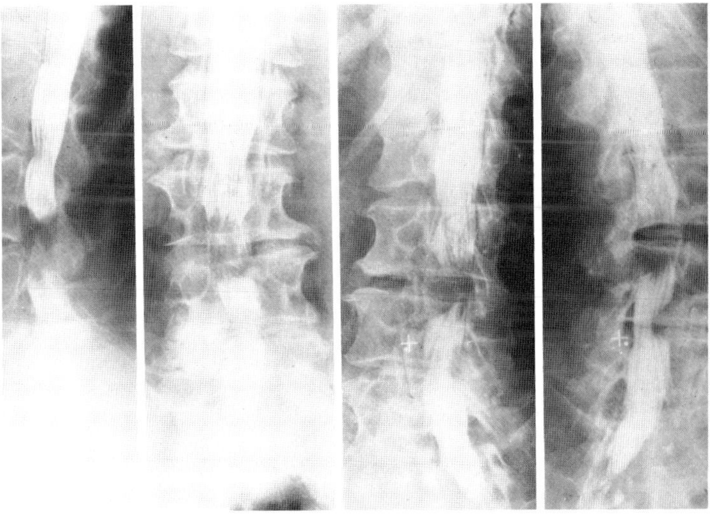

c

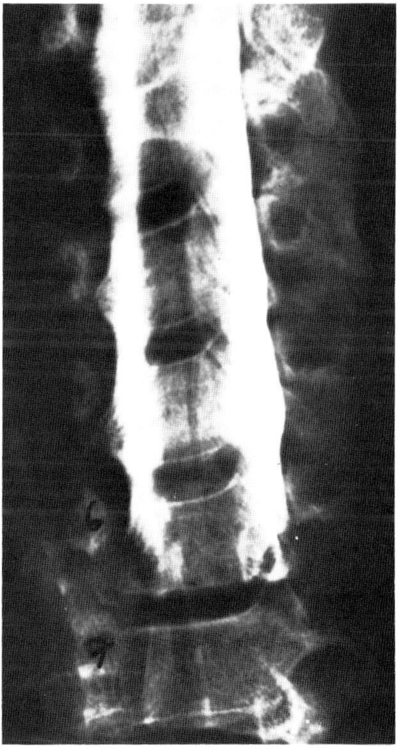

d

Abb. 6.**4 a–d** **a** Laterale KM-Aussparung in Höhe C 4/5 mit Amputation der Wurzeltasche. Diagnose: zervikale weiche Diskushernie. **b** Dorsomediale Raumforderung Th 9/10. Diagnose: harte Protrusion der Bandscheibe. Klin.: inkomplettes Querschnittssyndrom. **c** Enger lumbaler Spinalkanal. Inkompletter KM-Stopp in Höhe L 3/4. Partielle Aussparung L 4/5. Diagnose: Massenprolaps L 3/4; knöcherne Enge L 4/5. Klin.: Kaudasyndrom. **d** Kompletter KM-Stopp C 6/7. KM-Eingabe nach lateraler Punktion C 1/2. Diagnose: mediodorsaler BS-Vorfall. (Alle Diagnosen sind operativ gesichert)

Die Kontrastierung des Spinalkanals zeigt entweder segmentbezogene Aussparungen der Kontrastmittelsäule mit Amputation der Wurzeltaschen oder inkomplette, funktionelle bzw. komplette Blockaden der KM-Passage (Abb. 6.**4**). Diese sind mono- oder polysegmental, uni- oder bilateral lokalisiert. Bei Stenosen des knöchernen Wirbelkanals deckt die Myelographie am besten die eingeengte Strecke auf, die operativ erweitert werden muß (Abb. 6.**5**). Lassen die myelographischen Standardprojektionen keine eindeutige Aussage zu, empfiehlt sich, besonders im Zervikalbereich, die Myelotomographie in variierten Projektionsebenen. Sie läßt den Aufbrauch des Subarachnoidalraums und die Kompression der neurogenen Strukturen in Ausmaß und Ausdehnung erkennen.
Während bei zervikalen Erkrankungen wegen der klinisch schwierigeren Segmentbestimmung immer eine Myelographie vorgenommen wird, kann auf sie bei lumbalen, klinisch wie anamnestisch eindeutigen, akuten, monosegmentalen diskogenen Kompressionssyndromen verzichtet werden. Multisegmentale, atypische, chronische und beidseitige Lumboischialgien stellen *absolute Indikationen zur lumbalen Myelographie* dar.
Findet sich im Myelogramm kein Hinweis auf einen Bandscheibenvorfall, kann dies in 10% der Fälle ein fasch-negatives Ergebnis sein. Entscheidend für die Indikation zur operativen Therapie ist immer nur der klinische Befund, dessen Interpretation durch das Myelogramm erleichtert werden kann. Nie darf bei einem myelographisch-pathologischen Befund operiert werden, wenn das klinische Korrelat fehlt.
Die direkte Kontrastdarstellung der Bandscheiben *(Diskographie)* wird heute nur noch zu zwei begrenzten Fragestellungen benötigt:

1. *im Zervikalbereich*
- bei normalem Myelogramm und nicht beweisendem CT, denen klinisch ein massives therapieresistentes Wurzelkompressionssyndrom gegenübersteht.
- bei polysegmentalen, über die klinisch betroffenen Höhen hinausgehenden Protrusionen im Myelogramm und CT. Die Diskographie oder – wie es im orthopädischen Schrifttum heißt – der zervikale Distensionstest ermöglicht durch die injektionsbedingte Provokation der typischen Schmerzen die Klärung, welche der extraduralen Raumbeengungen für die klinischen Beschwerden verantwortlich ist.

2. *im Lumbalbereich*
- zeigen spinale CT oder Myelographie einen Bandscheibenvorfall, kann mit Hilfe der Diskographie geklärt werden, ob es sich hier um eine Protrusion mit intaktem Anulus fibrosus oder um eine Perforation mit defektem Faserring handelt. Im Falle der Protrusion ist unter bestimmten klinischen Bedingungen (s. Therapie unten) die

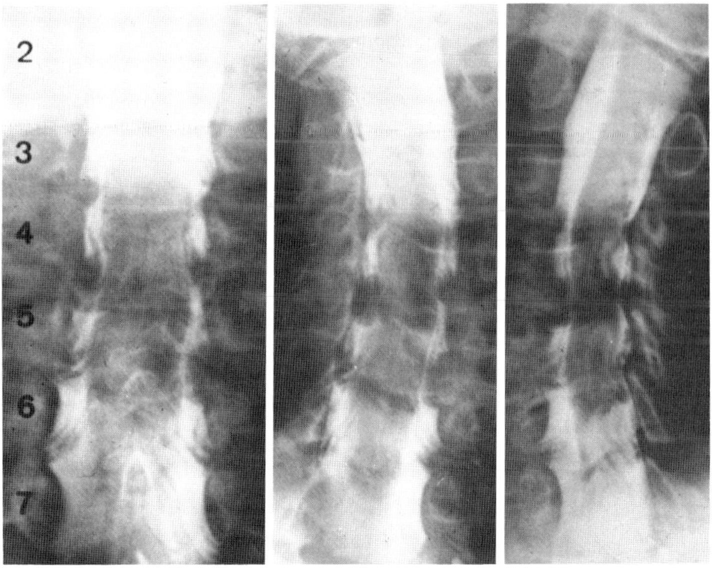

a

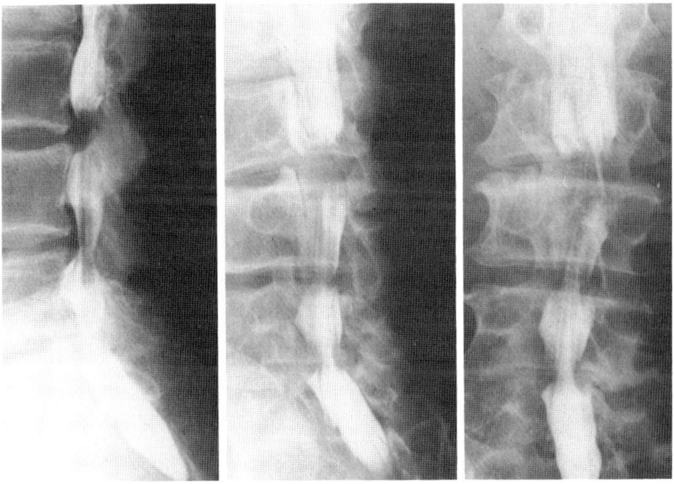

b

Abb. 6.**5 a** u. **b** Spinalkanalstenosen. **a** Zervikal C 3–6. **b** Lumbal L 3–5

Chemonukleolyse (CNL) mittels Chymopapain als konservativer Behandlungsversuch erlaubt; im anderen Falle ist sie kontraindiziert.

Zur Diagnostik der Bandscheibenerkrankungen haben sich hochauflösende CT-Scanner bewährt. Der Einsatz der CT setzt aber eine Dünnschnittechnik (1–2 mm) und Rechnerprogramme zur multiplanaren Rekonstruktion der klinischen Interessensregion voraus. Nur so lassen sich die anatomischen Strukturen des Wirbelkanals exakt darstellen. Die Prominenz des Nucleus pulposus in Spinal- oder Wurzelkanal, die Verlegung des epiduralen, mit Fett gefüllten Raumes, die Kompression des Duraschlauches, des Marks und der Nervenwurzeln werden dargestellt. Freie Sequester können, losgelöst von der Bandscheibenmasse, identifiziert werden (Abb. 6.**6**).
Die Rekonstruktion in sagittaler, koronarer und schräger Schichtebene zeigt die für den Therapeuten wichtige Ausdehnung der Raumforderung und ihre Beziehung zu Wurzeln und Zwischenwirbelräumen.

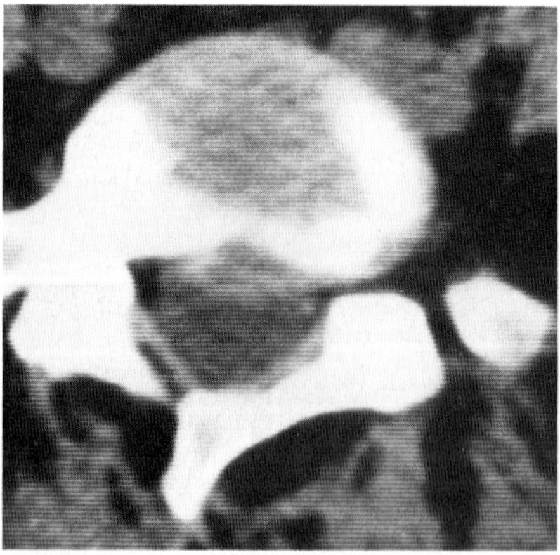

Abb. 6.**6** CT: medialer Bandscheibenvorfall lumbosakral

Abb. 6.**7 a–c** CT: Spinalkanalstenosen. **a** Ligamentär: Verkalkung des Lig. longitudinale posterius in Höhe C 5/6. Klin.: chronische Myelopathie. **b** Arthrogen: exzessiv enger lumbaler Kanal durch die Spondylarthrose der Wirbelgelenke. Vollständiger Aufbrauch des epiduralen Fettgewebes; Kompression des Duraschlauches und der Nervenwurzeln im eingeengten Recessus bds. Nebenbefund: Verkalkungen der Aorta descendens. **c** Ossär: Stenose des lumbalen Wirbelkanals L 2–5. Weiten: 8 mm in Höhe L 3; 9 mm in Höhe L 5. Klin.: Claudicatio spinalis ▶

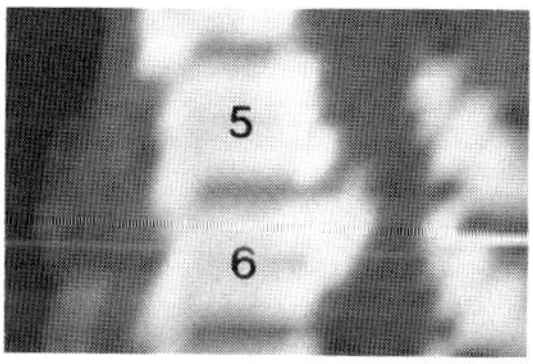

a

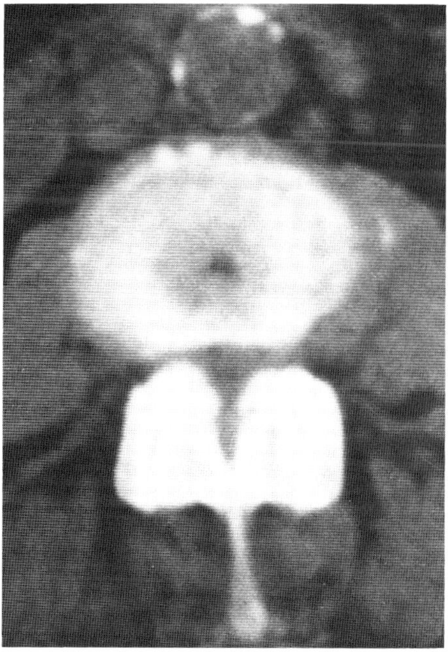

b

c

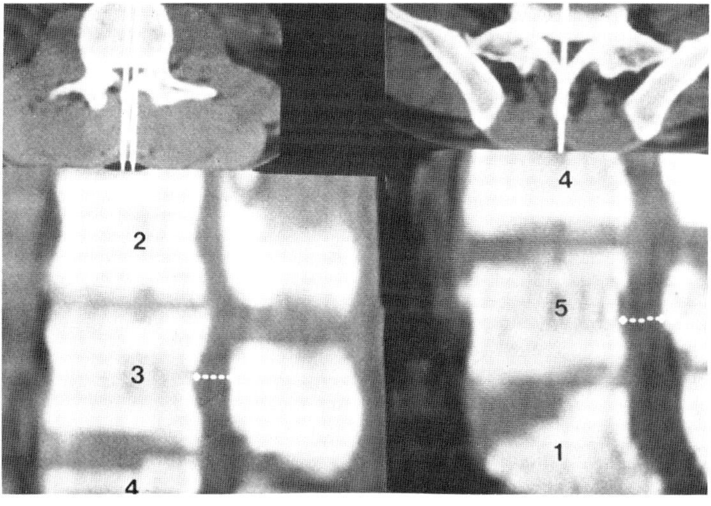

Optimal ist die Weite des knöchernen Spinalkanals und der Recessus laterales zu bestimmen. Die Bedrängung der nervösen Elemente durch die knöcherne und ligamentäre Stenose wird direkt sichtbar; die Länge der Einengung ist zu berechnen (Abb. 6.**7**).
Technische Fehler (zu dicke Schichten, Schrägstellung der Gantry zur Vertikalen im Segment), unberücksichtigte Kyphoskoliosen, intraspinale Narben nach vorausgegangenen Operationen oder Traumen und fehlendes Verständnis des klinisch-neurologischen Befundes führen zu häufigen falsch-positiven CT-Diagnosen von Bandscheibenerkrankungen.
Das diagnostische Vorgehen wird sich in nächster Zeit ändern durch den Einsatz der Magnetresonanztomographie (Abb. 6.**8**). Dieser Untersuchungsmethode wird jetzt schon die Fähigkeit zugesprochen, eine noch exaktere Darstellung der pathologisch-anatomischen Situation und damit eine bessere Klärung der spinalen Krankheitsprozesse zu ermöglichen.

Therapie
Konservative und chirurgische Behandlungsmöglichkeiten sollten nicht in Konkurrenz stehen, sondern sich gegenseitig ergänzen. Sämtliche konservativen Behandlungsmethoden zielen auf unterschiedlichen Wegen darauf ab, eine spontane Relabierung verschobenen Bandscheibengewebes zu erreichen. Der Circulus vitiosus von Bandscheibenprotrusion, Schmerz, Muskelverspannung und Haltungsanomalie soll durchbrochen werden (Abb. 6.**9**). Ein einfaches Schmerzmittel kann dies bereits bewirken. Bettruhe, heiße Bäder mit anschließender halbstündiger Entspannungslagerung im Stufenbett, Bestrahlungen, Wärmeanwendungen, Einreibungen, Gymnastik und chiropraktische Manipulationen sind ebenso auf das Ziel ausgerichtet wie medikamentöse Behandlungen (antiphlogistisch, antirheumatisch), lokale Injektionen (paravertebral, peridural), Moor- und Thermalbäder und z. T. komplizierte Entlastungslagerungen. Durch eine Beseitigung des Schmerzes, eine Förderung der Durchblutung und eine Entspannung der Muskulatur soll der Bandscheibe Gelegenheit gegeben werden, ihre normale Lage wiedereinzunehmen. Dies ist möglich, solange der Anulus fibrosus noch eine genügende Eigenelastizität besitzt und nicht zerrissen ist. Perforierte Prolapse dagegen sind durch konservative Maßnahmen nicht zu beeinflussen.

Zervikal
Ziel der konservativen Maßnahme ist es, den Schmerz zu durchbrechen, den akuten Tortikollis mit Blockade der Segmentbeweglichkeit aufzuheben und die Nacken-Schulter-Muskulatur aufzulockern.
Akut einsetzende, radikulär zuzuordnende Paresen der oberen Extremität oder medulläre Komplikationen stellen Notfälle dar, die der sofortigen neurochirurgischen Intervention und Dekompression bedürfen. Bei langsamer Entwicklung neurologischer Defizite können

Abb. 6.**8a** u. **b** **a** MRT. Bandscheibenvorfall C 6/7, operativ gesichert. Klin.: C 7-Syndrom.
b Magnettomogramm der lumbalen Wirbelsäule: Operativ bestätigter Massenprolaps lumbosakral (Aufnahme: Dr. *Storck*, Düsseldorf)

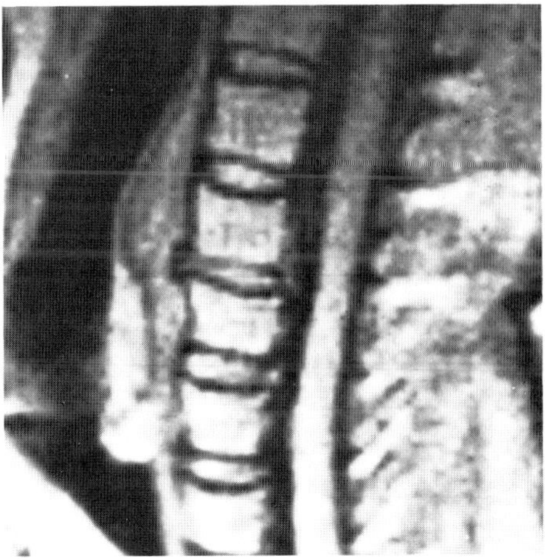

a

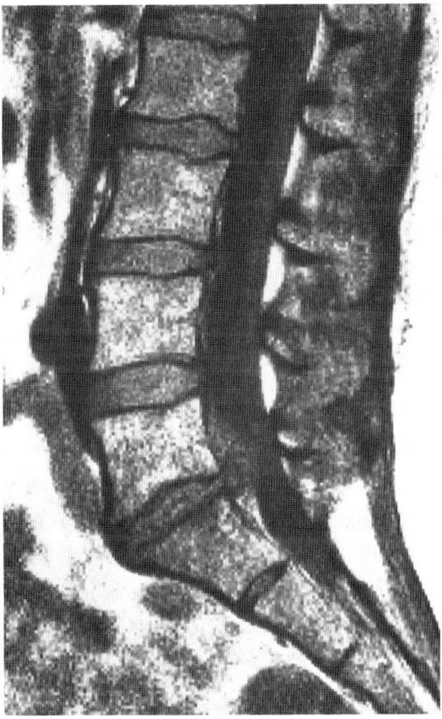

b

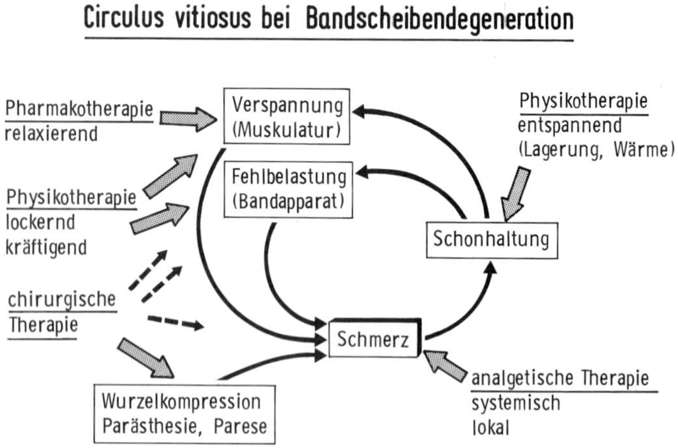

Abb. 6.**9** Grundsätze der konservativen Therapie des Bandscheibenleidens

initiale Maßnahmen wie Ruhigstellung in Schanzscher Krawatte, Extension mittels Glisson-Schlinge, lokale Wärmeapplikationen durch Fango- und Moor-Paraffin-Packungen und krankengymnastische Übungen gerechtfertigt sein, sofern die ständige Kontrolle des neurologischen Status gewährleistet ist. Von chiropraktischen Manipulationen ist in diesem Stadium abzuraten, da sie akuten Massenprolapsen Vorschub leisten können.

Im Gegensatz zum lumbalen Bandscheibenvorfall war man bei der Operationsindikation im zervikalen Bereich lange Zeit zurückhaltend, da die operativ-technischen Probleme ungleich schwieriger und gefahrvoller erschienen. Man begnügte sich zur Entlastung des Myelons oder einer Nervenwurzel häufig mit Palliativeingriffen und entfernte z. B. einzelne Dornfortsätze in der Annahme, damit die statischen Verhältnisse zu verbessern und dadurch das Krankheitsbild günstig zu beeinflussen. Zur Wurzelentlastung führte man Fensterungsoperationen an den Bögen und Foramina intervertebralia durch. Wesentlich eingreifender war der Versuch, eine vorgefallene Halsbandscheibe von dorsal nach Laminektomie oder Hemilaminektomie – meist transdural – zu entfernen. Um zusätzlichen Raum zu schaffen, wurde auch lediglich laminektomiert ohne den Versuch einer Prolapsentfernung. Die intradurale Durchtrennung der Ligg. denticulata in Höhe der Vorwölbung von Bandscheibe und Randkante sollte dem Halsmark Bewegungsfreiheit verschaffen und ein Ausweichen nach dorsal ermöglichen.

Zwei Methoden haben sich heute in der Behandlung des zervikalen Bandscheibenvorfalls durchgesetzt:

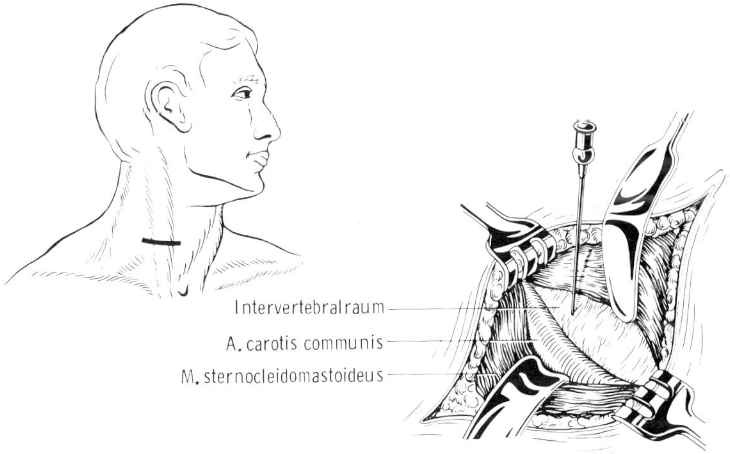

Abb. 6.**10** Ventraler Zugang zur HWS

1. die Diskektomie von ventral mit anschließender Spondylodese nach Robinson-Smith (1956), Cloward (1958) und Dereymaeker (1956),
2. die Foramino-Facettotomie von dorsal (Frykholm 1951).

Zu 1.: Nach horizontalem Hautschnitt von der Medianlinie bis zum Innenrand des M. sternocleidomastoideus wird medial der Gefäßnervenloge und lateral von Thyreoidea, Trachea und Ösophagus die Wirbelsäule freipräpariert (Abb. 6.**10**); unter Durchleuchtungskontrolle genaue Höhenbestimmung der Bandscheibe, die dann ausgeräumt wird, bis die ventrale Dura freiliegt. Raumfordernde Randkanten werden reseziert. Die Originalmethode beinhaltet, daß zur Bandscheibenausräumung eine Knochenbohrung in die angrenzenden Wirbelkörper gelegt wird, die nach der Entfernung der Bandscheibe einen Knochendübel aufnimmt (Abb. 6.**11**), um damit eine Fusion des Bewegungssegmentes herbeizuführen.
Eine günstigere Belastungsstabilität garantiert die Spondylodese mit einem rechteckigen autologen kortikospongiösen Beckenkammspan (Smith-Robinson 1956); es wird auf die große destruierende Knochenbohrung verzichtet; lediglich die Grund- und Deckplatten der angrenzenden Wirbelkörper müssen angefräst werden, um hier den für die Osteosynthese wichtigen spongiospongiösen Kontakt an den Grenzflächen zu gewährleisten.
Folgende Materialien finden zur Segmentblockade Verwendung:

autologer Knochen (Beckenkamm, Fibula, Tibia),
homologer Knochen (Knochenbank),

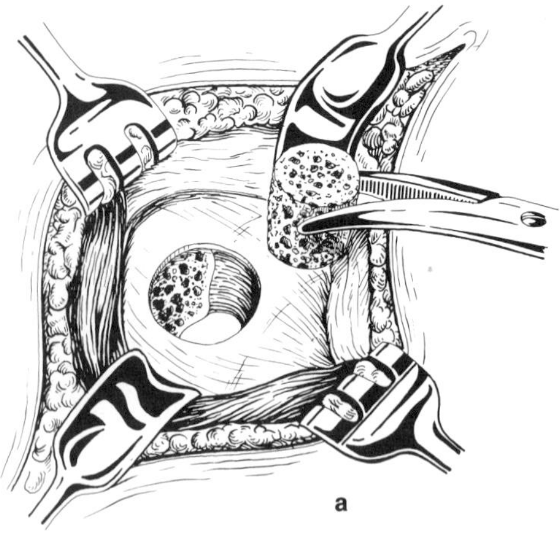

a

Abb. 6.**11 a–c** Nach der Originalmethode *(Cloward)* wird eine Knochenbohrung angelegt und zum Operationsabschluß eine Fusion durch einen Knochenbolzen durchgeführt. **b** und **c** zeigen eine Röntgenkontrolle nach einer Fusion mit Knochenspan

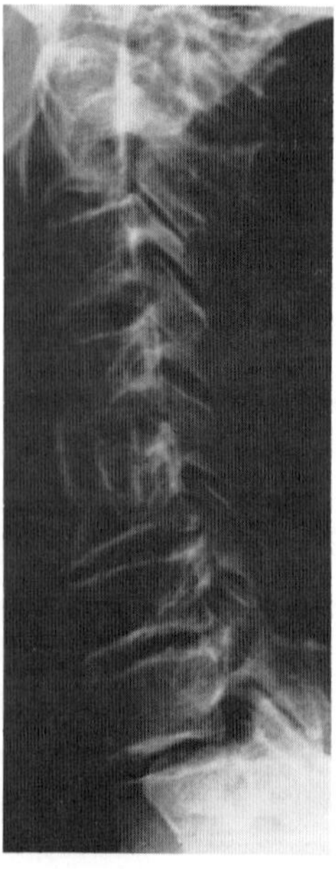

b

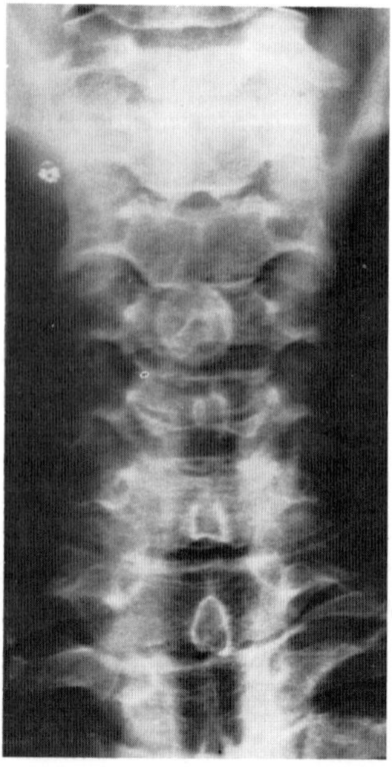

c

heterologer Knochen (Kieler Kälberspan),
alloplastischer Knochenzement.

Grote u. Röttgen (1967) modifizierten die Spondylodesetechnik, indem sie auf Knochenbohrung und Spanentnahme verzichteten, statt dessen nach Anlegen kleiner Bohrnuten zur Dübelfixation den ZWR mit 1–1,5 ml zähflüssigem Knochenzement (Polymethylmethacrylat; Palacos; Sulfix) ausgossen (Abb. 6.**12**). Zum Schutz des Halsmarks und der Nervenwurzeln vor einer mechanischen Läsion durch den Zement und vor einer Hitzenekrose durch die Polymerisationswärme wird der ZWR vor dem Ausguß dorsal und beidseits lateral mit Gelatine ausgekleidet.
Das Operationsrisiko ist minimal. Besonders zu achten ist auf eine intraoperative Verletzungsmöglichkeit der Gefäße (A. carotis, V. jugularis), der Trachea und des Ösophagus. Seltene Heiserkeiten, nur im Ausnahmefall länger anhaltend, klingen nach einigen Tagen ab.
Unabhängig von der gewählten Fusionstechnik ist die Langzeitprognose günstig. Radikuläre Krankheitsbilder zeigen gute bis sehr gute Resultate bei ca. 75% der Patienten. Hier sind die präoperative Krankheitsdauer, die Exaktheit der Indikationsstellung, das Ausmaß des Verschleißprozesses, die persönliche und berufliche Situation der Patienten von Einfluß auf das Therapieergebnis. Akute weiche Prolapse oder sequestrierte Bandscheibenvorfälle haben zweifellos die beste Prognose (90–92%), wenn sie im Akutstadium erkannt und ausgeräumt werden.
Auch die Prognose der diskogenen oder spondylogenen zervikalen Myelopathie variiert mit der Dauer ihres Bestehens, der Zahl der komprimierenden Strukturen und dem Allgemeinzustand des Patienten. Während nach Eingriffen im Akutstadium bei mehr als 70% der Patienten positive Verläufe zu beobachten waren, sprach die minimale Rate von 20% bei chronischem Krankheitsbild dafür, daß sich der medulläre Prozeß verselbständigt hatte und spinale Durchblutungsstörungen sowie pathologische Veränderungen der Biomechanik des Halsmarks dem Krankheitsgeschehen zugrunde lagen.

Zu 2.: Beim hinteren Zugang zur Halswirbelsäule wird nach dorsalem Medianschnitt die Muskulatur von der Dornfortsatzreihe abgeschoben. Die Halbbögen werden dargestellt und nach lateral die Processus articulares superior und inferior freigelegt (Abb. 6.**13**).
Von dorsal wird der Wurzelkanal freigelegt. Durch Beseitigung der knöchernen Enge oder des weichen Bandscheibenvorfalls kommt es zur Entlastung der Wurzel.
Liegt der zervikalen Myelopathie eine mehrsegmentale, langstreckige Stenose des Wirbelkanals zugrunde, ist die breitflächige Laminektomie indiziert. Durch Fortnahme der Dornfortsatzreihe, der hinteren Wirbelbögen und der Ligg. flava wird der Spinalkanal entdacht, um

den eingeschnürten Duraschlauch und damit das Halsmark zu entlasten (Abb. 6.**13**).

Thorakal

Die seltenen thorakalen Bandscheibenvorfälle wurden bisher nach dorsaler Laminektomie oder Hemilaminektomie mit dem hohen Risiko einer postoperativen Querschnittsläsion entfernt. Liegt der Prolaps weit lateral, wofür eine monosegmentale, unilaterale Interkostalneuralgie spricht, ist dieses Vorgehen auch heute noch indiziert. Verursacht ein medialer oder mediolateraler Prolaps jedoch ein medulläres Defizit, sollte der zwar aufwendigere, aber neurologisch risikoärmere ventrale, transthorakale Zugang zur Bandscheibe gewählt werden, der die schonendere Entlastung des Thorakalmarks erlaubt.

Lumbal

Wann soll die Indikation zur Operation eines lumbalen Bandscheibenvorfalls gestellt werden?

1. Akutes, auch erstmaliges Wurzelkompressionssyndrom mit erheblichen neurologischen Ausfällen, wie Fußsenker-, Fußheber-, Oberschenkelparese, Gefühlsstörungen, einseitig, beidseitig, evtl. kom-

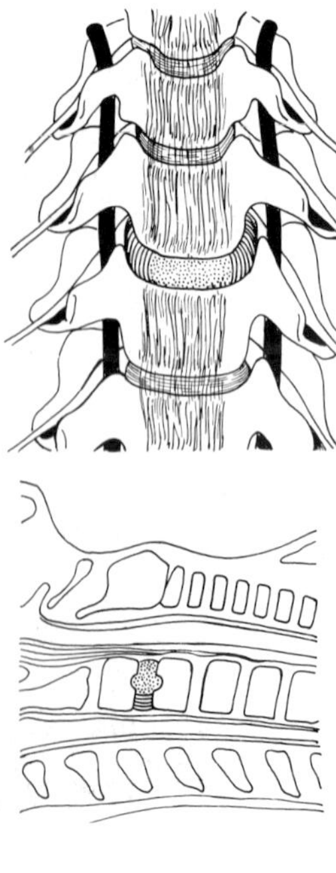

a

Abb. 6.**12 a–c** Zervikale Fusionsoperation mit Zementimplantat: **a** Schematische Darstellung der Fusionsoperation. **b** Anatomische Situation nach PMMA-Fusion auf einem Wirbelsäulenschnitt. **c** Röntgenkontrolle nach Fusion mit PMMA in Höhe C 6/7 biniert mit Blasen-Mastdarm-Störungen als Kaudasyndrom. Diese Kranken bedürfen im Sinne neurochirurgischer, spinaler Notfälle der unmittelbaren operativen Behandlung, denn hierbei sind bereits Stunden hinsichtlich einer Funktionswiederkehr entscheidend.

2. Mehrfach in kürzeren Abständen rezidivierende, akute Wurzelkompressionen mit mäßigen neurologischen Ausfällen.
3. Alle chronisch-rezidivierenden Bandscheibenvorfälle mit einer Wurzelkompression oder einem Kreuzschmerz, mit und ohne neurologische Störungen, wenn die Krankheitssituation konservativ nicht mehr beherrschbar ist und die Arbeitsfähigkeit entscheidend eingeschränkt wird.

Die Dauer der konservativen Behandlung sollte nicht über 6–8 Wochen hinaus verlängert werden, um die periradikuläre Narbenbildung

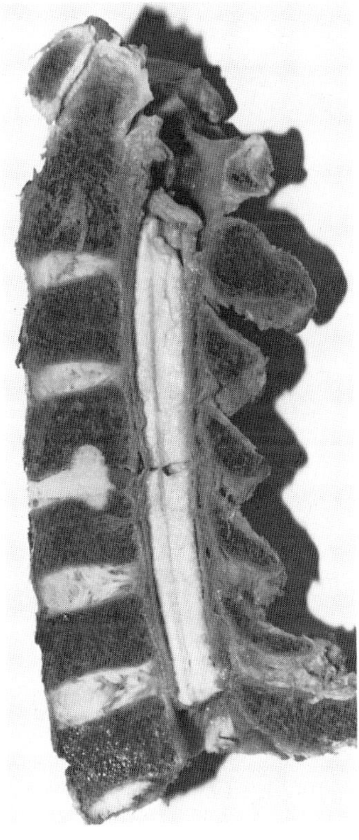

b

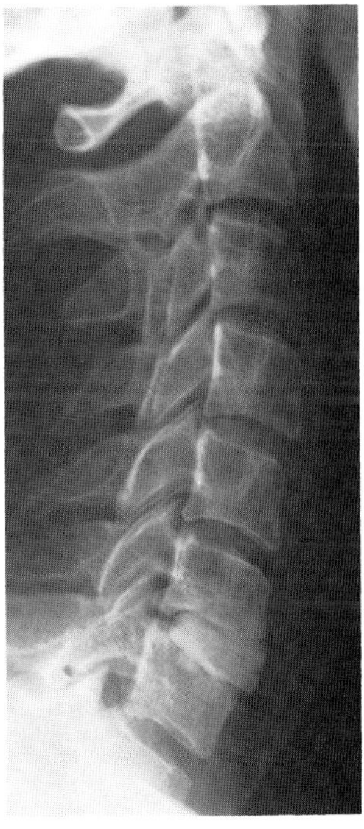

c

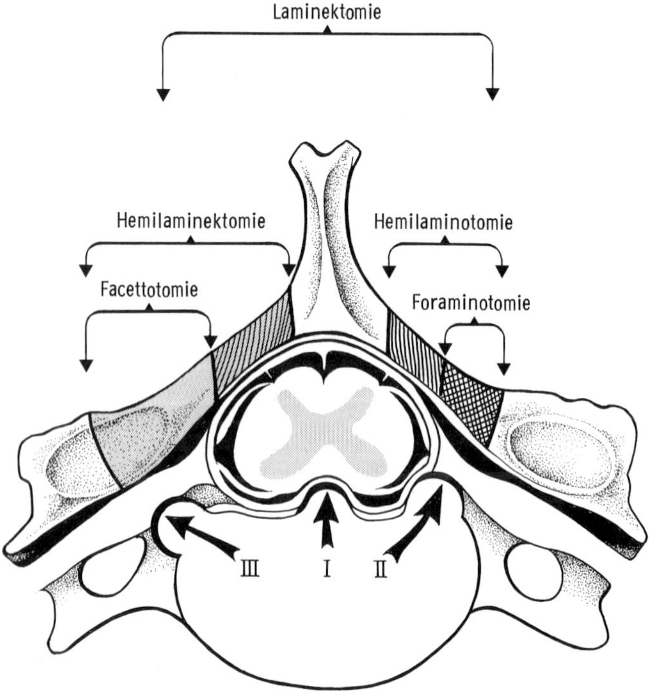

Abb. 6.**13** Die hinteren Zugänge zur Wirbelsäule (aus *F. W. Rathke, K. F. Schlegel:* Surgery of the Spine. Thieme, Stuttgart 1979)

durch chronische Wurzelirritation zu vermeiden. Die ausgeprägte Wurzeltaschenfibrose kann für das Fortbestehen der ischialgiformen Beschwerden verantwortlich sein, so daß bei überzogener konservativer Therapie der Behandlungseffekt der Bandscheibenausräumung hinfällig wird.

Die unter 1. genannten Befunde stellen absolute Operationsindikationen dar; bei rezidivierenden Wurzelkompressionszeichen sollte dringlichst zur Operation geraten werden. Bei den unter 3. genannten Krankheitsumständen wird der Patient selbst entscheidend an der Indikationsstellung beteiligt sein.

Bei dem geringen Operationsrisiko sollte man die Indikation für ein operatives Vorgehen nicht zu eng stellen. Natürlich ist man verpflichtet, die Komplikationsmöglichkeiten des Eingriffs mit dem Patienten zu besprechen (s. unten). Die Chance eines therapeutischen Gewinnes bei exakter Indikationsstellung und guter Operationstechnik ist so

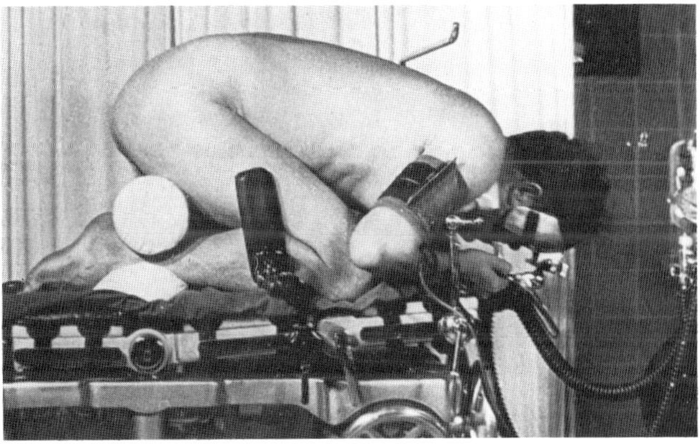

Abb. 6.**14** Patientenlagerung zur Bandscheibenoperation („Häschenstellung“)

groß, daß mögliche operative Schadensfolgen demgegenüber weit in den Hintergrund treten.
Der operative Ablauf wird unterschiedlich gestaltet. Alle Lagerungen der Patienten haben zum Ziel, während des Eingriffs die Bauchpresse weitgehend auszuschalten, um Blutungen aus den gestauten epiduralen Venenplexus zu vermeiden und somit eine bessere Operationsübersicht zu gewährleisten. Die Hockstellung der Patienten (Abb. 6.**14**) hat sich bewährt. Nach einem Hautschnitt in der Mittellinie über den Dornfortsätzen wird einseitig nach Durchtrennung der Muskelfaszie die paravertebrale Muskulatur lateralwärts abgeschoben. Die Entfernung des gelben Bandes (Flavektomie: Abb. 6.**15a**) mit zusätzlicher Fortnahme kleiner angrenzender Bogenanteile (Abb. 6.**15b**) bietet ausreichend Platz. Nur im Ausnahmefall wird eine Hemilaminektomie (Abb. 6.**15c**) oder Laminektomie (vgl. Abb. 6.**13**) notwendig. Die Wirbelgelenke sollten unangetastet bleiben. Außer der Entfernung des sichtbaren Vorfalls der Bandscheibe wird das Bandscheibenfach zusätzlich soweit möglich ausgeräumt. Der Ersatz des Zwischenwirbelgewebes im Lumbalbereich durch Knochen, Kunststoff oder Metallkugeln bietet keine Vorteile, da durch die laterale Abstützung auf den Wirbelgelenken die Segmentstabilität garantiert ist. Im Ausnahmefall, meist nach Schädigung der Wirbelgelenke, kommt es in der Folge des Eingriffs zu einer Instabilität im entsprechenden Bewegungssegment, die eine Versteifungsoperation (Abb. 6.**16**) notwendig macht.
An Operationskomplikationen sind die Schädigungen der Kaudafasern und postoperative raumfordernde intraspinale Nachblutungen möglich, ebenso Liquorfisteln nach Verletzung von Dura und Arachnoidea. Durch Perforation des ventralen Anulus fibrosus und des Lig.

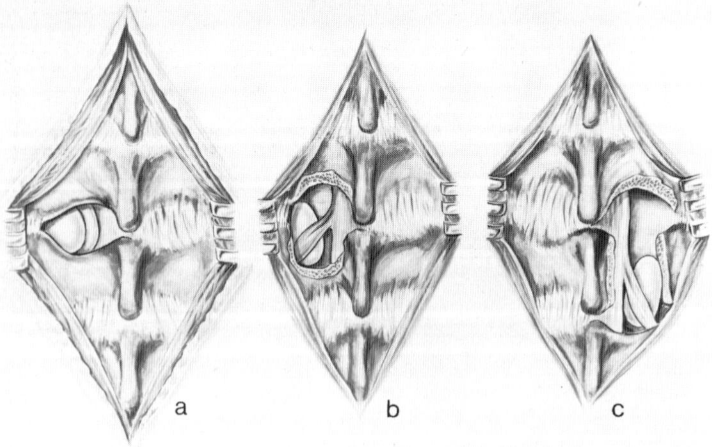

Abb. 6.**15 a–c** **a** Flavektomie. **b** Zusätzliche Fortnahme angrenzender Bogenanteile. **c** Hemilaminektomie

longitudinale anterius können die prävertebralen, intra- und retroperitonealen Strukturen (Darm, Ureteren, Blase, Aorta, V. cava, A. und V. iliaca) geschädigt werden.
Gemessen an der spontan auftretenden Schädigungsmöglichkeit von Nerven und Kaudawurzeln bei abwartender konservativer Haltung sind die operationsspezifischen Risiken minimal.
In etwa 1 % kommt es postoperativ zu einer blande verlaufenden aseptischen Spondylitis, die einer längeren Ruhigstellung bedarf.
Echte Vorfallrezidive der operierten Bandscheibe sind (selten) ebenso möglich wie sog. Pseudorezidive durch Protrusionen oder Prolapse in den angrenzenden Etagen.
Postoperative Rehabilitationsmaßnahmen werden je nach Krankheitssituation notwendig. Sie bestehen aus krankengymnastischen, isometrischen Übungen, Bädern (Schwimmen in beheiztem Wasser, Moor-Thermalbäder u. a., Wärmeapplikationen); bei motorischen Ausfällen sind gezielte Bewegungsübungen und elektrische Reiztherapie sinnvoll. Ein abstützendes Lendenmieder darf zur Ruhigstellung der LWS nur übergangsweise verordnet werden, da durch dauerndes Tragen die Muskulatur infolge der einsetzenden Inaktivitätsatrophie wichtige Stütz- und Haltefunktionen einbüßt, wodurch statische schmerzhafte Beschwerden vorprogrammiert werden.

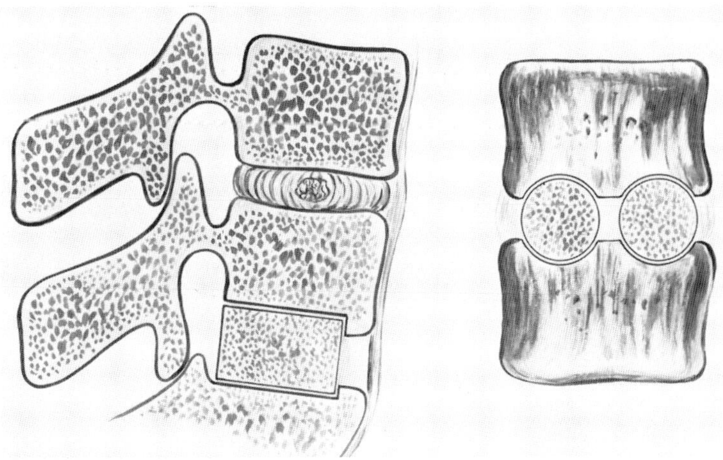

a

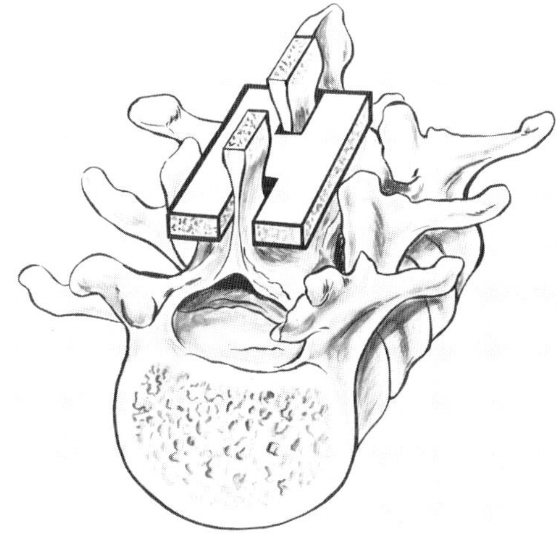

Abb. 6.**16a** u. **b** Versteifungsoperationen. **a** Fusion der angrenzenden Wirbelkörper. **b** Einlegen eines dorsalen Knochenspans. (H-Span)

b

Unter bestimmten klinischen Voraussetzungen kann man heute im Sinne eines abgestuften Behandlungskonzepts des lumbalen Bandscheibenvorfalls zwischen die konservative und die operative Therapie die „semi-invasive" *Chemonukleolyse* mittels Chymopapain einschalten. Chymopapain (Discase, Chymodiactin) ist ein proteolytisches Enzym der Papayapflanze, das die Proteinbindungen der sauren Mukopolysaccharide im Nucleus pulposus durch Hydrolyse spaltet. Über die resultierende Abnahme des osmotischen und damit intradiskalen

Drucks und die Volumenreduktion kann der Prolaps relabieren; die Wurzelkompression wird aufgehoben. Bei strengster Indikationsstellung wird eine Erfolgsrate zwischen 50 und 80 % angegeben. Die Indikation zur Chemonukleolyse (CNL) wird unter den gleichen Gesichtspunkten gestellt wie zur offenen operativen Therapie.

Kontraindikationen dieser Therapie sind:

1. *spinal*
- Kaudasyndrom,
- perforierte oder sequestrierte Bandscheibenvorfälle mit defektem Anulus fibrosus (Gefahr der Wurzelläsion),
- intraspinale Raumforderung mit myelographisch komplettem oder inkomplettem Stopp,
- Spinalkanalstenose,
- massive Osteochondrose und Spondylarthrose,
- spinale Fehlbildung,
- segmentale Instabilität,
- vorausgegangene Operation im betroffenen Segment;

2. *allgemein*
- Chymopapainvorbehandlung (Sensibilisierung),
- Allergie (Gefahr: Anaphylaxie, 0,3 %),
- Schwangerschaft,
- Alter <16 Jahre,
- Rentenbegehren
- psychotische Fehlhaltung } (relative Kontraindikationen).

Oberhalb der Bandscheibe L 3/4 wird die Chemonukleolyse nicht praktiziert.
Nach paravertebraler röntgengeführter Punktion der Bandscheibe in Zweinadeltechnik wird die exakte Lokalisation der Nadelspitze in Bandscheibenmitte kontrolliert. Die Diskographie mit Jopamidol* gibt Auskunft über den Degenerationszustand des Diskus und vor allem über die Beschaffenheit des Anulus fibrosus. Ist er intakt, werden 2 ml Chymopapain (6–8 mg Wirksubstanz) injiziert. Erfahrungsgemäß klingt die Ischialgie rasch ab, während sich das Lumbalsyndrom in den ersten postoperativen Tagen noch verstärken kann. Allergische Früh- und Spätreaktionen auf das körperfremde pflanzliche Eiweiß gibt es in 0,4–1 %; anaphylaktische Schockreaktionen wurden in 0,3 % beschrieben.
Klingen die Symptome des Bandscheibenvorfalls nicht bald ab, sollte frühzeitig über die Indikation zur operativen Therapie entschieden werden (14 Tage bis 4 Wochen).

* Solutrast

Spinale Tumoren

Unter diesem Oberbegriff sind zwei Gruppen raumfordernder Prozesse zusammengefaßt:

1. Geschwülste des Rückenmarks und seiner Häute sowie der Nervenwurzeln,
2. Prozesse, die von der Wirbelsäule ihren Ausgang nehmen.

Die pathologische Anatomie der „spinalen Tumoren" unterscheidet sich nur wenig von der intrakranieller Raumforderungen. Lediglich in der Häufigkeit bestimmter Tumoren gibt es charakteristische Abweichungen. Das Häufigkeitsverhältnis zwischen spinalen und intrakranialen Tumoren liegt etwa bei 1:7; die Jahresfrequenz wird mit 2,5–10 pro 100000 Einwohner angegeben.
Nach der anatomischen Lokalisation wird unterschieden:

1. *intradural:*
   a) intramedullär, Cauda equina und Filum terminale (Abb. 6.**17**),
   b) extramedullär (Abb. 6.**18**);
2. *extradural* (Abb. 6.**19**):
   a) intraspinal,
   b) vertebral.

Kombinationen zwischen intra- und extradural, intra- und extraspinal sind möglich (z. B. Sanduhrneurinom, Abb. 6.**18c**).
Hinsichtlich der räumlichen Beziehung zu Rückenmark und seinen Hüllen gehen die Angaben über die Häufigkeit auseinander. Die Hälfte der spinalen Raumforderungen sitzt intradural-extramedullär (Neurinome, Meningeome u. a.); ⅓ extradural (Metastasen, Sarkome, Plasmozytome); der Rest von ca. 10% intramedullär (Gliome u. a.). Bei den Kindern liegen etwa ¾ aller spinalen Tumoren extramedullär, je zur Hälfte intra- und extradural.
Am häufigsten werden die Tumoren im Thorakalbereich beobachtet (ca. 50%), gefolgt von der Lumbal- (¼) und Zervikalregion (⅕). Seltener treten sie in den sakralen Abschnitten (ca. 5%) auf; in 1% der Fälle dehnen sie sich über mehrere Bewegungssegmente und Wirbelsäulenregionen aus.
In Anlehnung an die Klassifikation der Weltgesundheitsorganisation unterteilt ZÜLCH die „primären" und „sekundären" Geschwülste in folgende Gruppen.

gliomatöse Tumoren (13–23%):
Astrozytome (v.a. pilozytische Varianten),
Oligodendrogliome,
Ependymome,
Glioblastome,
Gangliozytome;

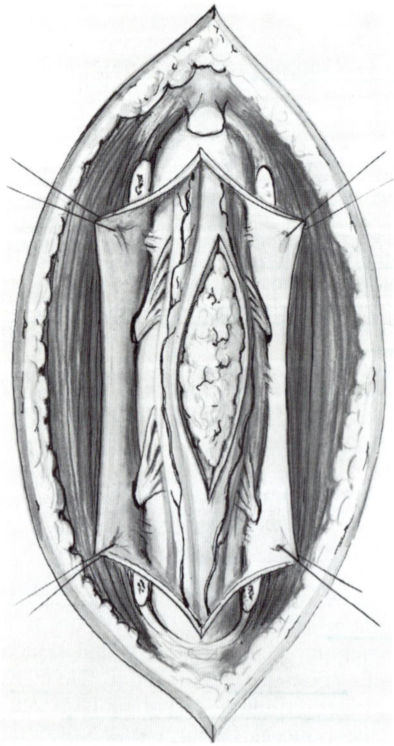

Abb. 6.**17**
Intramedullärer Tumor. Nach Spaltung des Rückenmarks in der Mittellinie wird Geschwulstgewebe sichtbar

nichtgliomatöse Tumoren:
Neurilemmome (23–30%),
Meningeome (22–26%),
vaskuläre Tumoren,
Mißbildungstumoren,
Sarkome (8–11%),
Chordome, Chondrome,
Chondrosarkome,
Lipome;

metastatische Tumoren (nach Häufigkeit gegliedert):
Bronchialkarzinom,
Mammakarzinom,
Karzinom des unteren Darmtrakts,
Hypernephrom,
Plasmozytom,

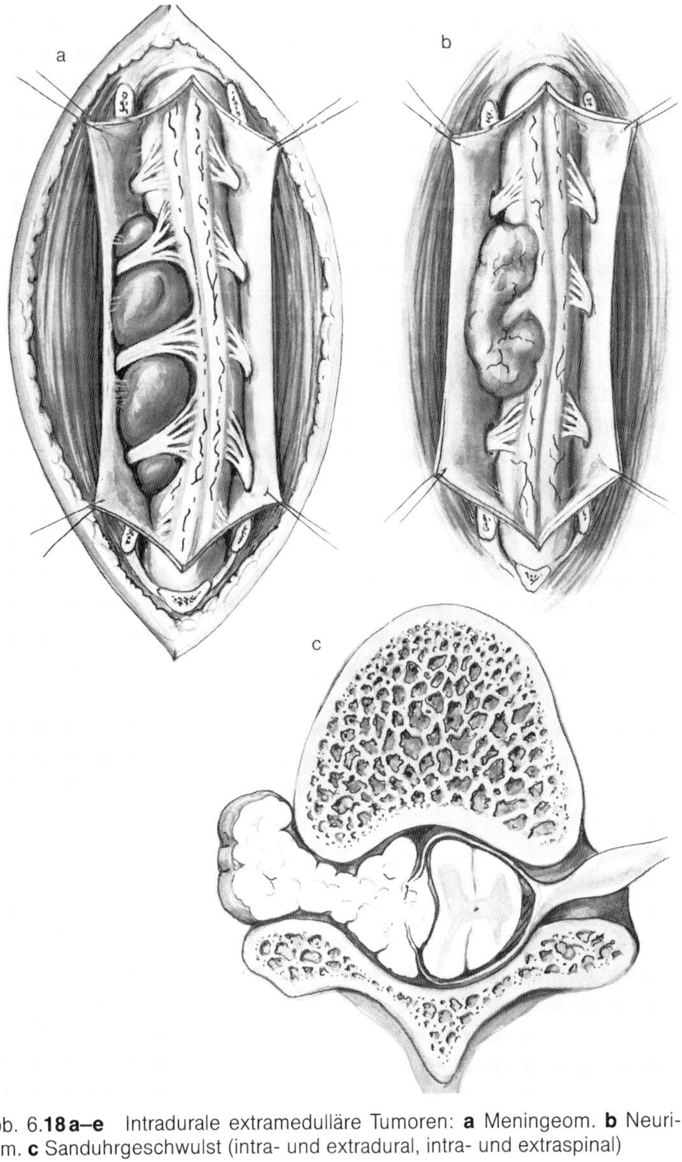

Abb. 6.**18 a–e** Intradurale extramedulläre Tumoren: **a** Meningeom. **b** Neurinom. **c** Sanduhrgeschwulst (intra- und extradural, intra- und extraspinal)

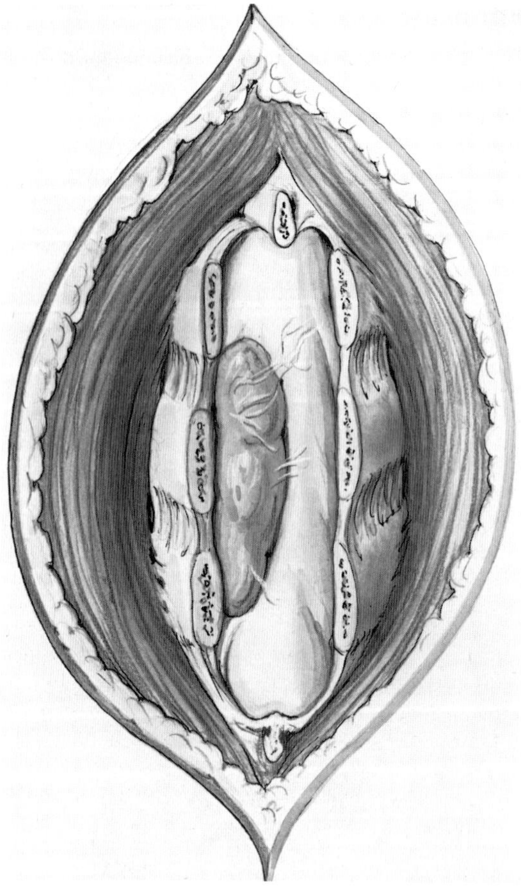

Abb. 6.**19** Extraduraler Tumor, intraspinal oder vertebral

Lymphogranulomatose,
Uteruskarzinom,
Melanom,
Prostatakarzinom,
Blasenkarzinom.

Eine Geschlechtsspezifität besteht nicht; 15 % der Tumoren treten im Kindes- und Jugendalter auf.

Intradurale Tumoren

Zu den intraduralen Tumoren zählen die, die vom Rückenmark ihren Ausgang nehmen (vgl. Abb. 6.**17**), und eine wesentlich größere Untergruppe, die ihren Ursprung in den Rückenmarkshäuten und Nervenwurzeln haben (vgl. Abb. 6.**18**). Bei den intramedullaren Tumoren handelt es sich im wesentlichen um Ependymome mit ihrer Matrix im Ependym des obliterierten Zentralkanals. An zweiter Stelle stehen die Astrozytome; sie treten zahlenmäßig in den Hintergrund.

Die spinalen Gliome werden bevorzugt im Zervikal- und Thorakalmark beobachtet. Ependymome findet man, gelegentlich schleimig entartet, meist im Bereich des Filum terminale.

Die intramedullären Tumoren können sich nach kranial und kaudal stiftförmig über größere Rückenmarksabschnitte fortsetzen (Stiftgliome). Zentrale Erweichungen täuschen eine Syringomyelie vor. Die Geschwülste führen zu einer Auftreibung des Rückenmarks bei Zerstörung nervaler Strukturen. Das Mark wird äußerlich blaß und meist gefäßärmer als die gesunde umgebende Marksbustanz. Diese Geschwülste werden fast ausschließlich in der Jugend und im mittleren Lebensalter beobachtet. Die Ependymome gehören zu den benignen Tumoren und haben eine langsame Wachstumstendenz.

Über die Hälfte der spinalen Tumoren liegt intradural, extramedullär. Ausgehend von den Meningen (Deckzellen der Arachnoidea) oder von den Nervenwurzeln (Schwannsche Zellen), handelt es sich in etwa gleicher Anzahl um Meningeome und Neurinome. Beide Geschwülste (vgl. Abb. 6.**18**) gehören zu den benignen Tumoren, die durch ein rein expansives Wachstum zu Kompressionssymptomen an Rückenmark und Nervenwurzeln führen.

Die **Meningeome** treten meist einzeln, selten multipel auf. Diese umschriebenen, von einer bindegewebigen Kapsel umgebenen Tumoren sind von derber Konsistenz und zeigen eine glatte oder warzige Oberfläche. Degenerative Veränderungen führen zu Nekrosen und Erweichung. Die Geschwülste sitzen umschrieben gestielt oder breitflächig der Dura an. Die Dura kann von der Geschwulst durchwachsen werden; sie kann sich (seltener als Neurinome) durch ein Foramen intervertebrale (vgl. Abb. 6.**18c**) nach extraspinal entwickeln (Sanduhrgeschwulst). Infolge des langsamen Wachstums paßt sich das Rückenmark, das der Geschwulst begrenzt ausweichen kann, in seiner Form der Tumoroberfläche an. Diese Möglichkeit der Druckkompensation erklärt die häufige Diskrepanz zwischen Tumorgröße und klinischer Symptomarmut. Multiple spinale Meningeome im Sinne etwa einer Meningeomatose können in Vergesellschaftung mit anderen Tumoren (Gliome, Neurofibrome) auftreten, etwa im Rahmen einer generalisierten Neurofibromatose. Gelegentlich beobachtet man die sarkomatöse Entartung eines Meningeoms.

Die **Neurinome** treten meist solitär auf, selten multipel im Rahmen einer Neurofibromatose Recklinghausen. Sie gehen sowohl von den Hirn- als auch von den peripheren Nerven wie auch von den spinalen Nervenwurzeln aus. Dabei sind die hinteren Wurzeln häufiger betroffen als die vorderen. Die soliden, festen Geschwülste sind von einer Kapsel mit glatter oder leicht höckriger Oberfläche umgeben. Regressive Veränderungen wie Verschleinung und Verflüssigung bedingen gelegentlich eine Konsistenzminderung. Das langsame Geschwulstwachstum kann auch hier zu erheblichen Verformungen des Rückenmarks bei langfristig ungestörter Funktion führen. Häufiger als Meningeome nehmen die Neurinome die Form einer Sanduhrgeschwulst an. Der primär intradurale Tumor wächst der Wurzelscheide als Leitschiene (vgl. Abb. 6.**18c**) folgend durch das entsprechende Intervertebralloch nach paravertebral. Der röntgenologische Nachweis einer isolierten Erweiterung eines Foramen intervertebrale (Abb. 6.**20**) gestattet fast eine Artdiagnose.

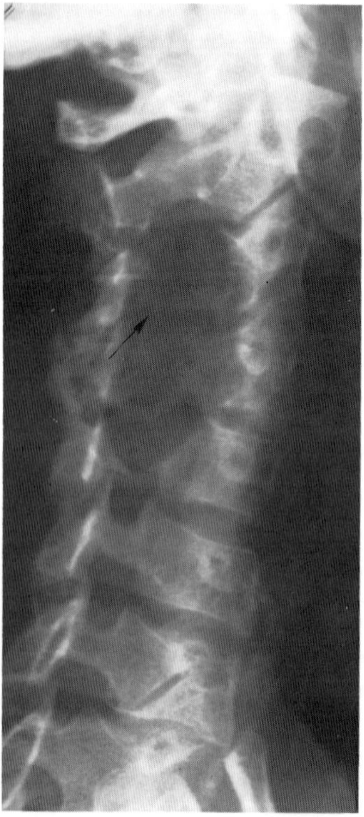

Abb. 6.**20** Erweiterung des Foramen intravertebrale C 2/3 (→) mit druckbedingter Arrosion der kaudal benachbarten Bogenstrukturen

Intradural, extramedullär treten Metastasen von Hirngeschwülsten im Bereich der weichen Rückenmarkshäute auf (Medulloblastom, primäre Sarkome, Melanoblastome). Die spinale Metastasierung eines Medulloblastoms erfolgt über den Liquorraum („Abtropfmetastase"). Die Geschwülste entwickeln sich raumfordernd oder führen durch ihr Wachstum entlang der Gefäßscheiden zur Kompression dieser Gefäße mit daraus resultierendem Gewebsuntergang (Nekrose bei klinischer Myelopathie).
Dermoide und Epidermoide sind in allen Schichten des Spinalkanals anzutreffen mit einer Bevorzugung der Lumbosakralregion.

Extradurale Tumoren

Extradurale Geschwülste (Abb. 6.**20**) nehmen ihren Ausgang vom epi- bzw. periduralen Gewebe, von der Wirbelsäule oder vom paravertebralen Raum mit sekundärem Einwachsen in den Spinalkanal. Allen gemeinsam ist die spinale Raumforderung mit einer direkten Kompression nervöser Elemente (Rückenmark, Nervenwurzeln) oder einer indirekten Schädigung des Myelons über eine spinale Durchblutungsstörung.
Die angeborenen Mißbildungsgeschwülste umfassen Epidermoide, Dermoide und Teratome. Hinzu kommen die Dermoidzysten im lumbosakralen Bereich, kombiniert mit einer Spina bifida occulta. Teratome sind praktisch auf den sakrokokzygealen Raum begrenzt und überwiegen bei Mädchen. An sich benigne, können sie maligne entarten. Epidermode und Dermoide können nicht nur im gesamten spinalen Bereich auftreten, sondern auch in jeder Schicht (intramedullär, extremedullär-intradural, extradural). Bereits im Säuglings- und Kindesalter führen sie zu klinischen Erscheinungen.
Die als osteogene Tumoren zusammengefaßten Geschwülste (Osteoblastome, Osteofibrome u. a.) zeichnen sich durch unreifes Knochengewebe mit fehlender oder spärlicher Kalkeinlagerung aus. Sie wachsen expansiv und können maligne entarten. Riesenzellgeschwülste wachsen destruierend mit hoher Rate einer malignen Entartung. Chordome sind selten; sie entwickeln sich aus Resten embryonalen Chordagewebes und treten im kranialen oder kaudalen Spinalraum auf, wo sie infiltrierend wachsen können. Eine Verwandtschaft zu den Mißbildungstumoren besteht bei den Lipomen. Histologisch gutartig, kommen sie im gesamten Spinalkanal vor mit Bevorzugung der Lumbosakralregion. Plasmozytome wachsen destruierend in allen Wirbelsäulenabschnitten.
Bezüglich Häufigkeit und Bedeutung stehen an erster Stelle der extraduralen Tumoren die primären und sekundären Malignome wie Sarkome und Metastasen. Sarkomträger sind häufiger Jugendliche, während die metastatischen Prozesse mehr den älteren Menschen betreffen.

Die Destruktion des Wirbelkanals läßt keine Unterscheidung zu. Die spinale Metastasierung der verschiedenen Karzinome geht vornehmlich von Lunge und Mamma (s. S. 202) aus. Die Absiedlungen wachsen im Wirbelskelett überwiegend destruierend osteoklastisch (Abb. 6.**21**); für das Prostatakarzinom ist die osteoplastische Metastase (Abb. 6.**22**) typisch. Über den Wirbel hinaus wachsen sie raumfordernd in den epiduralen Raum ein und werden durch mechanische Mark- und Wurzelkompressionen oder durch Unterbrechung der Blutversorgung klinisch manifest.
Im Rahmen hämatologischer Erkrankungen können leukämische Infiltrate oder die Lymphogranulomatose auftreten, durch die Zwischenwirbellöcher in den Spinalkanal eindringen und hier eine spinale Symptomatik verursachen.

Klinik und Diagnostik

Die subjektiven Beschwerden und die klinische Symptomatologie werden bestimmt von der Höhenlokalisation der spinalen Raumforderung und von deren Beziehung zu Rückenmark und Nervenwurzeln.
Tumoren im Bereich des kraniozervikalen Übergangs können medulläre Symptome mit spastischen Hemi- oder Tetraparesen und sensible Ausfälle hervorrufen. Evtl. sind sie von ein- oder beidseitigen kaudalen Hirnnervenausfällen begleitet (N. hypoglossus, N. accessorius). Die medulläre Trigeminusschleife kann mitbetroffen sein. Nacken-Hinterkopf-Schmerzen und Zwangshaltung des Kopfes können hinweisende Symptome sein.
Bei Tumoren im Zervikalbereich fehlen begleitende Hirnnervenausfälle (mit Ausnahme der möglichen Stauungspapillen bei Rückstau des eiweißreichen Liquors). Das Brown-Séquard-Syndrom wird nicht selten gesehen. Segmentale radikuläre Zeichen (Schmerzen, Parästhesien, Taubheit, Paresen) prägen das neurologische Bild; ebenso, wenn auch seltener ein ein- oder beidseitiger Zwerchfellhochstand durch Schädigung der Wurzel C4 oder ein Horner-Syndrom (Miosis, Ptosis, Enophthalmus) durch Läsion des Centrum ciliospinale. Nacken- oder Nacken-Hinterkopf-Schmerz (Zephalgie, Migraine cervicale), Brachialgien charakterisieren das „neuralgische Stadium“ der Tumorerkrankung.
Thorakale Geschwülste führen zu motorischen und sensiblen Störungen an Rumpf und unteren Extremitäten. Hinzu kommen Funktionsausfälle an Blase und Darm. Auch hier werden radikuläre Symptome begleitend oder monosymptomatisch, z. B. in Form einer Interkostalneuralgie, geklagt; intermittierende Schmerzattacken werden nicht selten als organisch (Herz, Gallenblase, Pankreas, Nieren) fehlgedeutet. Am thorakolumbalen Übergang, wo in Höhe L1/L2 das Rückenmark endet und die Cauda equina beginnt, bewirken Raumforderungen oftmals ein gemischtes Bild aus medullären und radikulären Symptomen.

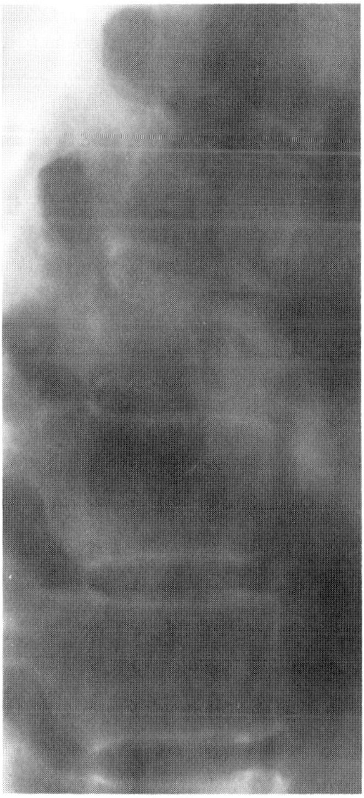

Abb. 6.**21** Tomogramm einer osteoklastischen Wirbelmetastase. LWK 2

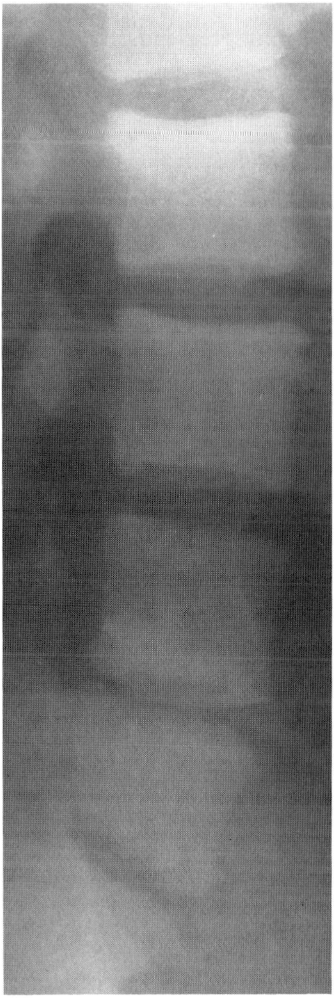

Abb. 6.**22** Generalisierte osteoplastische Wirbelmetastierung

Bei lumbaler und sakraler Tumorlokalisation werden im Gegensatz zur thorakalen und zervikalen Rückenmarksläsion nur periphere schlaffe Paresen gesehen (Ausfall des 2. motorischen Neurons). Sie reichen von Monoparesen einzelner Beinmuskeln, über einseitige Beinlähmungen bis hin zur inkompletten oder kompletten Querschnittslähmung mit Sphinkterinsuffizienzen und Potenzstörungen. Sensible Ausfälle treten in einem oder mehreren Segmentbereichen auf; oft prägen sie das Bild der sog. „Reithosenanalgesie und -anästhesie“. Entsprechend der Zahl der geschädigten Wurzeln haben die begleitenden Schmerzen (ein- oder beidseitige Ischialgie) mono- oder polyradikulären Charakter oder werden diffus am gesamten Umfang der unteren Extremitäten empfunden.

Die Höhenlokalisation des Prozesses ist nach klinischem Befund und subjektivem Beschwerdebild einigermaßen sicher, für einen operativen Eingriff aber nicht ausreichend.

Die Differentialdiagnose zwischen intra- oder extramedullärer Raumforderung ist problematisch. Die extramedullären Prozesse verursachen initial häufig segmentale Schmerzen oder Parästhesien infolge mechanischer Reizung der Hinterwurzeln. Bei gleichzeitiger oder alleiniger Schädigung der Vorderwurzeln findet sich die Lähmung der Kennmuskeln. Bei zunehmender Raumforderung treten die Wurzelsymptome gegenüber dem progredienten Querschnittsbild in den Hintergrund. Die intramedullären Tumoren führen primär vornehmlich zu medullären Symptomen. Progrediente spastische Extremitätenparesen oder dissoziierte Empfindungsstörungen leiten die Symptomatik ein. Diese Unterscheidungsmöglichkeit anhand der neurologischen Symptomatik zwischen intra- und extremedullären Tumoren ist keineswegs zuverlässig. So finden sich in der Literatur Angaben, daß auch Geschwülste des Marks initial heftige Schmerzen in Tumorhöhe und abwärtige Parästhesien oder motorische Defizite verursachen.

Die Klassifikation der vorliegenden Geschwulstart ist durch Neurologie, Topik, zeitlichen Krankheitsverlauf und klinische Begleitfaktoren mitbestimmt. Rasch progrediente oder akut einsetzende Querschnittsbilder werden nur selten bei Meningeomen, Neurinomen oder Lipomen gesehen (Ausnahme: vaskuläre Dekompensation), eher aber bei rasch wachsenden Karzinommetastasen und Sarkomen.

Bei bekanntem Malignom ist das Auftreten einer spinalen Symptomatik alarmierend. Oftmals bedarf es aufwendiger diagnostischer Anstrengung, um eine Primärgeschwulst nachzuweisen; manchmal gelingt es gar nicht. Der maligne Charakter der extraduralen Geschwulst läßt sich fast immer aufgrund der Röntgenbefunde (Destruktion der knöchernen Wirbelelemente) voraussagen.

In allen Altersstufen können sich tumorbedingte akute Querschnittsbilder entwickeln, wobei im Kindes- und Jugendlichenalter die Sarkome überwiegen. Die foudroyante Ausbildung eines Querschnittssyndroms, besonders bei Malignomen, ist nicht nur durch die mechanische Markschädigung verursacht, sondern auch durch eine Abschnürung der spinalen Gefäße, die zur Markschädigung führt. Sie ist prognostisch besonders ungünstig. Ganz selten kann es auch einmal zu einer raschen klinischen Progredienz durch Einblutung in den Tumor kommen. Ansonsten gliedert sich der Verlauf in ein neuralgisches Vorstadium unterschiedlicher Länge, dem dann die Phase der Paresen folgt. Die günstigsten Operationsergebnisse mit geringer Risikoquote für eine operationsbedingte Markschädigung werden erzielt, wenn im neuralgischen Stadium entlastet wird. Auch bei Malignomen mit infauster Prognose und kurzer Überlebenserwartung (3–6 Monate), ist eine palliative Entlastungslaminektomie gerechtfertigt, wenn die Wachstumsprogredienz durch die konservative Therapie (Radiatio, Zytostatika) nicht zu vermeiden ist. Die Indikation wird aus zwei Gründen gestellt:

1. Durch Beseitigung der Schmerzen (Dekompression der Wurzeln oder Rhizotomie) wird die Lebensqualität in der letzten Phase der Erkrankung entscheidend verbessert.
2. Dem Kranken bleibt im Finalstadium die psychologisch und pflegerisch sehr belastende Querschnittslähmung erspart.

Zur Diagnostik werden laborchemische und zytologische Liquoranalysen sowie Röntgenuntersuchungen (Nativaufnahmen, Tomogramm, Myelographie, CT) und MRT = Magnetresonanztomogramm eingesetzt.
Der Vergleich des lumbalen Liquors mit dem zisternal entnommenen kann aufschlußreich sein. Die Queckenstedt-Probe (Jugulariskompression, Bauchpresse) ergibt nur orientierende Informationen über die spinale Passage. Die Liquoranalyse kann extrem hohe Eiweißwerte (Sperrliquor; Froin-Syndrom) kaudal der Raumforderung bei normalen Eiweißwerten im zisternalen Liquor ergeben.
Die Röntgendiagnostik zeigt Fehlstellungen der Wirbelsäule, osteoplastische Strukturverdichtungen oder osteoklastische Destruktionen der Wirbelelemente, Druckarrosionen, Aufweitung des Spinalkanals oder der Foramina, vergrößerte Interpedikulardistanzen und kyphotische Knickbildungen oder Achsenabweichungen.
Die spinale Myelographie mit wasserlöslichem Kontrastmittel (Jopamidol) ist bislang noch das wesentliche Diagnostikum zum Ausschluß oder Nachweis und zur genauen Lokalisation spinaler Tumoren. Das Kontrastmittel wird in den Subarachnoidalraum (zisternal oder von lateral in Höhe C1/C2) injiziert und die absteigende Passage im Wirbelkanal unter Bildwandlerkontrolle verfolgt. Bei komplettem Stopp des Kontrastmittels bereitet die Diagnose keine Schwierigkeiten; die Art der Kontrastkontur bietet z. T. eindeutige Hinweise auf die Lokalisation intramedullärer (Abb. 6.**23a**), extramedullär-intraduraler (Abb. 6.**23b**, Meningeom, Neurinom) oder extraduraler Tumoren (Metastase). Schwierigkeiten liegen in der Identifikation kleiner oder sehr flächiger Passagehindernisse; hier muß das Kontrastmittel oftmals hin und her geschaukelt werden, um die Situation zu klären.
Wertvolles Hilfsmittel der spinalen Röntgenographie ist die superselektive Angiographie über die A. vertebralis bei zervikalen Prozessen und femoroaortal bei lumbaler oder thorakaler Lokalisation. Mit ihr

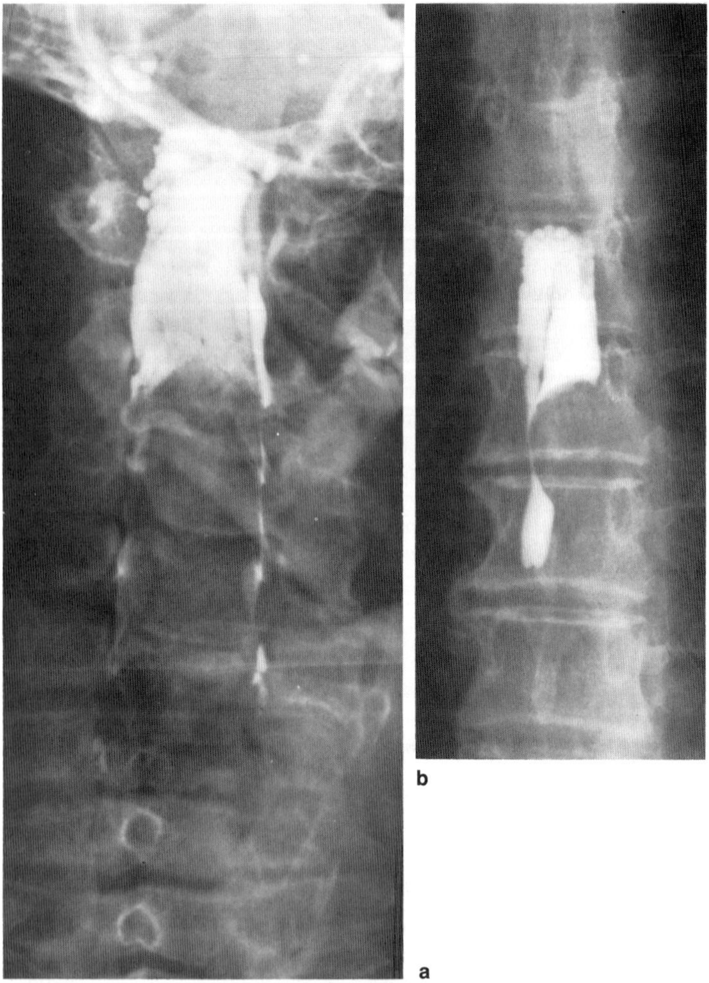

b

a

Abb. 6.**23 a** u. **b** **a** Intramedullärer Tumor C 3–5. Histologie: Astrozytom. KM-Stopp an Oberkante von HW 3; beidseits des aufgetriebenen Halsmarks dünne KM-Streifen. **b** Intraduraler, extramedullärer Tumor Th 10. Histologie: Neurinom. Glatt begrenzter ovaler Defekt der KM-Säule

ist es möglich, spinale Tumoren und ihre Gefäßversorgung sichtbar zu machen. Die Interkostalarterien werden selektiv dargestellt, die pathologischen Prozesse u. U. präoperativ oder therapeutisch embolisiert. Über die Wertigkeit der Embolisation ist das abschließende Urteil nicht gesprochen.
Im spinalen CT lassen sich die Raumforderungen exakt in ihrer Ausdehnung bestimmen (Abb. 6.**24**). Die für den operativen Eingriff notwendige Höhenbestimmung setzt eine exakte Lokalisationstechnik anhand des Topogramms voraus. Bei vertebralen Metastasen zeigt das CT häufig, daß der intraspinale für die Klinik verantwortliche Tumoranteil nur die „Spitze des Eisbergs" ist; sie läßt schon präoperativ die rein palliative Funktion der Entlastungsoperation erkennen.
Wie bei den degenerativen Erkrankungen werden in Zukunft auch bei der Diagnostik raumfordernder spinaler Prozesse (Tumoren, Zysten, Hämatome) bessere Ergebnisse von der Magnettomographie (Abb. 6.**25**) erwartet.

Therapie und Prognose
Bei den benignen Tumoren (einige Gliome, Meningeome, Neurinome, Lipome, Epidermoide, etc.) besteht nur die Möglichkeit einer operativen Entfernung der Geschwulst nach Hemi- oder Laminektomie. Bei den malignen Prozessen sollen Operation, Bestrahlung und Zytostatika nicht konkurrieren, sondern sich gegenseitig ergänzen. Die alleinige Strahlenbehandlung ist bislang bei fehlenden nervalen

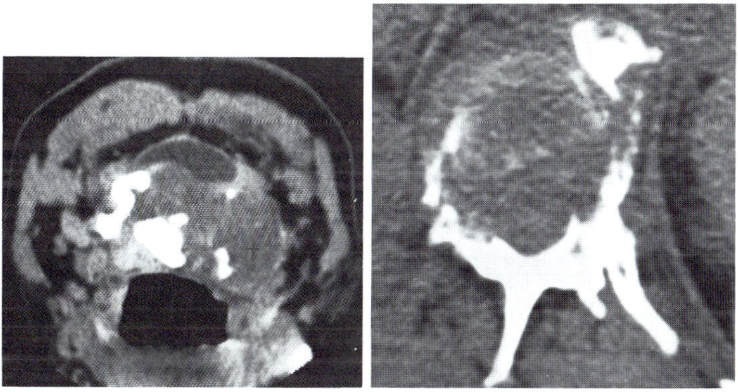

Abb. 6.**24 a** u. **b** Computertomographie bei spinalen Tumoren. **a** Chondrom C 2/3. Destruktion der Wirbelkörper, Gelenk- und Bogenstrukturen. Klin.: spastische Tetraparese, spinale Ataxie. **b** Metastasierendes Osteosarkom Th 12. Ausgedehnte Destruktion des Wirbelkörpers; Verlegung des Spinalkanals durch Tumormassen; großer prä- und paravertebraler Tumoranteil. Klin.: Kaudasyndrom

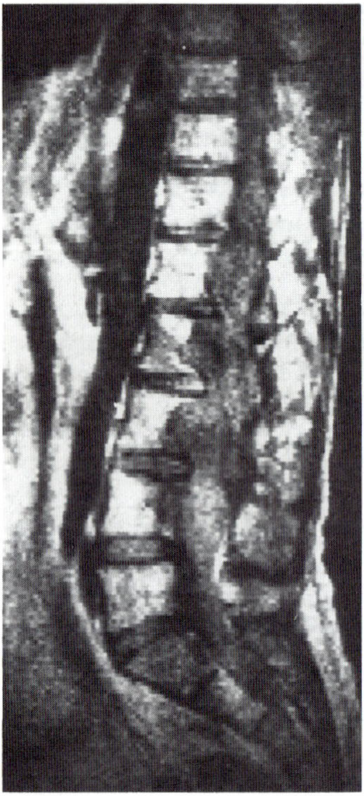

a

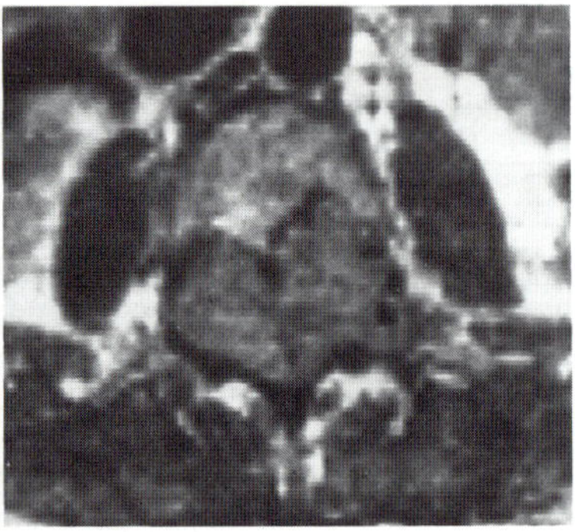

b

Abb. 6.**25 a** u. **b** Magnettomographische Darstellung eines intraspinalen Neurinoms von L 1–L 4 mit massiven Druckusuren an den knöchernen Grenzen des Spinalkanals, insbesondere der Wirbelkörperhinterkanten: **a** sagittale Schicht, **b** horizontale Darstellung in Höhe L 2

Ausfällen und bei multipler spinaler Lokalisation indiziert. Wie bei den Malignomen an anderen Organsystemen sollte auch hier bei der Operationsindikation nie allein der lokale spinale Befund ausschlaggebend sein, sondern die Gesamtsituation des Kranken berücksichtigt werden.

Neurinome und Meningeome sind nur im Ausnahmefall nicht radikal zu entfernen. Beim Neurinom kann dies der Fall sein, wenn es in Form einer ausgedehnten Sanduhrgeschwulst wächst oder wenn beim Meningeom die Ansatzstelle ventral vor dem Mark liegt und nicht völlig reseziert werden kann. In diesen Fällen besteht die Möglichkeit des Rezidivwachstums. Die Prognose dieser Tumoren ist im allgemeinen als gut zu bezeichnen.

Die Gliome – auch die biologisch gutartigen – sind wegen ihres intramedullären Sitzes prognostisch zurückhaltend zu bewerten. Kleine umschriebene Geschwülste können in spezieller Technik (koaxiale Beleuchtung – Mikroskop, Lupenbrille und Stirnlampe; bipolare Koagu-

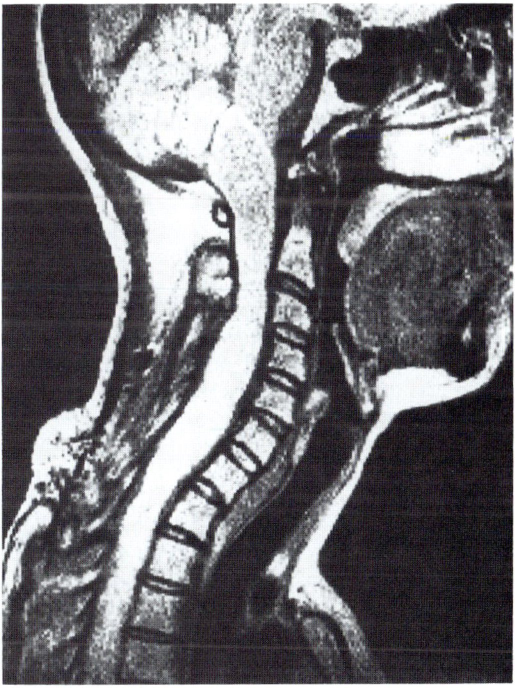

c

Abb. 6.**25c** Magnettomogramm bei einem histologisch gesicherten Stiftgliom in der Medulla oblongata und im Zervikalmark (Zustand nach Operation am zervikothorakalen Übergang) (Aufnahmen: Dr. *Storck*, Düsseldorf)

lation) ohne zusätzliche Markschädigung entfernt werden. Kleine zystische intramedulläre Geschwülste können gelegentlich mit gutem klinischen Resultat in toto reseziert werden. Die sog. Stiftgliome sind nur mit Ausnahme entfernbar. Wegen des hohen Risikos einer postoperativen Tetra- oder Paraplegie wird hier in der Regel nur eine Probeexzision zur Bestimmung der biologischen Tumornatur durchgeführt, um über die Indikation zur Strahlentherapie zu entscheiden.
Die Operationsergebnisse sind abhängig von Histologie und Lokalisation der Geschwulst sowie vom Zeitpunkt des Eingriffes im Krankheitsverlauf. Ziel der diagnostischen Anstrengungen ist es, Tumorträger der Behandlung zuzuführen, bevor neurologische Ausfälle auftreten oder es zu einer irreversiblen Rückenmarkschädigung gekommen ist, die meist eine schwere Behinderung darstellt. Abgesehen von den prognostisch ungünstigen intramedullären und metastatischen, extraduralen Tumoren wird durch Resektion kleiner benigner Prozesse die vollständige Heilung erzielt.

Die Art des chirurgischen Vorgehens wird bestimmt vom vorliegenden Grundprozeß. In jedem Fall muß nach Mittellinienschnitt und beidseitigem Abschieben der paravertebralen Muskulatur in Höhe der an der Haut markierten Passagebehinderung (die Markierung sollte immer während der Myelographie vorgenommen werden und die obere und untere Grenze der Einengung anzeigen) laminektomiert werden (vgl. Abb. 6.**13**). Bei Sarkomen oder Metastasen findet sich oft Geschwulstgewebe schon in der Rückenmuskulatur. Die Destruktion der Knochenelemente kann die topographische Orientierung erschweren. Ziel ist es, den intraspinalen Tumor soweit möglich zu entfernen, damit Dura, Mark und Nervenwurzeln druckentlastet werden. Die Dura sollte geschlossen bleiben. Eine radikale Geschwulstentfernung aus den knöchernen Wirbelsäulenanteilen ist praktisch unmöglich. Sollten Nervenwurzeln, die strategisch entbehrlichen Funktionen dienen, nicht aus dem Tumorverband zu lösen sein, muß zur Schmerzerleichterung die Rhizotomie erwogen werden.
Die Erfolgsaussicht der postoperativen Radiotherapie ist um so erfolgversprechender, je mehr der Tumor operativ verkleinert werden konnte.
Bei ausgedehnten destruierenden Prozessen der Wirbelkörper muß nach operativer Dekompression der nervösen Struktur, besonders im Zervikal- und Lumbalbereich, die Indikation zur ergänzenden, funktionell wichtigen Stabilisierung (s. unten) bedacht werden. Bei intraduralen Tumoren muß nach Laminektomie die Dura eröffnet werden. Neurinome werden einschließlich der in sie einmündenden Nervenwurzeln komplett entfernt, ebenso die Meningeome, bei denen die Ansatzstellen an der Dura herausgeschnitten oder koaguliert werden, um den Rezidiven vorzubeugen. Im Kaudabereich sind die Nervenwurzeln freizupräparieren.
Auf intramedulläre Tumoren und Zysten stößt man nach Spaltung des dorsalen Rückenmarks in der Medianlinie. Umschriebene Ependymome können aus dem Mark unter sonstiger Gewebeschonung herausgelöst werden. Die Aufnahme der Vergrößerungstechnik und der koaxialen Beleuchtung, der Laser- und Ultraschalltechnologie sowie der bipolaren Koagulation ins neurochirurgische Standardinstrumentarium haben ausgedehnte Eingriffe mit günstigen postoperativen Resultaten ermöglicht. Die eröffnete Dura wird durch primäre Naht verschlossen. Bei inoperablen Raumforderungen ist hier in Einzelfällen eine Duraerweiterungsplastik durch Interposition autologer Muskelfaszie (Fascia lata) indiziert.
Nach ausgedehnten Laminektomien, besonders in den Wirbelsäulenabschnitten mit funktioneller Belastung (HWS, LWS), sind als Spätkomplikationen progrediente Kyphoskoliosen aufgetreten. Ihre Entwicklung benötigt oft mehr als 10 Jahre. Wegen des Risikos der Myelopathie werden dann aufwendige orthopädische Korrekturoperationen

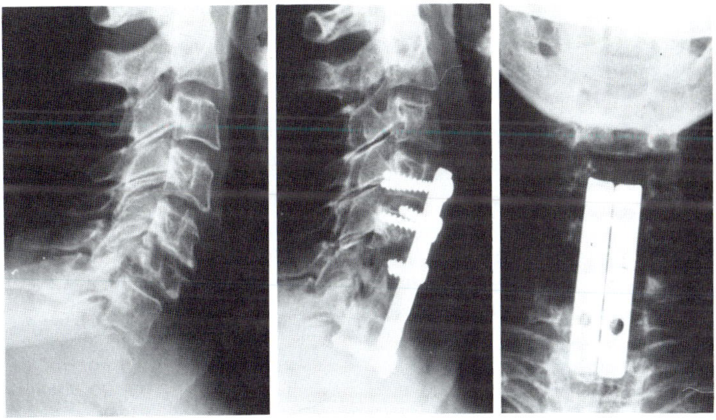

Abb. 6.**26** Mammakarzinommetastase im Wirbelkörper C 5. Klin.: beidseitige Brachialgie. Spondylektomie mit Tumorausräumung nach vorderem Zugang zur WS. Spondylodese mit autologem kortikospongiösem Beckenkammspan und 2 AO-Platten

erforderlich. Um diese Probleme zu vermeiden, sollte nach Laminektomien besonders bei benignen Grundprozessen und im jugendlichen Alter der Patienten die Entlastungsoperation durch eine sofort anzuschließende Stabilisierung (Plattenosteosynthse nach Roy-Camille; interpedunkuläre Verschraubung, laminierte Endoprothese, interlaminäre Spananlagerung, ventrale AO-Plattenspondylodese) ergänzt werden (Abb. 6.**26**).

Nichttumoröse spinale Raumforderungen

Intramedulläre Zysten im Krankheitsrahmen einer Syringomyelie können raumfordernd werden und das klinische Bild eines intramedullären Tumors hervorrufen. Sie treten bevorzugt im mittleren Lebensalter meist in der Zervikalregion auf.
Nach Laminektomie kann die computer- oder kernspintomotographisch dargestellte Zyste (Abb. 6.**27**) punktiert und über einen Silikonkatheter in den spinalen Subarachnoidalraum drainiert werden.
Intradural, extramedullär finden sich gelegentlich Zysten im Subarachnoidalraum, die ähnlich den Neoplasmen raumfordernd wirken. Zum einen handelt es sich hier um dysontogenetische Arachnoidalzysten, die bereits im Kindesalter zu klinischen Symptomen führen können, zum anderen um Folgen meningealer und meningennaher Entzündungen.

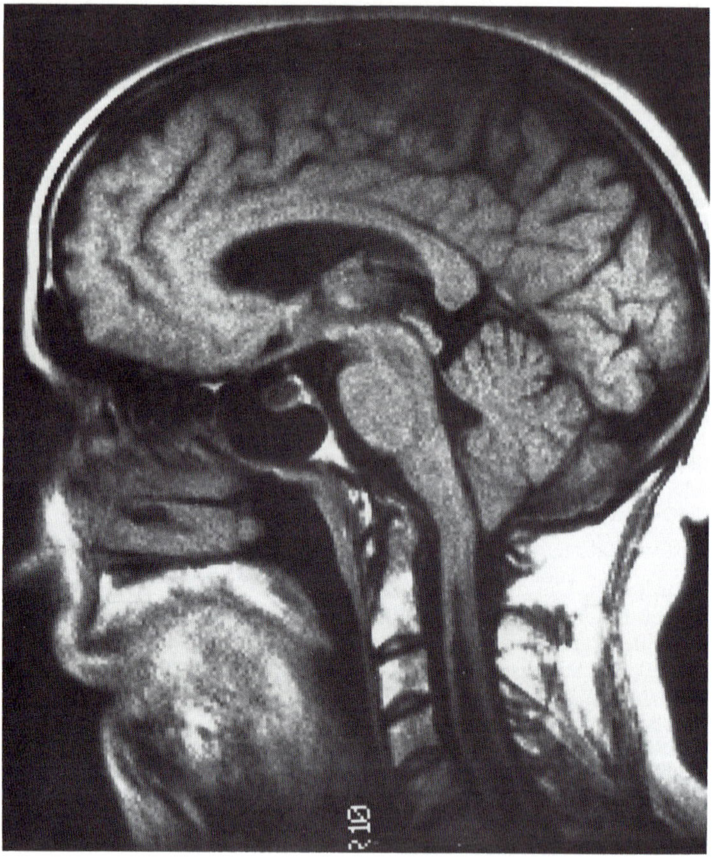

Abb. 6.**27** Raumfordernde Syringomyeliezyste im Halsmark (Aufnahme: Dr. *Storck*, Düsseldorf)

Spinale raumfordernde Parasiten stellen Raritäten dar. Im eigenen Krankengut fand sich ein Fall mit einem Cysticercus cellulosae (Schweinebandwurm). Extradurale Zysten werden als Begleitanomalie der Spina bifida occulta im lumbosakralen Bereich angetroffen.

Seltene raumfordernde subarachnoidale, subdurale oder epidurale Hämatome mit rascher Progredienz der klinischen Symptomatik treten unter Antikoagulantientherapie, bei Blutungsneigung oder nach diagnostischen und therapeutischen Punktionen auf. Sie erfordern die sofortige Entlastungsoperation.

Traumen

Wirbelsäule

Indirekte, fortgeleitete, stumpfe oder (seltener) scharfe Gewalt spielt eine größere Rolle als die direkte Gewalteinwirkung. Die einfachsten Verletzungsformen sind Wirbelsäulenprellungen und Distorsionen. Die dadurch ausgelösten Beschwerden und Funktionsstörungen klingen rasch ab und bedürfen keiner fachspezifischen Therapie. Neurochirurgisch bedeutsam sind unter den Distorsionen der Wirbelsäule die Schleudertraumen, die sog. Peitschenschlagverletzungen der Halswirbelsäule (Whiplash-injury).

Beim sog. „klassischen Wirbelkörperbruch" fehlt die Beteiligung sowohl der Wirbelbögen als auch der Wirbelgelenke sowie der Zwischenwirbelscheiben. Er entsteht durch ein Hyperflexions-(Anteflexions-)Trauma, meist im Bereich der Brustwirbelsäule, seltener auch der Lendenwirbelsäule. Oft bleibt ein solcher Bruch klinisch stumm und wird erst radiologisch durch die keilförmige Deformierung des Wirbelkörpers erkannt, der frakturbedingt höhengemindert und verbreitert erscheint (Abb. 6.**28**).

Tritt im Rahmen der Wirbelköperfraktur eine begleitende Verletzung der angrenzenden Zwischenwirbelscheibe auf, erscheint in der Regel das Bandscheibenfach auf den Röntgenaufnahmen erniedrigt. Pathologisch-anatomisch kommt es zur Absprengung im Bereich der Deckplatten mit Kompression der inneren Bandscheibenanteile in die Frakturspalten sowie zu Kantenabrissen im Bereich der Wirbelkörperrandleisten mit Zerreißung des äußeren Faserringes der Bandscheibe (Abb. 6.**29**). Auch die vor allem bei Jugendlichen zu sehenden Vorderkantenabbrüche können von Läsionen des Discus inververtebralis begleitet sein. Immer resultiert eine bleibende Höhenminderung des Zwischenwirbelraumes.

Bei der Wirbeltrümmerfraktur liegt neben der immer vorhandenen Zerberstung des Wirbelkörpers eine Schädigung von Bogen und Gelenkfortsätzen, Bandscheiben, Bändern und Muskeln vor.

Die neurologisch schwersten Wirbelsäulenverletzungen stellen die Luxationen und Luxationsfrakturen dar, bei denen es zu Wirbelkörperverschiebungen unterschiedlichen Ausmaßes in sagittaler und seitlicher Richtung kommt (Abb. 6.**30**).

Bei diesem Verletzungstyp kommt es nicht zwangsläufig, aber häufig zu einer mechanischen Schädigung der nervösen Substanz (Rückenmark, Nervenwurzeln).

Isolierte Luxationen der Wirbelkörper mit Zerreißung der Bandscheibe und des Bandapparates ohne Hinweise für eine knöcherne Verletzung treten ausschließlich im Halswirbelsäulenbereich auf (Abb. 6.**31**).

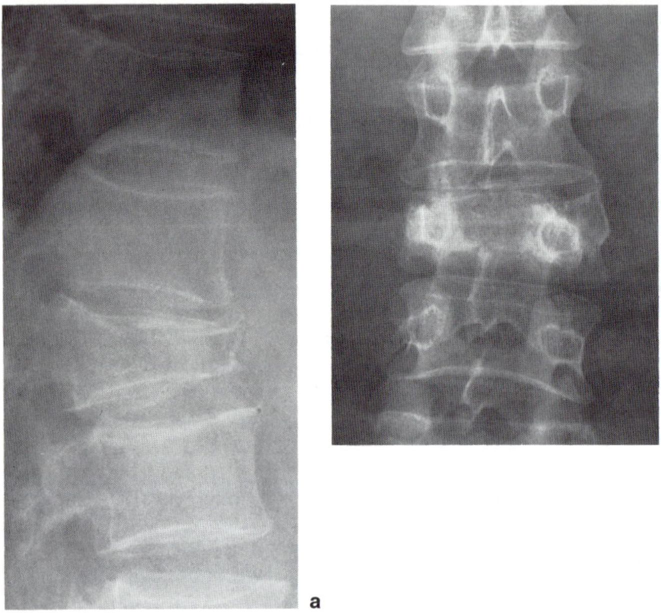

a

b

Abb. 6.**28 a** u. **b** **a** Seitliches Tomogramm eines älteren Wirbelkörperkompressionsbruches im Bereich der Brustwirbelsäule mit keilförmiger Deformierung. Ventral bereits Abstützungsvorgänge mit Brückenbildung zu den benachbarten Wirbeln. **b** Sagittales Bild eines Kompressionsbruches des 3. LWK mit keilförmiger Verschmälerung

Isolierte Frakturen der Wirbelbögen, der Quer- und Dornfortsätze haben klinisch keine Bedeutung und bedürfen keiner speziellen Therapie, solange es nicht durch Fragmentverlagerung zur nervösen Läsion kommt.

Halswirbelsäule

Verletzungen der Halswirbelsäule, verursacht durch direkte Gewalteinwirkung oder indirekt als Folge von Dreh-, Biegungs- und Stauchkräften, reichen von Distorsionen über isolierte Bandscheibenrupturen bis zu Luxationen und Luxationsfrakturen. Sie sind besonders verhängnisvoll, weil der Spinalkanal hier seine geringste Weite aufweist und bereits minimale Verschiebungen eine Schädigung des Halsmarks verursachen können. Die Symptome reichen von radikulären Ausfällen über partielle Markschädigungen mit Mono-, Para-, Hemiparesen bis zur Tetraplegie.

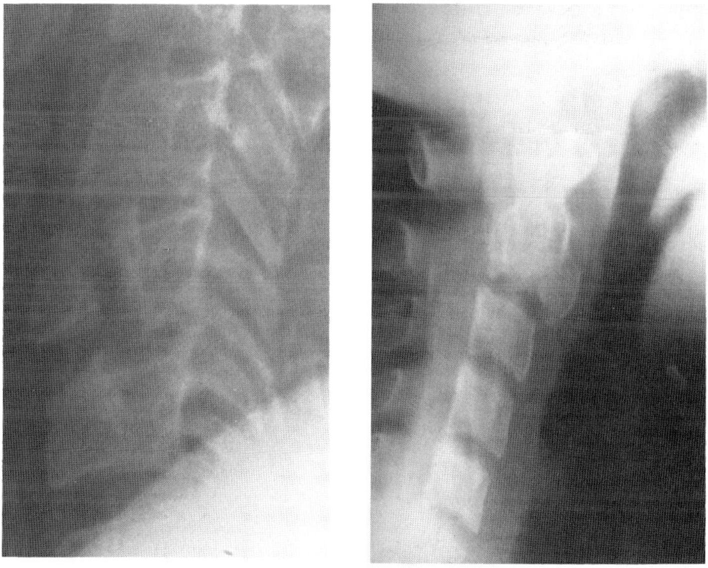

a b

Abb. 6.**29a** u. **b** **a** Seitliche Aufnahme einer Fraktur des 4. HWK mit vollständiger Durchtrennung des Wirbelkörpers in der Längsachse, ohne Verschmälerung des Zwischenwirbelraumes. **b** Kompressionsbruch (Trümmerbruch) des 2. HWK mit Densfraktur. Fragmentabsprengung und Einbrüche der unteren Deckplatte

Migraine cervicale

Die Mehrzahl der HWS-Schleuderverletzungen löst Nacken-, Hinterkopf-Schulter-Schmerzen, Fehlstellungen des Achsenskeletts und Bewegungseinschränkungen aus, die unter konservativer Behandlung in der Regel rasch abklingen. Es können aber auch lang anhaltende Schmerzsyndrome resultieren. Finden sich posttraumatisch neurologische, radikuläre oder myelopathische Ausfälle, ist die sofortige diagnostische Klärung (Abb. 6.**32**) durch Röntgenübersichtsaufnahmen, Durchleuchtungsstudien unter Traktion des Kopfes, ggf. auch in Funktionsstellungen des Halses unter kontinuierlicher neurologischer Befundkontrolle, Computertomographie, evtl. Myelographie indiziert. Isolierte traumatische Bandscheibenzerreißungen ohne Verletzungen der Knochenstrukturen sind in Einzelfällen diskographisch zu klären.

Nach Art der Verletzung gestaltet sich das therapeutische Vorgehen. Erweisen sich die klinischen Folgen einer unfallbedingten Bandschei-

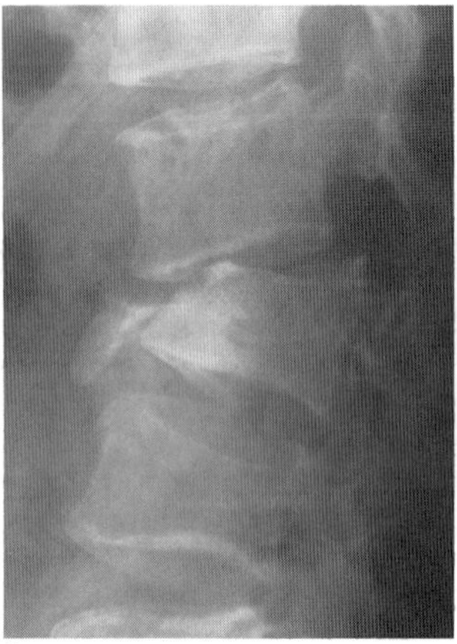

a

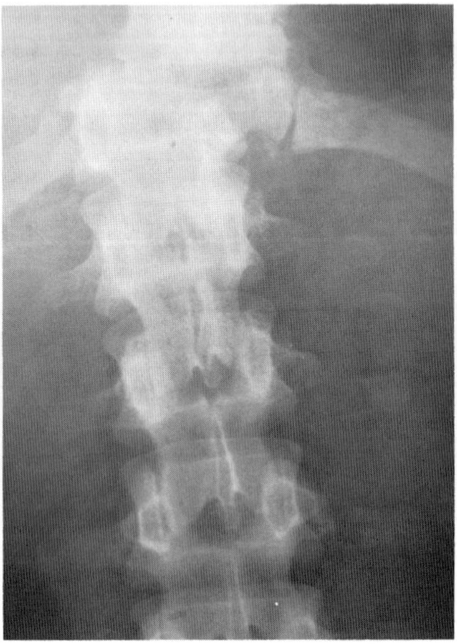

b

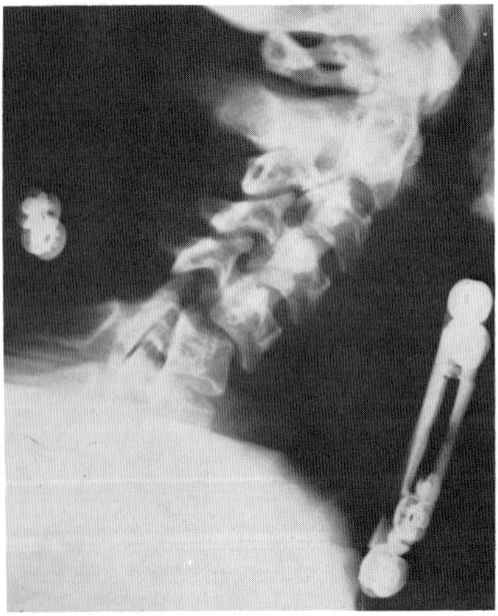

c

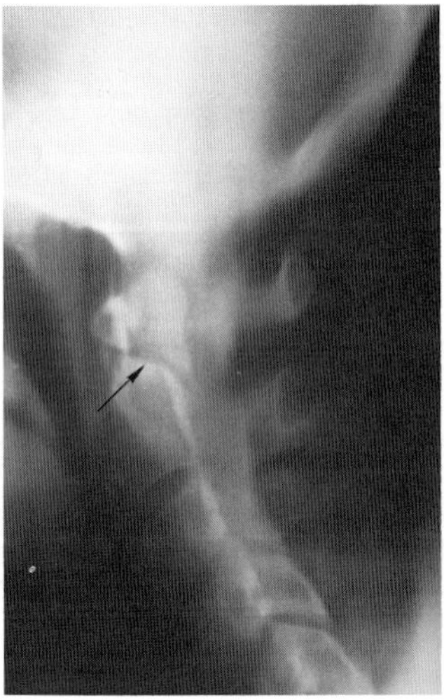

d

Abb. 6.**30 a–d** **a** Luxationsfraktur des 3. LWK. **b** Luxationsfraktur BWK 11/12 mit seitlicher Wirbelversetzung und Querfortsatzfrakturen L 1 bis L 3 links. **c** Luxationsfraktur HWK 5/6. **d** Abriß und Luxation des Dens epistrophei

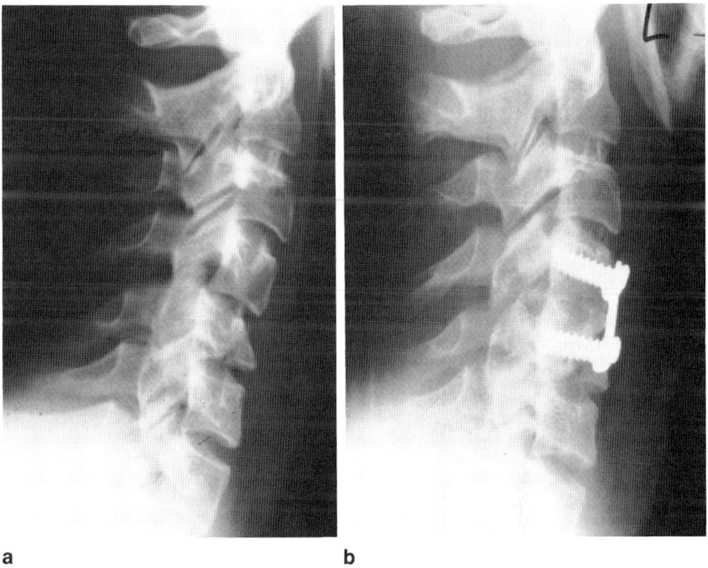

Abb. 6.**31 a** u. **b** Traumatische Bandscheibenzerreißung C 4/5. **a** Kyphotischer Achsenknick im verletzten Bewegungssegment. **b** Wegen Mobilität intraoperative Stellungskorrektur, Diskektomie, Spondylodese mit autologem Knochenspan und H-Platte. Kurzstreckige Fusion C 4–5

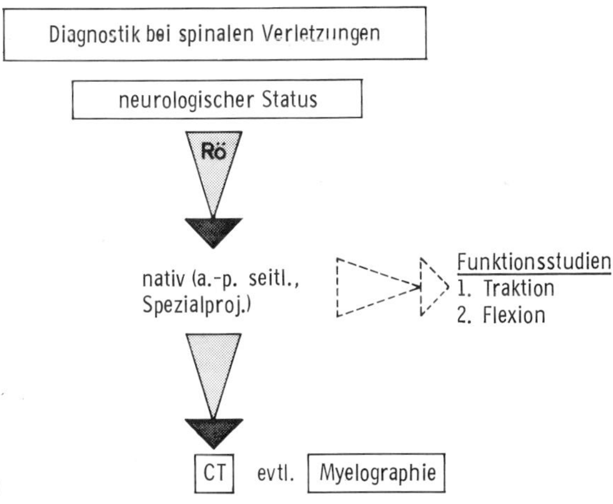

Abb. 6.**32**
Diagnostik
bei WS-Traumen

benschädigung unter konservativer Behandlung als therapieresistent, ist die Indikation zur Diskektomie und vorderen Fusion gegeben. Beim isolierten Trümmerbruch eines Halswirbelkörpers (Abb. 6.**33a**) wird der Frakturbereich durch Extension aufgerichtet; unter Bettruhe kommt es zur knöchernen Konsolidierung und Segmentstabilisierung (Abb. 6.**33b**). Die Extension wird durch Zug am Schädel mittels Crutchfield- oder Gardner-Klemme vorgenommen.

Liegt eine ausgedehnte Zertrümmerung vor oder zeigt die CT intraspinale Knochenfragmente, wird heute der aktiven chirurgischen Therapie der Vorzug gegeben. Nach Freilegung der Wirbelsäule vom vorderen Zugang werden der destruierte Wirbelkörper (Spondylektomie), intraspinale Fragmente und die angrenzenden Bandscheiben entfernt.

Nach Vorbereitung des Spanlagers (Abfräsen von Grund- und Deckplatten bis zur Wirbelkörperspongiosa) wird ein kortikospongiöser Beckenkammspan paßgerecht eingesetzt und durch eine vorgesetzte AO-Platte, die in den benachbarten Wirbelkörpern verankert ist, gesichert.

Spondylektomie und interkorporale plattengesicherte Spondylodese

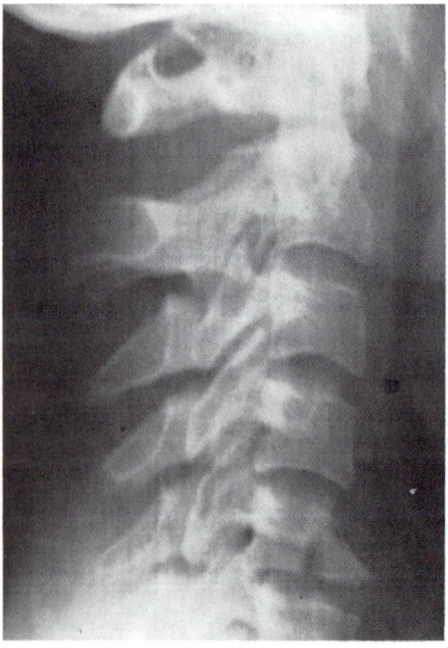

a

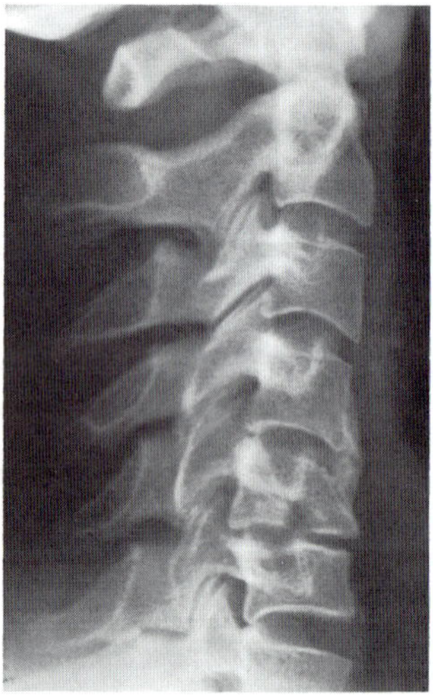

b

Abb. 6.**33a** u. **b** Trümmerbruch des 5. HWK **a,** und Röntgenkontrolle **b** nach 4monatiger Extensionsbehandlung. Man erkennt die knöcherne Konsolidierung der Fraktur mit Abstützungsvorgängen zu den Nachbarwirbeln ermöglichen die frühzeitige Rehabilitation und ersparen dem Patienten die langwierige, psychophysisch belastende konservative Therapie in Extension oder Gipsmieder.

Das gleiche Vorgehen gilt für Frakturen des Dens axis (Abb. 6.**34**). Neben der konservativen Behandlung von mobilen symptomatischen Densfrakturen oder -pseudarthrosen bzw. in Fällen von atlantoaxialen Instabilitäten bei Os odontoideum oder primärchronischer Polyarthritis werden heute häufiger chirurgische Stabilisierungsmaßnahmen aus o. g. Gründen bevorzugt. Bei schräg nach hinten gerichtetem Frakturspalt empfiehlt sich die Verschraubung des Dens vom vorderen Zugang (Böhler). In anderen Fällen hat sich die hintere interlaminäre Spondylodese C 1/2 durch die bilaterale Kompressionsklammer bewährt. Bei komplizierten Frakturen im C1/2-Segment kann sie durch eine transorale Verplattung des Dens gesichert werden (Abb. 6.**35**).

Kommt es im Gefolge von Halswirbelsäulenverletzungen zu Luxationen oder Luxationsfrakturen, bedarf es zunächst der Entlastung des Halsmarks, die durch Extension – ggf. in Narkose – und Relaxation, falls erforderlich durch zusätzliche Repositionsmanöver (intraoperativer Zug, Resektion der Wirbelgelenke) erreicht wird. Die chirurgische

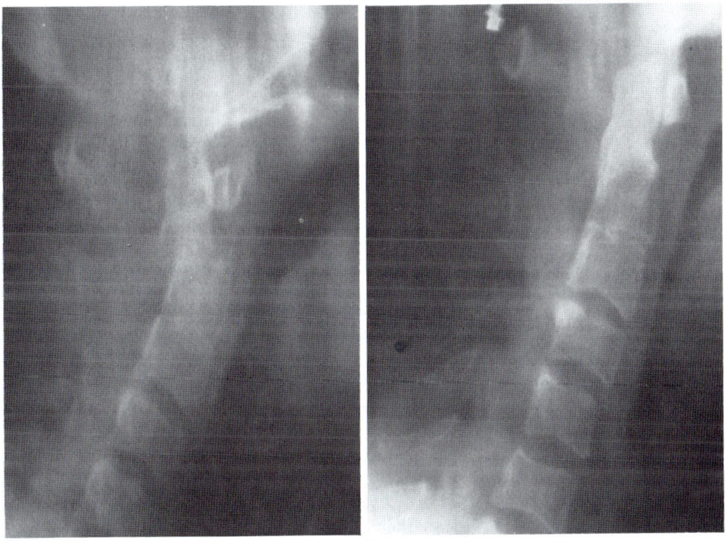

a b

Abb. 6.**34** **a** u. **b** **a** Densfraktur mit Dorsalluxation (primärer Verletzungszustand). **b** Endzustand nach knöcherner Heilung (3 Monate nach Verletzung), ideale Achsenstellung des Dens

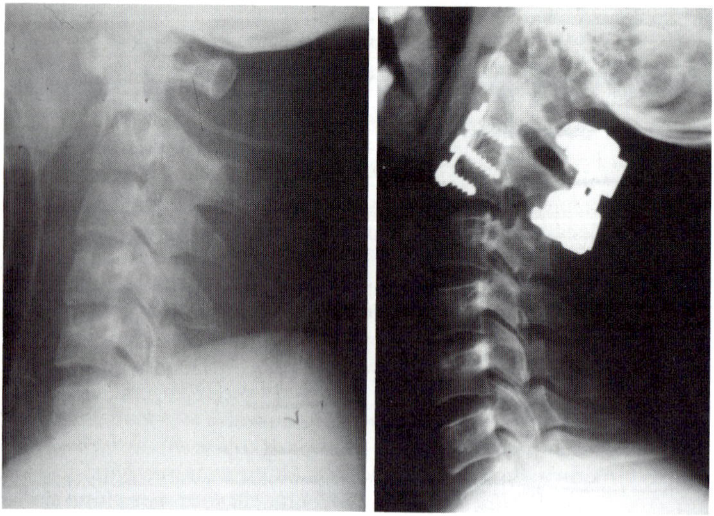

a b

Abb. 6.**35** **a** u. **b** Densfraktur. **a** Zertrümmerung des Axiskörpers; atlantoaxiale Instabilität (klaffende Dornfortsatz-Bogen-Distanz). **b** Vordere transorale Spondylodese mit AO-Platte; hintere „Zuggurtung" mit Kompressionsklammer und interlaminärem Knochenspan

Behandlung dieser Verletzungstypen ist deshalb zwingend erforderlich, da immer begleitende Bandscheibenzerreißungen vorliegen; auch bei Reposition dislozierter knöcherner Fragmente kann Bandscheibengewebe in den Spinalkanal versprengt sein und hier zu einer persistierenden Markkompression führen. Die Entlastung erfolgt von ventral. In korrigierter achsengerechter Stellung werden die Wirbelkörper fusioniert (Abb. 6.**36**). Da die vordere Fixation nur eine Extensions-, aber keine Beugestabilität garantiert, ist in Einzelfällen die zusätzliche hintere Spondylodese (Drahtcerclage plus Knochenspan, laminierte Endoprothese, transpedunkuläre Verschraubung oder Verplattung) erforderlich.

Abb. 6.**36** **a–c** Luxationsfraktur C 5/6 nach Sturz von Baugerüst. Klin.: C 6-Syndrom links. **a** Seitliche HWS: Zerreißung des gesamten Bewegungssegments. Ventralversetzung von C 5 um ¾ WK-Breite. **b** CT mit sagittaler Rekonstruktion. Unter Extension schon leichte Stellungsverbesserung. Markkompression durch Hinterkante C 6, asymptomatisch. **c** Postoperativ. Stellungskorrektur durch Extension; vordere Spondylodese mit PMMA und hintere Gurtung durch Drahtcerclage ▶

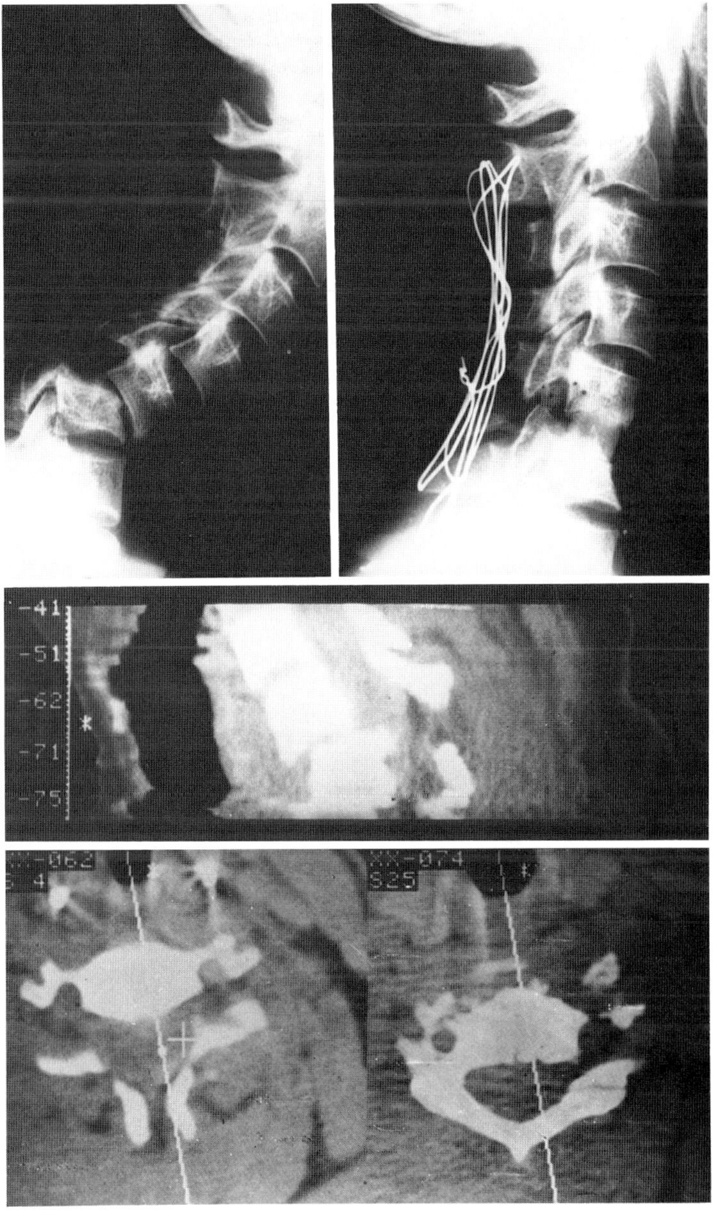

a

c

b

Diese Operationsverfahren haben gegenüber der konservativen Therapie den nicht zu unterschätzenden Vorteil, daß keine langfristige, äußere Ruhigstellung erforderlich ist.

Brust- und Lendenwirbelsäule

Verletzungen leichten Grades wie Wirbelsäulenprellungen und Distorsionen erfordern im allgemeinen keine spezielle neurochirurgische Therapie. Das gleiche gilt für Wirbelfrakturen im Thoraxbereich, die keine neurologischen Ausfälle zur Folge haben. Als Behandlung kommt hier die Ruhigstellung (Bettruhe auf harter Unterlage) bei gleichzeitiger funktioneller krankengymnastischer Übungstherapie in Frage, bis eine knöcherne Konsolidierung (3–4 Monate) eingetreten ist. Der feste Rippen-Sternum-Verbund garantiert eine genügende Stabilität.
Bei Wirbelfrakturen dieser Region, die mit einem partiellen oder totalen Querschnittssyndrom einhergehen, besteht keine einheitliche Mei-

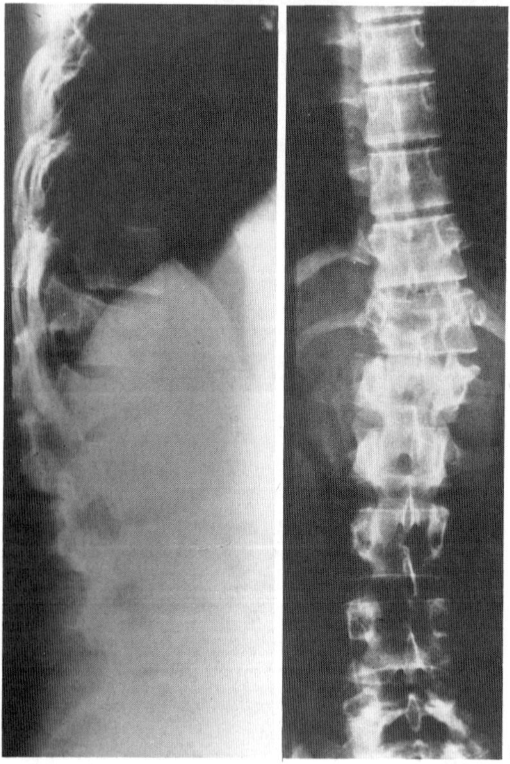

a

Abb. 6.**37 a–d** WK-Fraktur Th 12 und L 1. **a** Fehlstellung: Keilbildung LW 1; intraspinales Fragment BW 12. **b** CT: koronare Rekonstruktion (oberer Bildteil) (= = = Ebene der Rekonstruktion), Zertrümmerung des Wirbelkörpers. **c** CT: sagittale Rekonstruktion, Knochenfragment im Spinalkanal. **d** Transpedunkuläre dorsale Spondylodese. 18 Monate nach Trauma stabile Frakturheilung

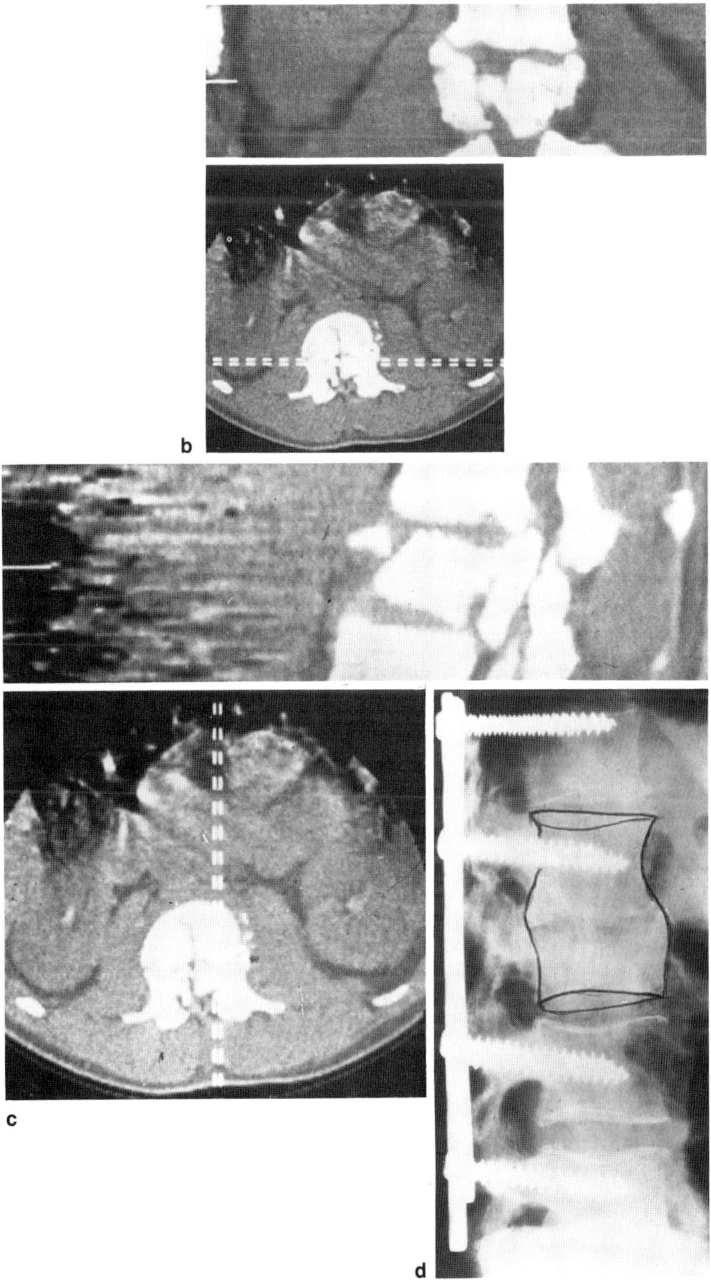

b

c

d

nung über das zweckmäßige therapeutische Vorgehen. Die Indikation zur Entlastungslaminektomie ist dann gerechtfertigt, wenn bei nachgewiesener Blockade der spinalen Liquorpassage oder knöcherner Einengung des Wirbelsäulenkanals (Abb. 6.**37**) eine Progredienz neurologischer Erstsymptome oder die in der Sekundärphase auftretende Manifestation neurologischer Ausfälle beobachtet wird. Bei Patienten, bei denen es unmittelbar nach dem Trauma zu einer kompletten Querschnittslähmung kommt, sind operative Maßnahmen, zumindest im Frühstadium, nicht angezeigt. In späteren Phasen kann eine neurochirurgische Intervention sinnvoll werden, wenn sich beispielsweise durch Einklemmung von Nervenwurzeln im Frakturbereich schwere therapieresistente radikuläre Schmerzsyndrome entwickeln.
Instabile Frakturen der LWS werden immer häufiger durch die transpedunkuläre Plattenspondylodese nach Roy-Camille fixiert (Abb. 6.**37d**) oder mit dem Fixateur interne (Dick) versorgt. Ist der Spinalkanal durch knöcherne Bruchteile eingeengt, geht der Fixation die Dekompression der Cauda equina voraus.
Die Entlastungsoperation (und evtl. die Stabilisierung) wird erforderlich bei:

- offener RM-Verletzung,
- beginnender oder progredienter neurologischer Symptomatik bei Raumforderung,
- raumbeengenden intraspinalen Knochenfragmenten, BS-Sequester,
- massiver Segmentinstabilität, bes. bei Mehrfachverletzten.

Die instabile Verletzung stellt eine relative Indikation dar; aber auch hier wird der aktiven Therapie immer häufiger der Vorzug gegeben, um dem Patienten das Risiko einer plötzlichen Mark- bzw. Wurzelläsion sowie eine langwierige Ruhigstellung zu ersparen.
Wie im HWS-Bereich kann die Lendenwirbelsäule auch vom ventralen, transperitonealen oder lateralen retroperitonealen Zugang freigelegt werden. Diese Verfahren besitzen den Vorteil, daß das frakturierte knöcherne Element direkt ausgeräumt und ersetzt oder osteosynthetisch versorgt werden kann. Dieses Vorgehen bietet sich bei der Versorgung isolierter Wirbelsäulentraumen in der Sekundärphase an. Ist die Stabilisierung in der Akutphase bei der Behandlung meist polytraumatisierter Patienten zwingend erforderlich, sollte der kleinere, weniger zeitaufwendige und den Patienten geringer belastende Zugang von hinten gewählt werden.

Rückenmark und Cauda equina

Pathologie und Klinik

Bei den traumatischen Schädigungen des Rückenmarks und seiner Hüllen infolge mechanischer Gewalteinwirkung wird – wie am Gehirn – zwischen gedeckten und offenen Verletzungen unterschieden.

Die häufigste Ursache einer offenen Spinalverletzung ist die Geschoßeinwirkung. Stich-, Metall-, Glas- und Knochensplitterverletzungen oder Wirbeldislokalisationen können zur vollständigen oder partiellen Kontinuitätsunterbrechung des Myelons mit Durazerreißung führen. Je nach Läsionsort und -ausmaß variiert der neurologische Befund vom radikulären Ausfall über partielle, z. B. halbseitige Querschnittsläsionen (Brown-Séquard-Syndrom) bis zu kompletten Funktionsausfällen.
In einer frischen Rückenmarkswunde werden drei abgrenzbare Gewebszonen unterschieden: die direkt traumatisch zerstörte „Trümmerzone", die indirekte, irreversibel zerstörte „Quetschzone" und die reversibel geschädigte „peritraumatische Ödemzone". Es ist entscheidend, daß die bleibende klinische Querschnittslähmung bei offenen Rückenmarksverletzungen nicht nur durch die direkte Gewebsdurchtrennung verursacht wird, sondern auch von der indirekten irreversiblen Umgebungsläsion abhängt.
Wegen der Gefahr der Liquorfistel mit Infektion der Meningen erfordert die offene Verletzung die sofortige neurochirurgische Versorgung der Rückenmarkswunde mit Verschluß der Dura.
Häufiger sind die gedeckten Rückenmarksverletzungen. Sie entstehen durch indirekte oder unmittelbare stumpfe oder (seltener) scharfe Gewalteinwirkung ohne Eröffnung der Dura, verursacht durch Sturz, Stoß, Schlag, Anprall, Schleuderung oder andere Krafteinwirkung.

Die unterschiedlichen Verletzungsmechanismen (Flexions-, Hyperextensions-, Rotations- und Kompressionstraumen, einzeln oder kombiniert auftretend) sind nicht nur für die bereits bei den Wirbelsäulenverletzungen abgehandelten Läsionen am Stützapparat verantwortlich, sondern auch für die pathologisch-anatomische Auswirkung auf das Rückenmark. Aufgrund der topischen Zuordnung zum Ort der Gewalteinwirkung lassen sich drei Areale der medullären Läsion unterscheiden:

1. Hauptherd mit primär-traumatischer Lokalschädigung am Ort der Gewalteinwirkung (Commotio spinalis, Contusio spinalis, Lazeration, Kompressionsnekrose, Blutungen),
2. Nebenläsionen mit Nekrosen und reaktiven Schäden in der kranialen oder kaudalen Nachbarschaft der Zentralschädigung,
3. Fernschäden, die in keiner unmittelbaren Beziehung zur Läsion stehen, wie z. B. Folgen zentraler Blutungen oder lokaler Ischämien.

Bei der Rückenmarkserschütterung – Commotio medullae spinalis – handelt es sich um die leichteste Form des Rückenmarktraumas. Dabei kommt es zu passageren Funktionsstörungen, die weder im Augenblick der Gewalteinwirkung zu anatomisch nachweisbaren Veränderungen führen noch morphologisch nachweisbare Folgen hinterlassen.

Die klinischen Zeichen mit Beeinträchtigung medullärer Funktionen (motorische Lähmungen, Sensibilitätsstörungen) sind reversibel und dauern nur kurz, d. h. Stunden bis wenige Tage an. Die spinale Kommotio bedarf keiner speziellen Therapie.
Im Gegensatz zur Kommotio geht die spinale Kontusion immer mit einer lokalen, im Augenblick der Gewalteinwirkung auftretenden Rückenmarksschädigung einher. Die Rückenmarkskontusion entspricht in ihrem Ablauf und in der Qualität der Hirnprellung und hinterläßt wie diese nicht reversible, morphologisch faßbare Alterationen des Marks mit entsprechenden klinischen Defiziten.
Analog der Hirnkontusion lassen sich am Rückenmark drei Stadien unterscheiden: Dem ersten Stadium, charakterisiert durch frische Rhexisblutungen und Nekrosen, folgen im zweiten Stadium Resorptions- und Reparationsvorgänge, die schließlich im dritten Stadium zur soliden Narbenbildung führen.
Die schwerste Form der gedeckten Rückenmarksverletzung ist die Lazeration, die Rückenmarkszerreißung (Abb. 6.**38**).
Klinisch läßt sich wegen des bestehenden spinalen Schocks im akuten Stadium keine Aussage darüber machen, ob es sich um eine reversible Commotio spinalis oder um eine irreversible Schädigung im Sinne einer Kontusion oder Lazeration handelt. Zu Beginn ist der spinale Schock durch eine schlaffe Paraplegie mit Areflexie ohne Pyramidenbahnzeichen charakterisiert. Es besteht ein kompletter Sensibilitätsausfall; Sphinkterinsuffizienzen ergänzen das Bild. Erst der weitere klinische Verlauf läßt die Vermutung zu, daß es sich bei Fortbestehen des Querschnittssyndroms um eine Zerreißung des Marks, bei partieller oder vollständiger Rückbildung der neurologischen Ausfälle aber um eine umschriebene Läsion bzw. eine funktionelle Störung des Myelons handelt.
Komplette Ausfälle in der akuten Phase finden sich überwiegend bei der Commotio spinalis und bei Kaudaläsionen. Klinisch nicht zu differenzieren von den durch Quetschung oder Zerreißung entstehenden substantiellen Rückenmarksverletzungen sind die computertomographisch erfaßbaren hämorrhagischen zentralen Nekrosen und die zentralen stiftförmigen Blutungen (Hämatomyelie). Beide Verletzungsformen führen in der Regel zu einer totalen Leitungsunterbrechung mit komplettem Querschnittssyndrom. Die Prognose ist schlecht.
Bei allen spinalen Verletzungen, bei denen es zu einer Kompression des Rückenmarks kommen kann, ist die klinische Verlaufskontrolle von besonderer Wichtigkeit. Sie muß die primäre Progredienz oder das sekundäre Auftreten spinaler Ausfälle bei initialer Symptomlosigkeit sofort erfassen. Beide Krankheitsverläufe sind sichere Zeichen einer entlastungsbedürftigen Kompression. Liegt jedoch eine komplette Querschnittsläsion vor und kommt es im Verlauf der nächsten Stunden zu einem Ansteigen des neurologischen Niveaus um wenige Segmente,

Malazie
= innere Erweichung

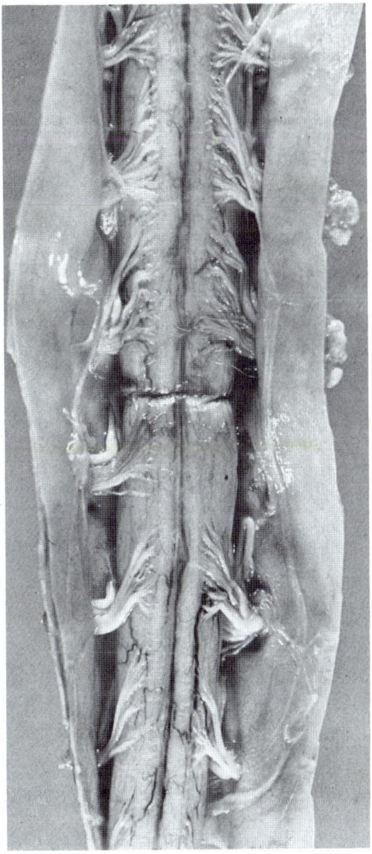

Abb. 6.**38** Rückenmarksdurchtrennung (Lazeration)

spricht dies in der Regel für eine komplizierende intramedulläre Blutung oder Erweichung (Myelomalazie) aufgrund der unzureichenden Durchblutung. Hier ist ein entlastender Eingriff kontraindiziert.
Die diagnostische Methode der Wahl ist die nichtinvasive, rasch durchführbare Computertomographie, die in der Höhe des klinischen Niveaus oder im Bereich nativdiagnostisch dargestellter knöcherner Verletzungen angesetzt wird.

Komplikationen
Neben Liquorfisteln mit nachfolgender Meningitis können bei spinalen Verletzungen wie im intrakraniellen Raum Blutungen im Wirbelsäulenkanal entstehen.

Epidurale Blutungen sind selten. Sie werden computertomographisch diagnostiziert. Sie entstehen durch Zerreißung epiduraler Venenplexus oder häufiger als Begleit- bzw. Sickerblutungen bei Wirbelfrakturen aus der Wirbelkörperspongiosa. Während der Versorgung der knöchernen Verletzung werden sie ausgeräumt; isoliert auftretende Hämatome bedürfen nur dann der chirurgischen Behandlung, wenn eine neurologische Symptomatik auftritt.
Traumatische subdurale Blutungen sind flächenhaft ausgedehnt und erreichen selten ein raumbeengendes Ausmaß. Dies gilt auch für die Subarachnoidalblutungen. Erst durch die Computertomographie ist ihre direkte Darstellung möglich geworden.

Therapie
Es bestehen unterschiedliche Auffassungen, die von der Ablehnung jedweder operativ entlastender Maßnahmen bis zur prinzipiellen Freilegung aller Wirbelsäulenverletzungen mit Rückenmarksbeteiligung reichen. Solche extremen Ansichten sind in allen Bereichen der Medizin für die betroffenen Patienten eher nachteilig. Beide Behandlungsmethoden – hie konservativ, da operativ – haben in bestimmten Krankheitssituationen ihre Berechtigung. Entscheidend ist die exakte Indikationsstellung. Diese läßt sich anhand einer Funktionsdiagnose mit folgender Einteilung präzisieren:

1. passagere Funktionsunterbrechung (Commotio spinalis),
2. partielle Unterbrechung der Leitungsfähigkeit,
3. totale Unterbrechung der Leitungsfähigkeit.

Die erste Gruppe bedarf keiner operativen Behandlung, weil nach kurzer Zeit eine völlige Restitution eintritt. Für die Gruppe 3 mit totaler Querschnittslähmung ist ein entlastender Eingriff überflüssig, da eine irreversible Funktionsstörung vorliegt.
Von Bedeutung ist aus der Sicht des Therapeuten die zweite Gruppe mit partiellen Läsionen. Absolute Indikation zur Entlastungslaminektomie im akuten Stadium ist der Nachweis einer raumfordernden, markbeengenden Läsion. Dabei gilt der Grundsatz: Je früher die Kompression beseitigt wird, um so günstiger ist die Prognose.
Kommt es im Verlauf der posttraumatischen Phase zu einer Progredienz der neurologischen Erstsymptome oder treten erst sekundär nervöse Defizite auf, ist die Operation ebenfalls zu jeder Zeit absolut indiziert, sofern sich eine Raumforderung hinter der Symptomatik verbirgt.
Eine relative Operationsindikation besteht in Fällen mit persistierendem, inkomplettem oder sich in Rückbildung befindlichem komplettem Querschnittssyndrom, wenn eine durch konservative Maßnahmen nicht zu korrigierende Einengung des Spinalkanals fortbesteht. Der Operationszeitpunkt wird vom Allgemeinbefinden des Patienten und vom neurologischen Status abhängig gemacht.

Nie sollte vergessen werden, daß die Rehabilitation im Interesse der Funktionswiederkehr sofort nach dem Unfall einsetzen muß.
Die möglichst frühzeitige Verlegung in Spezialkliniken sollte angestrebt werden, wo heute die der Krankheitssituation angepaßte beste operative und konservative Behandlung neben beruflicher, sozialer und psychophysischer Rehabilitation möglich ist.

Spinale Gefäßmißbildungen

Allgemeines
Spinale Gefäßmißbildungen sind nicht so selten wie früher angenommen. Es können Venektasien vorliegen oder (häufiger) angeborene arteriovenöse Angiome (Abb. 6.**39**). Sie treten selten epidural, meist intradural auf. Hier liegen sie vornehmlich im Bereich der weichen Rückenmarkshäute, aber auch im Rückenmark selbst; sie sind vorwiegend über den dorsalen Anteilen des Rückenmarks lokalisiert und erstrecken sich oft über mehrere Segmente. Die kaudalen Abschnitte des Myelons sind bevorzugt. Männer sind wesentlich häufiger betroffen als Frauen (5:1).

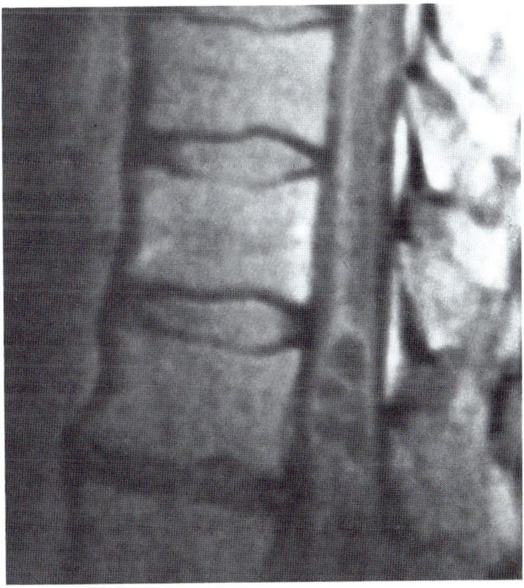

Abb. 6.**39** Magnettomogramm eines kavernösen Hämangioms in Höhe Th 11 (Aufnahme: NMR-Forschungslabor der Firma Siemens, Erlangen)

Klinik

Die arteriovenösen Mißbildungen führen in der Regel in den mittleren Lebensdezennien zu Krankheitserscheinungen, weniger durch mechanische Kompression als durch Zirkulationsstörungen bei Insuffizienz des Kollateralkreislaufs. Lokale Ödeme, venöse Stauungen und Gewebsuntergang (Markerweichung) lösen unterschiedlich schwere Symptome aus, die akut, subakut oder intermittierend, aber progredient manifest werden („angiodysgenetische Myelomalazie"). Radikuläre Schmerzen und Extremitätenparästhesien stehen oft am Beginn der klinischen Erscheinungen. Später folgen spastische Hemi- und Paraparesen mit vegetativen Ausfällen.

Sowohl durch akuten Gewebsuntergang (Nekrose) als auch nach apoplektiform ablaufender spinaler Subarachnoidalblutung aus der Gefäßmißbildung (vgl. zerebrale Angiome) kann plötzlich eine Querschnittslähmung eintreten. Typisch für die Blutungen sind die initialen, heftigsten Rückenschmerzen mit einer Ausstrahlung in die unteren Extremitäten und der deutliche Meningismus. In diesem Stadium werden Kopfschmerzen und Bewußtseinsstörungen vermißt. Der Liquorbefund ist typisch: zu Anfang blutig, später xanthochrom.

Röntgenologisch kann ein Angiomwirbel zu sehen sein, der keine direkte Verbindung mit der intraspinalen Gefäßmißbildung haben muß. Liegt eine Blutung vor, offenbart sich diese im CT oder zeigt sich indirekt bei der Myelographie durch die Passagebehinderung. Bei fehlendem Kontrastmittelstopp sind geschlängelte, streifige Aussparungen der Kontrastmittelsäule charakteristisch (Abb. 6.**40**).

Die superselektive spinale Angiographie weist den Gefäßprozeß nach (Abb. 6.**41**). Versorgende Arterien und Ausdehnung des Prozesses werden identifiziert.

Therapie

Die optimale Behandlung liegt in der weitgehenden Entfernung der Gefäßmißbildung, die in Abhängigkeit von der Ausdehnung und der Lokalisation radikal durchgeführt werden kann. Unter sorgfältiger Schonung der Marksubstanz und der Nervenwurzeln werden zu- und abführende Gefäße unterbunden und schließlich das gesamte Gefäßkonvolut exstirpiert. Dadurch werden auch die Anastomosen zu den spinalen Gefäßen unterbrochen. Die Therapie hat das Ziel, die regionale Durchblutung zu normalisieren und Rezidiven der Subarachnoidalblutung vorzubeugen. Operationsmikroskop und bipolare Koagulation haben die chirurgischen Möglichkeiten verbessert.

Ist eine komplette Entfernung der Angiome wegen des hohen Risikos der postoperativen Querschnittslähmung nicht möglich, begnügt man sich mit einer Teilentfernung oder Unterbindung der zuführenden Gefäße. Über die Wirksamkeit einer Strahlenbehandlung mit dem Ziel der Gefäßfibrosierung liegen derzeit keine Erfahrungen vor. Als Be-

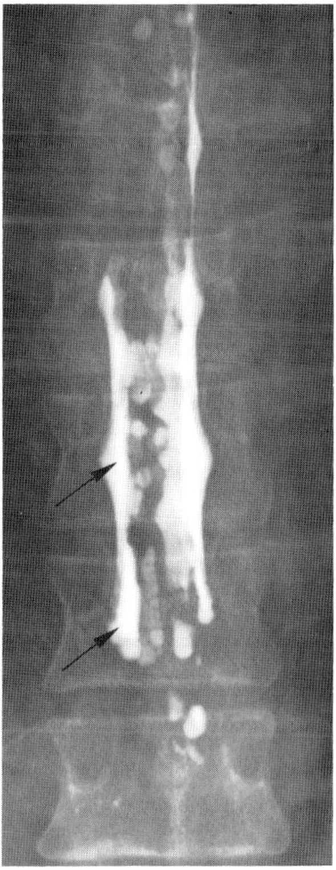

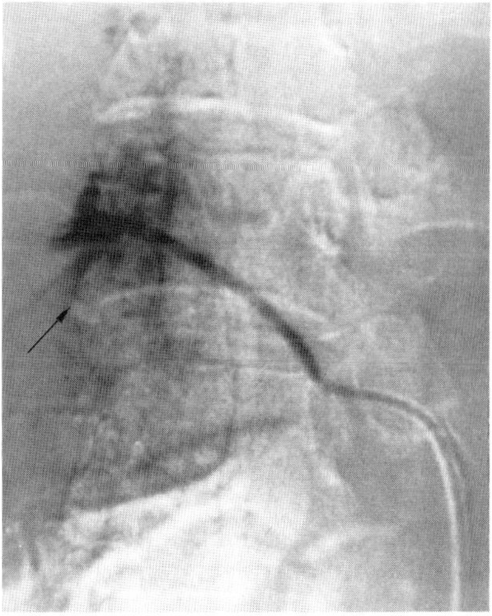

Abb. 6.**41** Darstellung des Angioms durch die superselektive Katheterangiographie

Abb. 6.**40** Spinales thorakales Angiom. Zisternale Myelographie – geschlängelte, streifige Aussparungen der KM-Säule

handlungsmaßnahme der Wahl inoperabler Gefäßmißbildungen gilt z. Z. die Embolisation nach superselektiver Angiographie. Auch hier müssen die Langzeitresultate abgewartet werden.

Entzündliche Erkrankungen des Spinalkanals

Allgemeines

Hier interessieren die entzündlichen Prozesse, die sich intra- oder extradural im Wirbelkanal entwickeln. Ausgespart bleiben die entzündlichen Erkrankungen der Wirbelsäule (Spondylitis). Die Diskospondylitis gehört in den orthopädischen Fachbereich. Bakterielle und tuberkulöse Wirbelerkrankungen können auf die knöchernen Anteile beschränkt bleiben oder sich nach paravertebral und intraspinal fortsetzen, wo sie dann die nervösen Elemente mitbeeinträchtigen.

Eitrige Prozesse

Epidurale Eiterungen

Dieses nicht sehr häufige extradurale Krankheitsgeschehen findet sich in der Literatur unter den Bezeichnungen Epiduralabszeß, Extraduralabszeß, Epiduritis und Pachymeningitis externa.
Die Dura teilt sich im Bereich des Foramen magnum in zwei Blätter, deren eines die eigentliche Dura spinalis bildet und das andere das Periost des Spinalkanals. Der Zwischenraum ist bis zum Sakralkanal mit Fettgewebe und Blutgefäßen angefüllt.
Eiterungen entstehen fortgeleitet von Wirbelprozessen oder hämatogen bei einer bakteriellen Allgemeininfektion; selten sind sie als Sekundärinfektion eines traumatischen Hämatoms aufzufassen. Sie entwikkeln sich im epiduralen Raum zwischen den beiden Durablättern.
Eine chirurgische Behandlungsnotwendigkeit ist gegeben, wenn medulläre Kompressionserscheinungen auftreten. Hat sich bereits ein komplettes Querschnittsbild entwickelt, ist die Prognose schlecht, da es zur Durchwanderung und lokalen Gefäßreaktion (Venenthrombose) gekommen sein kann. Diese Phänomene machen eine Funktionsrückkehr unmöglich.
Der Laminektomiebereich ist bis an den oberen und unteren Abszeßpol auszudehnen; wegen der Gefahr der Meningitis muß eine Verletzung der Dura unbedingt vermieden werden. Die Abszeßhöhle wird drainiert. Nach Resistenztestung werden Antibiotika lokal und systematisch appliziert.

Arachnoiditis spinalis

Sie entsteht fortgeleitet über den Liquorraum bei zerebraler Meningitis oder nach Durchwanderung der Dura bei entzündlichen Prozessen der Umgebung (Spondylitis) oder auf hämatogenem Wege.
Aus der Entzündung resultiert eine bindegewebige Verdickung von Arachnoidea und Verwachsungen zwischen Pia und Dura. Der Prozeß kann umschrieben oder diffus ablaufen. Durch Störungen der Liquorzirkulation sind Kompressionserscheinungen am Mark möglich. Die Verklebung von Arachnoidea und Pia kann das Entstehen zystischer Erweiterungen des Subarachnoidalraumes begünstigen (Arachnoiditis cystica circumscripta, Arachnoidalzysten). Sitz und Ausdehnung dieser Hohlräume können kompressionsbedingt unterschiedliche spinale Symptome auslösen.
Die Diagnose stützt sich auf die Anamnese (Meningitis, Spondylitis, Infektionskrankheiten), den klinischen Verlauf (z. B. wechselhafte

neurologische Reiz- und Ausfallserscheinungen), auf die Liquoranalyse, die Computertomographie und ggf. die myelographische Darstellung des Subarachnoidalraumes. In Einzelfällen ist der operative Behandlungsversuch gerechtfertigt. Nach Laminektomie und Duraeröffnung werden die Zysten eröffnet und in den kranial oder kaudal liegenden Subarachnoidalraum drainiert; raumfordernde, komprimierende Narben können entfernt werden. Um postoperative Narbenrezidive zu verhindern, ist die intrathekale Therapie mit Kortikoiden zu diskutieren.

Intramedulläre Abszesse

Sie haben den gleichen Entstehungsmechanismus wie die anderen entzündlichen Erkrankungen des Spinalkanals und sind extrem selten. Immer gehen sie mit massiven neurologischen Defektsyndromen einher. Eine sichere Artdiagnose ist präoperativ aufgrund des klinischen Befundes nicht zu stellen. Meist werden sie zufällig diagnostiziert, wenn die Verdachtsdiagnose eines raumfordernden tumorösen Prozesses die Freilegung erzwungen hat.
Die Behandlung dieser Abszeßformen ist immer operativ; in Einzelfällen gelingt es, die gesamte Abszeßkapsel zu resezieren. Die Prognose im Hinblick auf eine Funktionsnormalisierung ist schlecht.

Literatur

Brocher, J. E. W., H.-G. Willert: Differentialdiagnose der Wirbelsäulenerkrankungen, 6. Auflage. Thieme, Stuttgart 1980

Cervical Spine Research Society: The Cervical Spine. Lippincott, Philadelphia 1983

Dietz, H., W. Umbach, R. Wüllenweber: Klinische Neurochirurgie. Thieme, Stuttgart 1982

Duus, P.: Neurologisch-topische Diagnostik, 3. Aufl. Thieme, Stuttgart 1983

Haughton, V. M., A. L. Williams: Computed Tomography of the Spine. Mosby, St. Louis 1982

Krämer, J.: Bandscheibenbedingte Erkrankungen. Thieme, Stuttgart 1978

Louis, R.: Surgery of the Spine. Springer, Berlin 1983

Mumenthaler, M.: Neurologie, 7. Aufl. Thieme, Stuttgart 1982

Newton, T. H., D. G. Potts: Computed Tomography of the Spine and Spinal Cord. Clavadel, San Anselmo, CA. 1983

Rathke, F. W., K. F. Schlegel: Surgery of the Spine. Thieme, Stuttgart 1979

Schmidek, H. H., W. H. Sweet: Operative Neurosurgical Techniques. Indications, Methods, Results. Grune & Stratton, New York 1982

Thurn, P., G. Friedmann: Computertomographie der Wirbelsäule und des Spinalkanals. Enke, Stuttgart 1983

v. Torklus, D., W. Gehle: Die obere Halswirbelsäule, 2. Aufl. Thieme, Stuttgart 1975

Wackenheim, A., E. Babin: The Narrow Lumbar Canal. Springer, Berlin 1980

Wilkins, R. H., S. S. Rengachary: Neurosurgery. McGraw Hill, New York 1985

Windle, W. F.: The Spinal Cord and Its Reaction to Traumatic Injury. Dekker, New York 1980

Youmans, J. R.: Neurological Surgery. Saunders, Philadelphia 1982

7 Spinale Operationen bei Schmerzen und Tonussteigerungen der Muskulatur

Allgemeines

Bei manchen radikulären, im Plexus oder peripheren Nerv ausgelösten Schmerzen ist es beim Versagen konservativer Maßnahmen möglich, durch eine Unterbrechung der peripheren Schmerzleitung oder der Schmerzbahn des Rückenmarks das Schmerzgeschehen zu beeinflussen. Derartige Schmerzen können ausgelöst werden durch partielle periphere Nervenverletzungen, durch partielle und komplette traumatische Markunterbrechungen, durch Deformitäten und knochenzerstörende Prozesse (meist Metastasen) der Wirbelsäule und Tumoren des Brust- und Bauchraumes (einschließlich des Beckens).
Bei traumatischen Querschnittsläsionen kommt es nach der anfänglichen spinalen Schockphase mit schlaffem Muskeltonus zu einer zunehmenden, oft sehr hinderlichen und schmerzhaften Spastik. Erkrankungen des zentralen motorischen Neurons, wie z. B. beim Morbus Little, führen durch die erhebliche Tonussteigerung vornehmlich an den unteren Extremitäten zu Gehstörungen bis zur Gangunfähigkeit. Bei diesen Situationen kann durch eine Unterbrechung des peripheren Reflexbogens (Abb. 7.**1**) eine Tonusminderung erreicht werden. Eine Reihe weiterer spinaler Eingriffe, die nicht am Reflexbogen angreifen, sondern an den verschiedenen Bahnen des Rückenmarks (Foerster 1909, 1932, Schürmann 1949, 1957, u. a.), haben sich nicht bewährt.

Chordotomie

Unabhängig voneinander haben Spiller 1911 und Foerster 1912 erstmals eine Durchtrennung der Schmerzbahn (Vorderseitenstrangbahn, Tractus spinothalamicus) durchgeführt (Abb. 7.**2**).
Nach der Bahnunterbrechung bestand, wenige Segmente tiefer beginnend, bis kaudal reichend, auf der gegenüberliegenden Seite ein Ausfall der Schmerz- und Temperaturempfindung. Bei Schmerzen der unteren Extremitäten und des Beckens sowie der Bauchorgane führte man früher eine offene Chordotomie in Höhe des 2./3. Thorakalsegmentes durch. Dabei wird, je nach ein- oder beidseitiger Schmerzlokalisation, die Chordotomie nach Hemi- oder Laminektomie ausgeführt. Dura und Arachnoidea werden eröffnet, ein Lig. denticulatum durchtrennt; mit ihm wird durch leichten Zug nach dorsal das Mark etwas

Abb. 7.**1** Verschiedene Operationsmethoden zur Schmerzbehandlung und zur Minderung eines gesteigerten Muskeltonus. 1 = Tenotomien, Myotomien, 2 = Resektion peripherer motorischer Nerven, 3 = Kabelresektion am Plexus, 4 = Hinterwurzeldurchtrennung, 5 = Vorderwurzeldurchtrennung, 6 = Longitudinale Myelotomie

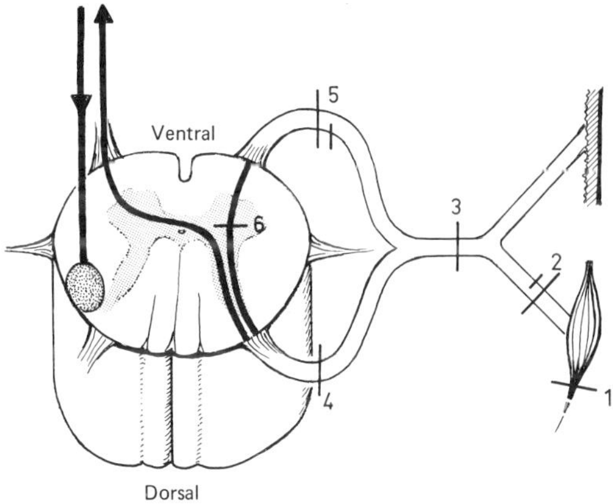

torquiert und nun mit einem feinen Messer der Vorderseitenstrang durchtrennt (Abb. 7.**3**).

Der Vorderseitenstrang liegt zwischen dem Lig. denticulatum und dem Austritt der Vorderwurzel. Risiko einer zu weit dorsalen Durchtrennung ist die Pyramidenbahnschädigung, gefolgt von einer homolateralen Lähmung unterhalb des Operationssegmentes. Ventralwärts sind die Pyramidenvorderstrangbahn und die A. spinalis anterior zu schonen. Außer diesen möglichen Schädigungsfolgen kommt es auch nach

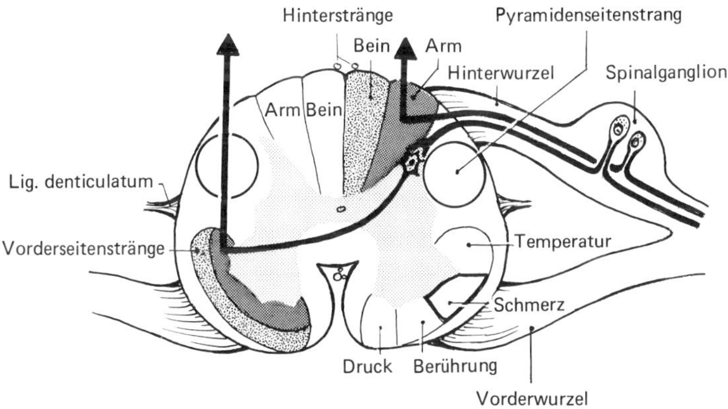

Abb. 7.**2** Topographie eines Rückenmarkquerschnitts

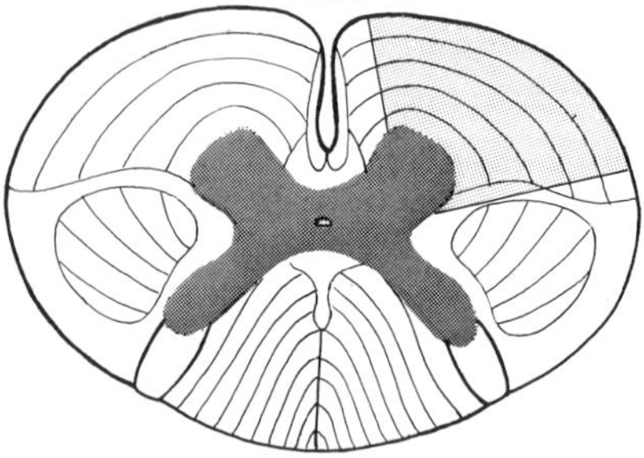

Abb. 7.**3** Spinale Chordotomie, Durchtrennung der Schmerzbahn nach *Spiller* und *Foerster*

exakt durchgeführten Chordotomien nicht selten zu einer Blasenstörung im Sinne einer Inkontinenz sowie zu Störungen von Potenz und Libido. Das Risiko solcher Störungen erhöht sich bei doppelseitigen Chordotomien, die immer bei Schmerzzuständen innerer Organe erforderlich ist.

Die offene thorakale Chordotomie ist in den letzten Jahren weitgehend durch die hohe perkutane zervikale Chordotomie abgelöst worden. Über die ersten zervikalen perkutanen Chordotomien berichteten MULLAN (1963), ROSOMOFF (1965). Dabei wird unter Bildwandlerdurchleuchtungskontrolle von lateral (ROSOMOFF) oder ventral (LIN 1966) eine Koagulationssonde zwischen den Bogen des 1. und 2. Halswirbels in den Spinalkanal geführt. Zur Prüfung der exakten Nadellage im Rückenmark erfolgt eine Kontrastmittelinstillation, wodurch die Ligg. denticulata darstellbar sind und die Nadellage entsprechend dieser Ligamenta lokalisiert wird. Diese röntgenanatomische Kontrolle reicht jedoch nicht aus. Sie wird durch eine neurophysiologische Prüfung durch sensible und motorische Stimulation ergänzt, so daß eine exakte Lokalisation der Koagulationsnadel möglich ist. Der Vorteil der perkutanen zervikalen Chordotomie liegt einmal bei der guten Treffsicherheit und zum zweiten bei der Möglichkeit einer umschriebenen Ausschaltung sowie in einer deutlich verringerten Komplikationsrate gegenüber der offenen Chordotomie.

Kommissurendurchtrennung

(vordere Kommissurotomie, kommissurale Myelotomie, longitudinale Myelotomie)

Bei diesen Eingriffen werden die im Rückenmarksgrau jeweils kreuzenden spinothalamischen Bahnen unterbrochen (ARMOUR 1932, PUTNAM 1934). Der Vorteil gegenüber der Chordotomie wurde vor allem darin gesehen, daß die isolierte Schmerzausschaltung in höheren Segmenten (z. B. Arme) möglich war ohne Ausfälle in tiefer gelegenen Segmenten. Außerdem waren postoperative Sphinkterfunktionsstörungen vermeidbar, und auch die sonstigen Komplikationen hielten sich in Grenzen. Da die Schmerzbeeinflussung meist nur kurz anhaltend war, verlor diese Operationsmethode an Bedeutung und wird heute fast ausschließlich nur bei Schmerzzuständen der oberen Extremitäten ausgeübt. Dabei werden nach Laminektomie in Höhe der entsprechenden Segmente Dura und Arachnoidea eröffnet. Der Medianspalt zwischen beiden Hintersträngen wird dargestellt, und es erfolgt eine Längsspaltung in der Mittellinie unter Schonung der A. spinalis anterior.

Hinterwurzeldurchtrennung

(Rhizotomia posterior)

Diese Operation wurde von Bennet zur Schmerzausschaltung durchgeführt und später von Foerster zur Tonussenkung an den unteren Extremitäten. Zur Schmerzausschaltung findet sie, wenn auch selten, heute noch Anwendung bei Karzinomen und entzündlichen Prozessen, wenn der Schmerz eine segmentale Ausbreitung zeigt.

Um eine dauernde Herabsetzung des Muskeltonus zu erreichen, ist die Durchschneidung der hinteren Wurzeln meist nicht ausreichend; die Methode wird heute kaum noch ausgeführt.

Weitere Eingriffe zur Beeinflussung des gesteigerten Muskeltonus stehen in Form einer Vorderwurzeldurchtrennung (z. B. der 1.–3. Zervikalwurzel bei Tortikollis), einer Kaudadurchtrennung (beim kompletten Querschnitt), einer Chordektomie (Resektion des lumbalen Marks) und einer longitudinalen Myelotomie (frontale Spaltung der lumbalen Intumeszenz) zur Verfügung. Alle diese Methoden werden selten ausgeführt, können aber im speziellen Fall eine sinnvolle Anwendung finden.

Einige besondere Krankheitsbilder mögen abschließend hinsichtlich ihrer chirurgischen Schmerzbehandlung noch erwähnt werden. Bekannt sind z. B. die Schmerzen bei der postherpetischen Neuralgie in dem meist narbig veränderten Hautareal nach überstandenem Herpes zoster. Die Durchtrennung der dem Hautsegment entsprechenden hinteren Wurzeln hilft praktisch nie. Mit mehr Aussicht auf Erfolg kann der schmerzhafte Hautbezirk in zwei Sitzungen vollständig umschnitten und mit der Subkutis abgelöst und anschließend wieder vernäht werden. Dieses Vorgehen ist am Rumpf und auch im Bereich des Stirnastes des Trigeminus möglich.

Schmerzen im Stumpf einer amputierten Extremität (Stumpfschmerzen) können vielfältige Ursachen haben (fehlerhafte Durchblutung, unzureichendes Muskelpolster, schlecht sitzende Prothese u. a.). Den bekanntesten Grund geben die sog. Stumpfneurome an den durch-

trennten peripheren Nerven ab. Sie sind durch einen kleinen Eingriff unschwer zu entfernen, und der verbliebene Nervenstumpf ist durch Injektion von hochkonzentriertem Alkohol zu denaturieren und damit zu veröden.
Bei den Phantomschmerzen sind neben Eingriffen am Hirn, insbesondere auch stereotaktischen Operationen, in großem Umfang spinale Eingriffe (Wurzeldurchtrennung, Chordotomie, Sympathektomie u. a.) durchgeführt worden. Von Einzelfällen abgesehen, ist dieses Schmerzsyndrom einer sinnvollen chirurgischen Behandlung durch spinale Eingriffe jedoch nicht zugänglich.

Literatur

Foerster, O.: Über die Behandlung spastischer Lähmungen mittels Resektion hinterer Rückenmarkswurzeln. Mitt. Grenzgeb. Med. Chir. 20 (1909) 493

Foerster, O., O. Gagel: Die Vorderseitenstrangdurchschneidung beim Menschen. Z. Ges. Neurol. Psychiat. 138 (1932) 1–92

Lin, P. M., P. L. Gildenberg, P. P. Polakoff: An anterior approach to percutaneous lower cervical cordotomy. J. Neurosurg. 25 (1966) 553–560

Mullan, S.: Percutaneous interruption of spinal-pain tracts by means of a strontium-90 needle. J. Neurosurg. 20 (1963) 931–939

Putnam, T. J.: Myelotomia longitudinalis, a commissural cervical cordotomy for pain of the upper extremities. Arch. Neurol. 32 (1934) 1189

Rosomoff, H. L., F. Carrol, J. Brown, P. Sheptak: Percutaneous radiofrequency cervical cordotomy: technique. J. Neurosurg. 23 (1965) 639–644

Schürmann, K.: Die Durchschneidung der Pyramidenvorderstränge und benachbarter extrapyramidaler Bahnen bei spastischen Zuständen und unwillkürlichen Bewegungsstörungen. Dtsch. Z. Nervenheilk. 163 (1949) 27–29, Zbl. Neurochir. 9 (1949) 136–141

8 Erkrankungen und Verletzungen des peripheren und vegetativen Nervensystems

Periphere Nerven

Anatomische Vorbemerkungen

Bereits *Hippokrates* waren zwar Nerven bekannt und er warnte vor ihrer Verletzung durch Glüheisen und Kälte, jedoch war eine funktionelle und anatomische Unterscheidung von Nerv und Sehne noch nicht gezogen.
Der periphere Nerv entsteht durch die Vereinigung motorischer und sensibler Wurzelanteile. Mehrere Nervenwurzeln, besonders im zervikalen und lumbosakralen Bereich, bilden einen Plexus und erst weiter distal den eigentlichen gemischten peripheren Nerv. Der periphere Nerv besteht aus den Axonen mit Myelinscheide; mehrere myelinumscheidete Axone schließen sich zu einem Faszikel zusammen, mehrere Faszikel zu einem peripheren Nerv. Das den Nerv umscheidende Bindegewebe heißt Epineurium und das der Faszikel Perineurium. Im Nervenbindegewebe verlaufen das Lymphsystem und das nutritive Gefäßsystem, die Vasa nervorum. Bei diesen sind ein inneres und äußeres Gefäßsystem (Extrinsic- und Intrinsic-System) zu unterscheiden.
Für das Verständnis neurophysiologischer Befunde ist es wichtig, den Begriff der „motorischen Einheit" zu kennen. Hierunter versteht man die Funktionseinheit Nervenfaszikel, motorische Endplatte und Muskelfaser.

Ätiologie und Pathophysiologie

Aufgrund des anatomischen Aufbaus, der langen Wegstrecke der peripheren Nerven, ist die außerordentliche Spannweite der Erkrankungen, die den Neurologen interessiert, ersichtlich. Der Neurochirurg dagegen sieht nur einen kleinen Teil dieser Schädigungen. Die Läsionen peripherer Nerven lassen sich einteilen nach neuropathologischen, pathophysiologischen und zeitlichen Gesichtspunkten. Eine vereinfachte Darstellung der neuropathologischen Einteilung der Nervenläsion ist in der Tab. 8.**1** gegeben. Pathophysiologisch muß unterschieden werden zwischen Neurapraxie, Axonotmesis und Neurotmesis. Unter Neurapraxie versteht man eine Nervenschädigung mit vorübergehender kurzer Unterbrechung der Leitungsfähigkeit. Es handelt sich vorwiegend um motorische Lähmungen. Ein typisches Beispiel ist die

Tabelle 8.1 Einteilung der Erkrankungen peripherer Nerven

Neuropathologie	Pathophysiologie	Zeitliche Einteilung
parenchymatöse Erkrankungen (z. B. Beri-Beri, Alkoholneuropathie, diabetische Neuropathie)	Neuropraxie	akut
interstitielle Erkrankung nicht entzündlich (z. B. Neuropathie bei Sklerodermie) entzündlich (z. B. bei Virusinfektionen)	Axonotmesis	chronisch
vaskuläre und ischämische Erkrankungen (z. B. Periartritis nodosa)	Neurotmesis	
physikalische Schädigungen Trauma akut subakut und wiederholt Kälte		
Tumoren		

Schlaflähmung. Unter Axonotmesis ist eine Nervenlähmung infolge Kontinuitätsunterbrechung des Axons zu verstehen, nicht jedoch seiner bindegewebigen Hüllen. Am häufigsten kommt es zur Axonotmesis bei Druck oder Zerrung peripherer Nerven infolge eines Traumas mit Fraktur. Als Neurotmesis bezeichnet man die vollständige Durchtrennung des gesamten Nervenquerschnitts. Häufigstes Beispiel ist eine traumatische Schnittverletzung eines peripheren Nervs. Bei der Axonotmesis und der Neurotmesis kommt es nicht nur zur Degeneration des distalen Nervenstumpfes, sondern auch zur retrograden Degeneration (Wallersche Degeneration). Zeitlich können die Läsionen peripherer Nerven in akute und chronische Formen eingeteilt werden.

Häufigste Ursache für ein neurochirurgisches Eingreifen ist zweifellos die traumatische Schädigung. Hierunter sollten alle von außen auf den Nerv einwirkenden Kräfte gezählt werden, die eine mechanische, physikalische oder direkte Schädigung hervorrufen. An erster Stelle müssen dabei die Arbeits- und Verkehrsunfälle genannt werden, wobei die oberen Extremitäten weitaus am häufigsten betroffen sind. Eine nicht zu unterschätzende Gruppe traumatischer Schädigungen bilden die iatrogenen Einwirkungen, die während einer Behandlung auftreten. Zum einen sind die Injektionsschädigungen hier zu nennen, zum anderen unsachgemäße Lagerung bei Narkosen und während sowie nach diagnostischen oder operativen Eingriffen. Als Beispiel sei genannt die Radialislähmung nach Frakturreposition am Oberarm oder die Nervenläsion infolge fehlerhafter Polsterung beim Anlegen von Gipsverbänden. Auch bei harmlosen Lymphdrüsenexstirpationen am Hals oder in der Leistenbeuge treten immer wieder Nervenläsionen auf. Zu diesen akut auftretenden Schädigungen gesellen sich die chronischen Druckläsionen an physiologisch-anatomisch exponierten Stellen, z. B. die chronische Druckläsion des N. ulnaris im Sulcus ulnaris oder auch die Kompression des N. medianus im Karpaltunnel.

Eine geringere Rolle spielen bei den traumatischen Lähmungen in unseren Breitengraden die Stich- und Schußverletzungen außerhalb des Arbeitsplatzes sowie die Sportverletzungen. Zu erwähnen sind weiterhin die geburtstraumatischen Lähmungen, z. B. die obere Plexuslähmung ~~Klumpke~~ und die untere Plexuslähmung ~~Erb.~~

Neuritiden und Polyneuropathien sind einer neurochirurgischen Behandlung nicht zugängig, dafür aber von differentialdiagnostischer Bedeutung. Tumoren des peripheren Nervensystems sind selten.

Klinik und Diagnostik

Die Untersuchung gliedert sich in Erhebung der Anamnese, klinische Untersuchung, Elektrodiagnostik, sonstige Zusatzuntersuchungen (z. B. radiologische).

Bei der traumatischen Schädigung führt die Anamnese leicht auf den richtigen Weg. Bei Mehrfachverletzungen, die mit Schädel-Hirn-Traumen einhergehen, muß an das Vorhandensein von kombinierten zentralen und peripheren Verletzungen gedacht werden. Bei Motorrad- und Mopedunfällen oder beim Herausschleudern aus dem Fahrzeug – z. B. wenn keine Sicherheitsgurte getragen werden – kann es zu Wurzelausrissen und Plexuszerrungen kommen. Auch Frakturen an den peripheren Gliedmaßen mit Nervenverletzungen sind bei Schädel-Hirn-Traumen nicht so selten wie bisher angenommen. Differentialdiagnostisch müssen bei Arbeitsunfällen toxische Einflüsse (z. B. Blei, Thalium, Arsen, Schwefelkohlenstoff), die zu Polyneuropathien führen können, berücksichtigt werden.

Eine andere Situation treffen wir bei den primären Erkrankungen des peripheren Neurons an, wobei eine Abgrenzung vor allem gegenüber konservativ zu behandelnden Krankheiten erfolgen muß. Hierbei führt die anamnestische Erhebung häufig nur zu Hinweisen, die erst mittels aufwendiger Untersuchungen zur Diagnose führen.

Klinischer Befund

Aufgrund des anatomischen Aufbaus des gemischten peripheren Nervs mit motorischen, sensiblen und vegetativen Nervenfasern wird bei Störung dieser Funktion nach motorischen, sensiblen und vegetativen Störungen zu fahnden sein. Motorische Störungen äußern sich je nach Ausprägung der Schädigung in Paresen oder Paralysen. Es werden folgende Schweregrade unterschieden:

Einteilung der Kraft
0 = völlige Lähmung,
1 = frustrane Kontraktion,
2 = einfache Bewegung,
3 = Bewegung gegen Schwerkraft,
4 = Bewegung gegen Widerstand,
5 = volle Kraft.

Einteilung der Sensibilitätsstörungen
0 = völlige Anästhesie im autonomen Gebiet,
1 = Schmerzempfindung,
2 = Berührungsempfindung,
3 = Schmerz- und Berührungsempfindung im ganzen Ausbreitungsgebiet,
4 = räumliches Unterscheidungsvermögen (normale Sensibilität).

Störungen der sensiblen Nervenfasern führen bei leichter Schädigung zum Auftreten von Schmerzen, bei größerer Schädigung zu Störungen der Sensibilität (Hyp- bis Analgesie oder -ästhesie) (s. oben). Am schwierigsten zu beurteilen sind die vegetativen Störungen, deren ursächlicher Zusammenhang noch nicht geklärt ist. Dabei stehen Verhornungsstörungen, Störungen des Fingernagelwachstums, der Haut-

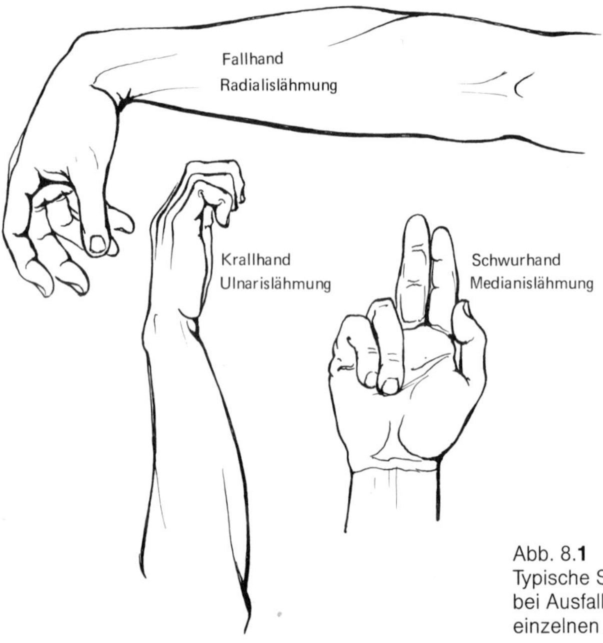

Abb. 8.**1**
Typische Stellungen bei Ausfall der einzelnen Armnerven

Tabelle 8.**2** Synopsis der großen Extremitätennerven: muskuläre und sensible Innervation, segmentaler Ursprung und klinische Ausfallerscheinungen (aus *H.-E. Nau, V. Reinhardt, C. Nahser:* Chir. prax. 31 [1983] 419)

Nerv	Muskel-innervation	Funktions-störung des Muskels	Sensible Innervation	Ur-sprungs-segment
N. phrenicus	Zwerchfell	Atemstörung		C 3/4 (5)
N. axillaris	M. deltoideus	Einschränkung der Abduktion im Schultergelenk	Haut über M. deltoideus („Autonomzone")	C 5/6
N. musculocutaneus	M. biceps	Beugeschwäche im Ellenbogengelenk	N. cutaneus antebrachii lateralis	C 5/6
N. radialis	M. triceps Extensoren der Hand und Finger	Fallhand	N. cutaneus brachii post. N. cutaneus antebr. post.	C 7/8
			R. superficialis n. radialis Haut über Spatium interosseum prim.	C 7/8
N. ulnaris	M. flexor carpi ulnaris M. adductor poll. M. abductor digiti V.	Krallenhand	volare 1 ½ ulnare Finger	C 7/8 C 8 C 8
N. medianus	M. abductor pool. brevis	Schwurhand	volare 3 ½ radiale Finger	C 7
N. femoralis	M. quadriceps	Streckschwäche im Kniegelenk	Rr. cutanei anteriores, N. saphenus	L 3/4
N. tibialis	M. gastrocnemius Zehenbeuger	Zehenspitzengang nicht möglich	Dorsalseite Unterschenkel, Fußsohle	S 1
N. peronaeus	M. tibialis anterior Mm. peronaei long. et brev. Zehenextensoren	Hackengang Steppergang	Haut über Spatium inter. I (= Autonomzone)	L 5
			Dorsolat. Unterschenkel, Fußrücken	L 5

trophik, der Schweißsekretion, der Durchblutung und der dadurch veränderten Temperatur im Vordergrund.

Viele dieser klinischen Befunde können schon allein durch die Inspektion geklärt werden: offene Verletzung, Hämatom, Durchblutungsstörungen, Störungen der Hauttrophik, Atrophien oder auch die Störung des Bewegungsmusters, wie Fallhand bei Radialislähmung, Krallhand bei Ulnarislähmung und Schwurhand bei Medianuslähmung (Abb. 8.**1**), Steppergang bei Peronäuslähmung. Während der Untersuchung fällt auch der schlaffe Tonus der Muskulatur auf. Bei der Befunderhebung wird man sich zunächst den motorischen Ausfällen zuwenden. Hierbei helfen die sog. Kennmuskeln, die beim Ausfall bestimmter Nerven betroffen sind (Tab. 8.**2**). Bei der Prüfung der sensiblen Qualitäten ist die Kenntnis der sensiblen Versorgung der Nerven notwendig, da einzelnen Hautbereichen bestimmte nervale Zuordnungen gegeben sind (Tab. 8.**3**). Entsprechend der nervösen Versorgung lassen sich auch Störungen der Muskeleigenreflexe bei Schädigung des peripheren Nervs nachweisen. Differentialdiagnostisch besonders wichtig ist die Abgrenzung der peripheren Nervenschädigung von einer Wurzelläsion und zentralen Läsion. Hierbei ist wichtig, bereits durch die Anamnese geklärt zu haben, ob es sich um eine akute oder chronische Läsion handelt. Die Differentialdiagnose der neurogenen Läsionen ist in den Tab. 8.**4** und 8.**5** gegeben.

Schweißtest

Eine einfache Methode zur Unterstützung der klinischen Untersuchung stellt der Schweißtest dar. Die Areale gestörter Schweißsekretion entsprechen Arealen der sensiblen Ausfälle. Die subjektiven Angaben des Patienten sind daher objektivierbar. Mit Ninhydrin getränktem Papier wird die zu prüfende Körperstelle bedeckt und beides der Wärme (z. B. Lichtbogen) ausgesetzt. Das mit Ninhydrin getränkte Papier färbt sich blauviolett an den intakten Körperpartien. Zu empfehlen ist, vor dem Test die Körperumrisse auf dem Papier aufzuzeichnen.

Temperaturmessung

Die Erfassung vaskulärer Störungen nach peripheren Nervenverletzungen ist auch durch den Vergleich der Hauttemperatur mittels Oberflächentemperaturfühlern an kranker und gesunder Seite möglich. Auch können die Reaktionen an kranker und gesunder Seite nach Erwärmung oder Abkältung der entsprechenden Körperpartien aufgezeichnet werden.

Elektrodiagnostik

Die einfachen elektrischen Untersuchungen mit galvanischem oder faradischem Strom spielen heute keine Rolle mehr.

Tabelle 8.**3** Kennmuskeln der einzelnen Nerven und zugehörige sensible Versorgungsgebiete

Obere Extremität		
Nerv	Zugehörige Kennmuskeln	Sensible Versorgung
N. axillaris C 4–5	M. deltoideus	Oberarm-Außenseite
N. musculo-cutaneus C 5–6	M. biceps	N. cutaneus ante-brachii lateralis
N. radialis C_5–C_7	M. brachioradialis M. extensor carpi radialis M. extensor carpi ulnaris M. extensor digitorum communis Mm. extensor pollicis brevis et longus	R. superficialis n. radialis
N. medianus C_6–C_8	Mm. pronator teres et quadratus M. flexor carpi radialis M. opponens pollicis M. abductor pollicis brevis M. flexor carpi ulnaris	mittlere Finger und Hand
N. ulnaris C_7–Th_1	M. abductor digiti V Mm. interossei M. adductor pollicis	untere Handkante IV. Finger Ulnar-seite V. Finger
Untere Extremität		
N. femoralis L_2–L_4	M. quadriceps	Oberschenkel Vorderseite
N. glutaeus superior L_5–S_1 N. glutaeus inferior S_1–S_2	M. glutaeus (obere Anteile) M. glutaeus maximus	
N. tibialis L_3–L_4	M. gastrocnemius M. plantaris M. soleus	Hinterseite Unter-schenkel Fußsohle IV. Zehe Außenseite V. Zehe
N. peronaeus profundus L_4–S_2 N. peronaeus superficialis L_4–S_2	M. tibialis anterior M. extensor hallucis longus M. peronaeus M. extensor digitorum brevis Mm. peronaeus longus et brevis	Unterschenkel-Außenseite Fußrücken bis IV. Zehe, Innenseite

Tabelle 8.**4** Unterscheidung akuter neurogener Läsionen (aus *H.-E. Nau, V. Reinhardt, C. Nahser:* Chir. prax. 31 [1983] 419)

Läsionsart	Schlaffe Parese	Sensibilität
zentral	+	–
Vorderhorn	+	–
Wurzel	+	radikulär +
gemischte periphere Nerven	+	nicht radikulär +
periphere sensible Nerven	–	nicht radikulär +
Muskelerkrankung	+	–
Sehnenruptur	+	–

Elektromyoneurographie

Unter Elektromyographie versteht man die Ableitung der bioelektrischen Aktivität der quergestreiften Muskulatur. Die Elektromyographie kann eine Unterscheidung myogener Erkrankungen von denen des peripheren Neurons ermöglichen. Ferner eignet sie sich zur Verlaufskontrolle der Erkrankung.

Unter Elektroneurographie versteht man die Untersuchung des peripheren Nervs und des neuromyogenen Übergangs. Man kann Aussagen machen über die Erregung des Nervs, über die Zeit zwischen Reiz und Reizantwort im sensiblen und motorischen Anteil, über die sensible und motorische Nervenleitungsgeschwindigkeit (NLG) sowie über die Form des Antwortpotentials. Mittels der Elektroneurographie sind durch Messung der Nervenleitungsgeschwindigkeit in verschiedenen Abschnitten des zu untersuchenden Nervs (fraktionierte Elektroneurographie) Bestimmungen des Läsionsortes möglich. Die wiederholte Messung der motorischen und sensiblen Nervenleitungsgeschwindigkeit im Krankheitsverlauf ist ebenfalls wie die Elektromyographie zur Objektivierung des Therapieerfolges notwendig.

Evozierte Potentiale

Unter einem evozierten Potential versteht man das vom Hirn abzuleitende Potential nach Reizsetzung in der Peripherie. Da die Reizantwort bei einem einmaligen Reiz in der hirnelektrischen Aktivität untergeht, ist eine mehrmalige Reizung und Triggerung des Reizes mit computermäßiger Analyse notwendig. Die Ableitung sensibler evozierter Potentiale (elektrische Reizsetzung in der Peripherie und Ableitung des Antwortpotentials über der Körperfühlsphäre) kann vor allem in der Differentialdiagnose peripherer und zentraler Läsionen eine wichtige Rolle spielen, besonders auch bei der Abgrenzung von Plexusläsionen. Dieses gelingt durch Variation z. B. des Reizortes.

Muskel-, Nervenbiopsie

Sind neurologische Störungen eines Patienten auch nach dem Einsatz aller elektrophysiologischen und laborchemischen Methoden nicht einer bestimmten neurogenen oder myogenen Erkrankung zuzuord-

Tabelle 8.**5** Unterscheidung chronischer neurogener Läsionen (aus *H.-E. Nau, V. Reinhardt, C. Nahser:* Chir. prax. 31 [1983] 419)

	Parese	Sensibilität	Elektromyogramm		Muskeleigenreflexe	Babinski-Reflex
			Spontanaktivität	Willkür aktivität		
zentral	+ spastisch	–	–	Musterlichtung	↑	+
Vorderhorn	+ schlaff	–	+ Faszik. teilw. pos. Denervierung	Musterlichtung Potentialumbau „neurogen"	↓	–
Wurzel	+ schlaff	radikulär +	+ Fibrillieren teilw. pos. Denervierung	Musterlichtung Potentialumbau „neurogen"	↓	–
gemischte periphere Nerven	+ schlaff	nicht radikulär +	+ Fibrillieren teilw. pos. Denevierung	Musterlichtung Potentialumbau „neurogen"	↓	–
periphere sensible Nerven	–	nicht radikulär +		o. B.	o. B.	–
Muskelerkrankung	+ schlaff	–	±	Potentialumbau „myogen" Musterlichtung ±	↓	–
Sehnenruptur	+ schlaff	–	–	o. B.	–	–

nen, wird man oftmals eine weitere Klärung durch eine Muskel- oder Nervenbiopsie erzielen können. Der Ort der Muskelbiopsie wird durch die klinischen und elektrophysiologischen Untersuchungen bestimmt. Für die Nervenbiopsie eignet sich der N. suralis, da er ein rein sensibler Nerv ist und die Innervationsstörung nach der Biopsie für den Patienten praktisch keine Nachteile mit sich zieht. Bei speziellen Fragestellungen wird es auch sinnvoll sein, neben einer Muskel- und Suralisbiopsie auch eine Hautbiopsie durchzuführen (z. B. bei der Abklärung von Kollagenosen).

Therapie

Operative Therapie

Bei der teilweisen oder vollständigen Durchtrennung eines peripheren Nervs wird eine Adaptation der Nervenstümpfe mit feinem atraumatischem Nahtmaterial unter dem Operationsmikroskop durchgeführt (End-zu-End-Nervennaht). Ist die vollständige Spannungsfreiheit der End-zu-End-Nervennaht auch durch Mobilisierung des Nervs nach proximal und distal oder durch eine Verlagerung des Nervs nicht möglich, muß ein Transplantat zwischengeschaltet werden. Als Transplantat bewährt sich autologer N. suralis. Die Nahttechnik beim Transplantat ist die gleiche wie bei der End-zu-End-Naht. Auf diese Weise können Defektstrecken bis zu mehreren Zentimetern Länge überbrückt werden.

Bei der Indikationsstellung zur Operation muß auch zwischen offenen und geschlossenen Nervenverletzungen unterschieden werden. Bei den offenen durchtrennenden Nervenverletzungen ist bei sauberen und glatten Verletzungen die Primärnaht die Therapie der Wahl. Kann das Ausmaß der Nervenverletzung jedoch z. B. wegen eines Hämatoms im Nervenbindegewebe nicht exakt beurteilt werden, empfiehlt sich die frühe Sekundärnaht, wobei jedoch primär die Nervenenden zur Vermeidung einer Retraktion mit einer Epineuralnaht fixiert werden sollten. Nicht glatte und saubere offene Nervenverletzungen werden nach Abheilung der Wunde sekundär versorgt. Bei geschlossenen Nervenverletzungen gilt die Faustregel, daß bei Ausbleiben elektromyographischer Reinnervationszeichen 6–8 Wochen nach dem Trauma eine Freilegung vorgenommen werden muß. Besteht jedoch bei Verdacht auf eine geschlossene Nervenverletzung eine Indikation zur operativen Stabilisierung einer begleitenden Fraktur, so wird man hierbei auch die betreffenden Nerven inspizieren und aus der Inspektion die weiteren therapeutischen Schritte ableiten.

Durch Narbengewebe eingeschnürte, aber in der Kontinuität erhaltene Nerven werden von diesem Narbengewebe abpräpariert. Als Operationsverfahren wurden die epineurale und die endoneurale interfaszikuläre Neurolyse entwickelt.

Sind operative Eingriffe bei Druckschädigungen erforderlich, wird man bestrebt sein, die Ursache zu beheben, z. B. Operation des von außen den Nerv komprimierenden Tumors, Durchschneidung eines Ligaments (z. B. beim Karpaltunnelsyndrom). Oftmals wird diese Neurolyse nicht ausreichen, da die Gefahr besteht, daß die gleichen Zustände wieder auftreten. Dann besteht die Möglichkeit einer Verlagerung des Nervs (z. B. bei der Ulnarisspätlähmung die Verlagerung des Nervs aus dem Sulcus heraus in die Ellenbeuge).
Entmutigend sind bisher die schlechten operativen Ergebnisse bei Plexusschädigungen verschiedener Ursachen. Eine endgültige Aussage ist zum jetzigen Zeitpunkt nicht möglich. Man wird von Patient zu Patient entscheiden müssen.
In den letzten Jahren wird auch in steigendem Maße versucht, bei Läsionen von Hirnnerven die Techniken, die am peripheren Nerv angewandt werden, auch auf diese zu übertragen. Die größten Erfahrungen liegen bisher mit der Fazialischirurgie vor. Muß z. B. ein Stück des N. facialis intrakraniell bei der Exstirpation eines Kleinhirnbrückenwinkeltumors exstirpiert werden, so werden die Nervenstümpfe durch 2 Nähte adaptiert. Ist die zu überbrückende Strecke für eine spannungsfreie End-zu-End-Naht zu groß, so wird auch hier ein Suralistransplantat eingenäht. Auch über die erfolgreiche Naht eines N. oculomotorius wurde berichtet. Dieses operative Vorgehen scheint jedoch nur bei den Hirnnerven sinnvoll zu sein, die einen ähnlichen Aufbau wie die peripheren gemischten Nerven aufweisen. Unmöglich scheint dieses operative Vorgehen bei Durchtrennungen von N. opticus und N. olfactorius, die ja vorgeschobene Hirnteile sind. Dekomprimierende Maßnahmen führen jedoch selbst bei diesen Nerven zu Funktionsverbesserungen (z. B. Exstirpation eines Hypophysentumors bei Sehstörungen und nachfolgender Besserung von Visus und Campus). Bei einigen Hirnnervenstörungen bieten sich auch sog. Ersatzoperationen an. Sind z. B. Defekte des N. facialis operativ mit den genannten Maßnahmen nicht zu überbrücken, kann der N. hypoglossus mit dem Fazialisstumpf erfolgreich anastomosiert werden.
Der Erfolg der operativen Maßnahmen wird nicht nur bestimmt durch die Wundverhältnisse selbst (glatte Schnittverletzung, infizierte Wunde), die Länge des zu überbrückenden Defektes, sondern auch durch die Operationstechnik und den Zeitpunkt der Operation. Je frühzeitiger eine Nervennaht durchgeführt werden kann und je frühzeitiger eine dekomprimierende Operation bei chronischer Druckschädigung durchgeführt wird, desto günstiger die Prognose. Entscheidend ist aber auch die postoperative Nachbehandlung.

Konservative Therapie und Nachbehandlung

Die konservative Therapie spielt in der Neurochirurgie eine besonders wichtige Rolle bei der postoperativen Nachbehandlung peripherer

Nervenläsionen. Bei chronischen Druckläsionen (z. B. Karpaltunnelsyndrom) wird im Frühstadium eine Ruhigstellung auf einer gepolsterten Nachtschiene Linderung bringen können. Auch medikamentöse Therapie in Form von kreislaufwirksamen Medikamenten, entwässernde Medikamente (Diuretika) bei Schwellungszuständen sowie Antiphlogistika und Steroide werden empfohlen. Steroide können auch lokal in Form einer Umspritzung des Nervs Verwendung finden. Physikalische Maßnahmen (Bäder, Fangopackungen, Massage, Elektrotherapie) werden Besserungen nach sich ziehen.
Postoperativ muß die Therapie an der Funktionseinheit Nerv-Muskel-Gelenk angreifen. Die Regeneration des Nervs selbst scheint nicht beeinflußbar. Eine notwendige Elektrotherapie bewirkt nicht eine schnellere Aussprossung des Nervs, sondern lediglich einen Erhalt der denervierten Muskulatur. Eine Aussprossung des Nervs nach exakt durchgeführter Naht ist für die Funktion wertlos, wenn die Nervenenden auf eine atrophische, bindegewebig umgebaute Muskulatur treffen. Ebenso muß nach Nervennaht die Beweglichkeit der Gelenke zunächst durch passive Krankengymnastik erhalten werden. Die aktive Krankengymnastik ist erst dann sinnvoll, wenn elektromyographisch Reinnervationszeichen aus der Muskulatur abzuleiten sind.

Spezielle Krankheitsbilder

Die hier zu besprechenden Erkrankungen sind häufig keine eigenständigen Krankheitszustände, sondern den Ausfällen entsprechende Beschreibungen. So wissen wir den Begriff Plexusschädigung durchaus einzuordnen, über die Pathogenese sagt er uns aber nichts aus. Die Beschreibung der lokalen Ausfälle hat sich jedoch so eingebürgert, daß es zweckmäßig erscheint, auch von der funktionellen Betrachtungsweise her keine Änderung anzustreben.

Hirnnervenausfälle

(sofern nicht in anderen Kapiteln berücksichtigt)

Nervus facialis

Ätiologie
Operative Maßnahmen am N. facialis gehören oft in andere Fachgebiete (HNO und Kieferchirurgie). Im Bereich des Felsenbeins (Canalis facialis) stehen otogene Krankheitsursachen im Vordergrund. Im extrakraniellen Anteil sind Entzündungen, Verletzungen, Druckläsionen durch Tumoren (Parotis) häufigste Ursachen für Ausfälle des Nervs. Die für den Neurochirurgen häufigste Schädigungsstelle im Verlauf des Nervs ist der Kleinhirnbrückenwinkel. In der Regel werden Akustikusneurinome oder Meningeome des Kleinhirnbrücken-

winkels den N. facialis komprimieren. Hierdurch entsteht eine periphere Fazialisparese mit einer je nach dem Grad der Schädigung ausgeprägten Lähmung aller 3 Fazialisäste derselben Seite.

Operative Therapie
Hierbei muß unterschieden werden zwischen direkter Naht des Nervs und plastischen Ersatzoperationen.
Muß im Rahmen operativer Maßnahmen im Kleinhirnbrückenwinkel der N. facialis durchtrennt werden, so werden die Nervenstümpfe durch direkte Adaptation genäht oder bei größerer Defektstrecke mit Suralistransplantat die Defektstrecke überbrückt. Transplantationen im Bereich des Nervenkanals im Felsenbein sind von seiten des HNO-Gebietes angewandt worden. Sind diese beiden operativen Techniken nicht möglich, so bietet sich das Anlegen einer Nervenanastomose mit dem N. hypoglossus an, dessen Stumpf mittels direkter Naht an den peripheren Fazialisstumpf angenäht wird.
Auch Äste des N. accessorius, die zum M. sternocleidomastoideus führen, können für eine Nervenanastomose verwandt werden.
Zu den plastischen Operationen gehören Muskel- und Zügelplastik. Da es durch Ausfall des 2. Astes des N. facialis (zum M. orbicularis occuli) zur Austrocknung der Hornhaut kommt, wird man eine Tarsorrhaphie (Raffung des Augenlides) durchführen. Auch Muskelplastik bietet sich der M. temporalis an. Bei der Zügelplastik wird der Mundwinkel zum Jochbein gerafft.
Entscheidend ist, daß nach diesen operativen Eingriffen intensives Training der Gesichtsmuskulatur und bis zur Reinnervation der Muskulatur auch eine tägliche Elektrotherapie durchgeführt werden muß.

Nervus accessorius

Der N. accessorius ist im besonderen Maße im Trigonum colli laterale gefährdet, da er hier im oberen Drittel zum M. trapezius verläuft und von den Halslymphknoten umrandet wird. Die häufigste Schädigung tritt deshalb auch bei Lymphknotenexstirpationen auf. Die Schulter kann dann nicht mehr gehoben werden; der Arm ist nicht aktiv über die Horizontale hinaus zu heben; das Schulterblatt hängt nach unten herab. Der Versuch einer Nervennaht ist in diesen Fällen oft lohnend.

Obere Extremitäten und Halsregion

Nervus axillaris

Bei Ausfall des N. axillaris ist es nicht möglich, den Arm in die Horizontale zu bringen; die Kontur der Schulter ist flach, da der M. deltoideus atrophiert. Wichtigste differentialdiagnostische Erwägung ist die Abgrenzung gegenüber einer Wurzelschädigung in Höhe C 4 und C 5. Durch seine anatomische Lage am Humeruskopf ist der Nerv häufig in Mitleidenschaft gezogen, jedoch seltener in Form von Durchtrennungen, so daß meist eine spontane Erholung eintritt. Ist ein operatives Vorgehen nicht möglich, sollte eine orthopädische Versorgung angestrebt werden, da der Funktion des Anhebens beim Arbeitsablauf eine entscheidende Bedeutung zukommt.

Nervus thoracicus longus

Der Ausfall dieses Nervs, der den M. serratus anterior versorgt, ist nicht sehr häufig. Er kommt meist als Begleiterscheinung anderer lokaler Krankheitsvorgänge vor. Dabei tritt ein Abspreizen der Skapula auf, die sog. Scapula alata. Ein operatives Eingreifen ist meist schwierig und ohne Erfolg.

Wurzelausrisse und Plexusschädigungen

Selten kommt es zum kompletten Ausfall des Armplexusgeflechtes. Je nach Verletzungsart fallen die oberen oder unteren Teile aus (obere Plexuslähmung Erb, untere Plexuslähmung Klumpke). Die Kenntnis der genauen Anamnese führt häufig weiter. Bei Schußverletzung kann es zu sehr umschriebenen Ausfällen kommen, die einer isolierten Nervenverletzung ähneln. Eine totale Armplexuslähmung findet sich bei Schleudertraumen, z. B. bei Motorrad- oder Mopedfahrern und herausgeschleuderten Beifahrern. Wichtig ist hierbei die Differentialdiagnose des Wurzelausrisses. Nicht immer kommt es nämlich zu Schädigungen des Plexus selbst, sondern zu einem intraduralen Ausriß der Nervenwurzeln. Eine Klärung bringt dabei die myelographische Untersuchung mit Darstellung der leeren Wurzeltaschen, wobei der bei der Myelographie gewonnene Liquor im Akutstadium blutig ist. Die elektrophysiologischen Untersuchungen können einen Hinweis zur Differentialdiagnose zwischen Plexusschädigung und Wurzelausriß geben. Wurzelausrisse sind nicht sinnvoll operativ angehbar. Bei glatten Durchtrennungen von Plexusanteilen sollte eine Primärnaht versucht werden. Bei stumpfen Traumen wird meist abgewartet, ob eine Restitution erfolgt. Erst wenn diese nicht eintritt, entschließt man sich zur operativen Inspektion. Ob bei einer totalen Plexuslähmung, die keine Reinnervation und Regeneration zeigt, eine Amputation des Armes in Frage kommt, sollte im Einzelfall entschieden werden, und zwar auch erst dann, wenn mittels elektrophysiologischer Untersuchungen über einen ausreichend langen Zeitraum Kontrolluntersuchungen vorliegen. Eine Sonderform der Plexusschädigung sind die geburtstraumatischen oberen und unteren Lähmungen. Hierbei sind operative Maßnahmen nicht angezeigt. Beim größten Teil kommt es zu einer weitgehenden Rückbildung.

Halsrippe und Skalenussyndrom

Halsrippe und Skalenussyndrom gehen oft mit erheblichen Brachialgien, in fortgeschrittenen Stadien mit sensiblen und motorischen Ausfällen einher, die einer unteren Plexusschädigung entsprechen. Als einfaches, aber sicheres Diagnostikum kann das Nafziger-Zeichen angesehen werden. Dabei verschwindet der Radialispuls beim Verschränken der Arme auf dem Rücken oder beim Hochheben der Arme. Eine Sicherung erfährt die Diagnose der Halsrippe durch Röntgenaufnahmen. Bei Brachialgien und Auftreten neurologischer Symptome ist die Skalenotomie indiziert. Ähnliche klinische Bilder findet man beim Skalenussyndrom, wobei der M. scalenus anterior auf den unteren Plexusteil drückt. Differentialdiagnostisch sind Zervikalsyndrome, Folge von Bandscheibenschäden oder osteochondrotische Veränderungen auszuschließen. Stellt sich mit allen diagnostischen Hilfsmitteln heraus, daß die Schädigung nur im unteren Plexusbereich liegen kann und auch eine Halsrippe nicht vorhanden ist, so sollte der M. scalenus anterior an seinem Ansatz durchtrennt werden. In vielen Fällen ist anschließend eine schlagartige Beschwerdefreiheit zu verzeichnen.

Nervus radialis

Häufigste Ursache für den Ausfall des N. radialis ist die Fraktur des Oberarms in Höhe des Sulcus nervi radialis. Der Nerv kann dabei völlig durchtrennt werden. Er wird häufig gequetscht, in den Bruchspalt eingeklemmt oder wächst in die später entstehende Narbe ein. Ein nicht geringer Prozentsatz der Radialislähmungen nach Humerusfraktur tritt nicht primär, sondern erst nach chirurgischer Intervention auf. Da die Erholungstendenz des N. radialis nicht günstig ist, sollte eine rasche Entscheidung, ob ein operatives Vorgehen nach Auftreten einer Lähmung erforderlich ist, angestrebt werden. Das operative Vorgehen richtet sich nach dem Lokalbefund (direkte Naht, Transplantat, Neurolyse). Bei einer Schädigung des N. radialis am Unterarm kommt es nur zu Teilausfällen, je nachdem, ob Äste des R. superficialis (rein sensibel) oder des R. profundus (rein motorisch) getroffen sind. Auch hier kann durch operative Maßnahmen geholfen werden. Gelingt eine Regeneration nicht oder kommt der Patient zu spät in neurochirurgische Behandlung, sollte eine sinnvolle orthopädische Therapie einsetzen (Sehnenverpflanzung).

Nervus musculocutaneus

Der Ausfall des N. musculocutaneus ist zwar nicht sehr häufig, bei kompletter Schädigung jedoch durch Unvermögen der Armbeugung im Ellenbogengelenk weitreichend. Auch hierbei sollte die operative Revision versucht werden, andernfalls sind orthopädische Maßnahmen indiziert.

Nervus medianus

Häufigste Verletzungsstelle des Nervs ist am Unterarm oberhalb des Handgelenks zu suchen. Hier spielen in der Genese Arbeitsunfälle eine vorwiegende Rolle, gefolgt von Verletzungen in suizidaler Absicht. Die Ausfälle beschränken sich dabei auf die sensible und motorische Versorgung der Hand. Das Opponieren und Abduzieren des Daumens ist nicht mehr möglich. Die Gefühlsqualitäten der mittleren Finger und der Handfläche sind aufgehoben. Häufig findet man bei der Untersuchung Verbrennungen an den Fingerspitzen des II.–IV. Fingers, verbunden mit trophischen Störungen. Liegt die Schädigung in Höhe des Ellenbogens (zweithäufigste Verletzungsstelle), kommt es zu zusätzlichem Ausfall der radialen Handbeuge und der Beugung des Zeigefingers. Die operative Versorgung der Nervenschädigung ist gerade beim N. medianus außerordentlich wichtig. Ohne intakten N. medianus ist eine Greifbewegung in der Hand nicht möglich. Die kleinste Chance sollte deshalb ausgenutzt werden, auch wenn die Verletzung im Bereich der Hand oder der Fingeräste liegt.
Eine Besonderheit der Medianusschädigung stellt das Karpaltunnelsyndrom dar. Hierbei kommt es zu einer Einengung, also zu einem Kompressionssyndrom im Bereich des Retinaculum flexorum (Lig. carp. transversum). Meist beginnen die Beschwerden mit nächtlichem Aufwachen durch Kribbelparästhesien in den mittleren Fingern, später in Schmerzen übergehend, die nach einiger Zeit auch in den Unterarm ausstrahlen, so daß die Ursache oft proximaler gesucht wird. Später kommt es zu motorischen Ausfällen (M. abductor pollicis brevis, M. opponens). Differentialdiagnostisch zu erwägen sind Frakturen der Hand- und Wurzelknochen, Ganglien, Überbeine. Als Therapie kommt nur die rechtzeitige Operation in Frage. Dabei wird das Retinaculum flexorum gespalten, um den Nerv aus seiner Enge zu befreien. Das Ligamentum sollte möglichst weitgehend herausgeschnitten werden. Wichtig ist es, eine vollständige Durchschneidung zu erreichen und nicht die distalen Teile zu belassen.
Ist eine operative Wiederherstellung des N. medianus nicht möglich, sollten rekonstruktive Maßnahmen versucht werden.

Nervus ulnaris

Am ungeschütztesten in seinem Verlauf ist der N. ulnaris. Die für die proximale Schädigung typische Krallenhand kommt durch die Lähmung der Mm. interossei zustande, was ein Überwiegen des vom N. medianus versorgten M. flexor digitorum superficialis zur Folge hat. Weitere motorische Ausfälle sind im M. abductor digiti quinti und im M. abductor pollicis sowie im M. flexor carpi ulnaris zu finden. Sensibel hat der N. ulnaris nur die ulnare Handfläche sowie den V. Finger voll und den IV. Finger an der ulnaren Seite zu versorgen. Im Bereich

des Handgelenks gilt das für den N. medianus Gesagte in gleichem Maße. So kommt es hier nicht selten zu kombinierten Verletzungen beider Nerven und dann zur völligen Unbrauchbarkeit der Hand. Kommt es zu einem motorischen Ausfall, ist die Schädigung im Bereich der Hand zu suchen, da der für die sensible Versorgung verantwortliche R. superficialis hier abgezweigt ist und der R. profundus die Innervation der kleinen Fingermuskulatur zur Aufgabe hat. Das ulnare Karpaltunnelsyndrom ist sehr selten, muß aber als Sonderform erwähnt werden. Hierbei spielt wahrscheinlich die Nähe des Os pisiforme eine wesentliche Rolle. Therapeutisch kommt wie beim N. medianus nur die Operation in Form der Spaltung des Retinaculum flexorum in Frage.
Sehr häufig wird die sog. Ulnarisspätlähmung beobachtet. Hierbei handelt es sich um ein Druck- oder Kompressionssyndrom im Bereich des Sulcus nervi ulnaris, wo der Nerv völlig ungeschützt verläuft. Die Ursache dafür ist mannigfaltig. Zu nennen sind Frakturen im Bereich des Ellenbogengelenks, entzündliche Veränderungen, chronische Druckschädigungen oder ein zu flacher Sulkus. Erste Anzeichen sind Kribbelparästhesien im IV. und V. Finger und Taubheit. Später treten motorische Ausfälle an der Hand auf (M. abductor digiti minimi, Mm. interossei, M. abductor pollicis). Neben der Elektromyographie muß hier die Messung der Nervenleitungsgeschwindigkeit (Elektroneurographie) eingesetzt werden, die eine Verlangsamung über dem Sulkus zeigt. Da das Krankheitsbild genau wie das Karpaltunnelsyndrom beiderseits auftreten kann, sollte immer ein Vergleich der Messungen zum anderen Arm durchgeführt werden.
Die Therapie kann nur operativ sein. Der Nerv wird proximal aufgesucht und eine Neurolyse über dem gesamten Sulcus durchgeführt. Anschließend erfolgt die Verlagerung in die Beugemuskulatur. Die mit dieser Operationsmethode erzielten Erfolge sind so überzeugend, daß andere – insbesondere konservative Maßnahmen – nicht zur Diskussion stehen. Wichtig ist jedoch, daß die Diagnose rechtzeitig gestellt wird, da die langsam untergegangene Muskulatur kaum mehr erholungsfähig ist.
Bei hohen Ulnarisschädigungen muß auch an Lagerungsschäden gedacht werden, da der N. ulnaris in- und unterhalb der Achselhöhle ungeschützt verläuft. Diese nicht operativ zu behandelnde Schädigung kann jedoch von vornherein bei ausreichender Polsterung vermieden werden.

Rumpf

Die Dermatome im Bereich des Rumpfes werden von den *Nn. intercostobrachiales* 1–11 sowie dem N. subcostalis versorgt. Sie innervieren außerdem die Interkostalmuskulatur, die Pleura parietalis sowie

Wirbelrippengelenke. Die Nn. intercostobrachiales entspringen dabei den ventralen Ästen der Spinalnerven. Es ist hier schwierig, zwischen segmentalen und peripheren Ausfällen zu unterscheiden. Zum anderen muß man klären, ob es sich um Schmerzen bei inneren Erkrankungen handelt (Headsche Zonen). Diese umfassen meist mehrere Segmente, wie Hansen u. Schliack gezeigt haben. Eine nähere Übersicht gibt Tab. 8.**6.**

Tabelle 8.**6** Übersicht über die wichtigsten segmental zuzuordnenden Schmerzen bei internen Erkrankungen (Headsche Zonen)

Organ	Segment	Seite
Herz	C_8–D_8	links
Lunge	D_3–D_{10}	beiderseits
Magen	D_5–D_9	links
Leber	D_6–D_{10}	rechts
Gallenblase	D_6–D_{10}	rechts
Pankreas	D_7–D_9	links
Milz	D_7–D_{10}	links
Niere	D_9–L_2	beiderseits

Hauptsächlichste Beschwerden sind Schmerzzustände, oft auch als Interkostalneuralgie bezeichnet. Ursachen können Wurzelschädigungen, traumatische Läsionen, Bandscheibenvorfall oder Herpes zoster sein. Andererseits sind Tumoren, die den Nerv erfaßt haben, zu nennen. Hier ist in erster Linie an den Pancoast-Tumor sowie an das Karzinom mit Metastasierung zu denken. Auch beim Morbus Recklinghausen kann es zu Befall der interkostalen Nerven kommen. Bei entzündlichen Erkrankungen, wie Pleuritis oder retroperitonealen Abszessen u. a., kann sich eine interkostale Neuralgie ausbilden. Nicht immer wird man eine Ursache finden.

Therapie

Je nach Ursache wird diese Therapie verschieden sein. Stellen sich die Beschwerden im Bereich von Headschen Zonen dar, muß die Grundkrankheit gesucht und behandelt werden. Eine Interkostalneuralgie, bei der man keinerlei organische Ursache findet, wird man symptomatisch durch Umspritzen des Nervs oder der Nervenwurzel behandeln, z. B. mit Novocain, Scandicain, Impletol, Impletol-Depot oder mit Kortisonpräparaten. Erzielt man noch keine ausreichende Beruhigung, muß man den Nerv chirurgisch ausschalten, was eine eingehende Besprechung mit dem Patienten erfordert, da hier eine endgültige Taubheit verursacht wird, die verschiedentlich auch zu einer Anaesthesia dolorosa führen kann. Zur chirurgischen Ausschaltung bestehen die Möglichkeiten der Ausschaltung des Nervs oder die Durchtrennung der Nervenwurzel. Andererseits besteht die Möglichkeit der Umschneidung der entsprechenden Hautgebiete in zwei Sitzungen. Dadurch ist der gesamte Hautbezirk in seiner ursprünglichen sensiblen Versorgung unterbrochen. Welches Verfahren man wählt, richtet sich allein nach dem Einzelfall und kann nicht generell entschieden werden.

Untere Extremitäten

Chirurgisch angehbare Erkrankungen im Bereich des Plexus (Plexus lumbalis, Plexus sacralis) sind nicht häufig. Wegen seiner geschützten Lage sind traumatische Störungen weniger häufig als im Bereich des Armplexus. Lediglich bei Beckenfrakturen kann es zu einer Läsion, hauptsächlich im Bereich des Plexus sacralis, häufiger jedoch schon des N. ischiadicus kommen, doch sind durch Druck im Bereich des Beckens, z. B. durch Tumoren oder durch die Schwangerschaft, Plexusschädigungen möglich.
Für den Neurochirurgen interessant sind die großen Nerven der unteren Extremität, der N. femoralis und der N. ischiadicus mit seinen beiden Endästen: N. fibularis und N. tibialis.

Nervus femoralis

Dieser Nerv versorgt motorisch die Extensoren des Oberschenkels sowie die Vorderseite einschließlich Schienbeinkante sensibel. Dem Patienten ist es oft nicht möglich, das Knie zu strecken oder aus der Kniebeuge wieder in aufrechte Stellung zu kommen. Es findet sich eine Atrophie der Oberschenkelmuskulatur mit Reduktion des Umfanges. Häufigste Lokalisation einer Störung ist das Leistenband. Hier kommt es nicht selten bei Versorgung von Leistenhernien zu einer Schädigung, z. B. durch Mitgreifen des Nervs. Auch bei Hüftgelenksoperationen kann es zum Ausfall des N. femoralis kommen. Ein chirurgisches Eingreifen ist in Form einer Neurolyse erforderlich. Liegt die Läsion im Retroperitonealraum, muß man durch einen großen Wechselschnitt eine Freilegung durchführen. Gelungene Nervennähte sind auch in diesem Bereich beschrieben worden, obwohl sie sehr schwierig durchzuführen sind. Ist die Schädigung unterhalb des Leistenbandes gelegen, gestaltet sich eine operative Rekonstruktion des Nervs sehr schwierig, da hier schon eine weite Verzweigung vorhanden ist.

Nervus obturatorius

Bei Ausfall dieses Nervs ist das Einwärtsbeugen des Beines nicht mehr möglich. Häufigste Schädigung ist eine Kompression im Bereich des Canalis obturatorius z. B. bei Beckenfrakturen.

Glutäalmuskulatur

Diese wird vom N. glutaeus superior und vom N. glutaeus inferior versorgt. Bei Ausfall sind die Abduktion des Oberschenkels sowie die Streckung der Hüfte und das Aufstehen nicht mehr möglich. Auch das Treppensteigen bereitet erhebliche Schwierigkeiten. Am einfachsten prüft man die Funktion durch Anspannung der Gesäßmuskulatur, wobei man ungleiche Innervationen sofort feststellen kann.
Chirurgische Interventionen sind mühsam und nur selten erfolgreich.

Nervus ischiadicus

Erfolgt eine Schädigung des Nervs innerhalb des Beckens, vor seinem Austritt aus dem Foramen infrapiriforme, sind chirurgische Maßnahmen ausgesprochen schwierig. Erst in seinem äußeren Teil ist er gut darstellbar. Die häufigste Schädigung des N. ischiadicus ist leider durch unsachgemäßes intramuskuläres Spritzen hervorgerufen. Die wichtigsten Versorgungsgebiete dieses Nervs sind die Muskeln für Kniebeugung, Fußhebung (s. N. fibularis) und Fußsenkung (s. N. tibialis). Damit ist ein Ausfall leicht zu erkennen. Sensibel ist ein kompletter Ausfall im Bereich des Unterschenkels bis auf einen Streifen an der Schienbeinkante festzustellen. Die Teilung in N. fibularis und N. tibialis geschieht im Bereich des Oberschenkels noch oberhalb der Kniekehle. Häufig findet man den Nerv auch schon sehr weit proximal in seine beiden Anteile aufgespalten.
Bei der Wichtigkeit dieses Nervs sollte man eine chirurgische Therapie immer anstreben.

Nervus tibialis

Wichtigste Muskeln, die vom N. tibialis versorgt werden, sind der M. soleus und der M. gastrocnemius sowie die kleine Fußsohlenmuskulatur. Bei Ausfall ist eine Zehen- und Fußbeugung nicht mehr möglich. Häufigste Verletzungsstelle einer isolierten Tibialisschädigung ist die Kniekehle. Bei einer Kompression in Höhe des Malleolus spricht man von einem Tarsaltunnelsyndrom (ähnlich dem Karpaltunnelsyndrom). Differentialdiagnostisch muß an eine S_1-Ischialgie gedacht werden. Spricht jedoch die Verletzungsart für eine Nervenschädigung, sollte auf alle Fälle eine Freilegung erfolgen und anschließend evtl. eine Naht durchgeführt werden.

Nervus fibularis communis

Der N. fibularis communis teilt sich nochmals in einen oberflächlichen und einen tiefen Ast, wobei die Hauptversorgung der Muskulatur dem tiefen Ast zukommt. Fällt der N. fibularis aus, können die Patienten keine Fuß- und Zehenhebung mehr durchführen. Häufigste Schädigung ist die unsachgemäße Lagerung des Beines mit Druckschädigung. Diese kommt durch zu geringe Polsterung in Höhe des Fibulasköpfchens zustande, da hier der Nerv unmittelbar unter der Haut verläuft. Nach einer Druckschädigung ist ein chirurgisches Eingreifen meist nicht erforderlich. Ist die Einwirkung jedoch erheblich gewesen, sollte man immer eine Neurolyse im Bereich des Kniegelenks sowie des Unterschenkels (Fibulakopffraktur) durchführen. Differentialdiagnostisch muß eine Wurzelschädigung der Wurzel L5 abgegrenzt werden, sofern die Anamnese nicht eindeutig ist.

Tibialis-anterior-Syndrom

Hierbei handelt es sich um eine ischämische Nekrose von M. tibialis anterior, M. extensor digitorum longus und M. extensor hallucis longus. Die Patienten klagen neben dem motorischen Ausfall über Schmerzen oberhalb des M. tibialis anterior. Diese wahrscheinlich ischämisch ausgelöste Schädigung wird manchmal operativ durch Spalten der Fascia cruris angegangen, jedoch ohne wesentlichen Erfolg.

Tumoren

Tumoren im peripheren Nerv sind sehr selten. Die Zuordnung der einzelnen Tumorarten zu den Keimblättern ist nicht endgültig abgeschlossen und das Einteilungsschema befindet sich daher noch im Fluß.

Einteilung der Tumoren des peripheren Nervs

nichtneoplastische neuroektodermale Tumoren
Neurom

neuroektodermale Tumoren
Binde- und Stützgewebetyp
- Neurinom
- multiples Neurofibrom
- neurogenes Sarkom

Ganglienzelltyp
- Ganglioneurom
- neuroepitheliale Tumoren

melanoblastischer Typ
- neurokutane Melanose

aus verschiedenen Geweben zusammengesetzte Tumoren
Glomus-Tumor
Leiomyom

mesodermale Tumoren

sekundäre Neoplasmen
Tumoren der sympathischen Ganglien
 Ganglioneurom
 Neuroblastom
Tumoren der paraganglischen Zellen
 Phäochromozytom
 Paragangliom.

Jeder Nerventumor sollte in toto exstirpiert werden, da weder durch die klinische Symptomatik noch durch das Wachstumsverhalten dem Tumor äußerlich anzusehen ist, ob er in eine gutartige oder bösartige Gruppe einzuordnen ist. Je nach Tumorart wird das Ausschälen gut möglich sein oder ein Teil des Nervs geopfert werden müssen, was – wenn eine Direktnaht nicht möglich ist – durch Transplantat zu versorgen ist. Je nach Tumorart muß eine postoperative Bestrahlung erwogen werden, evtl. auch die Amputation der entsprechenden Gliedmaße.

Wegen der Häufigkeit sollen im folgenden die Neurinome näher betrachtet werden.

Neurinom

Das Alter der Patienten liegt meist zwischen 20 und 50 Jahren. Eine Dominanz für ein bestimmtes Alter findet sich nicht. Die Geschlechsverteilung ist gleich. Die Neurinome können von der Wurzel bis in die kleinsten peripheren Verzweigungen des Nervs vorkommen, d. h. überall dort, wo Nervenfasern vorhanden sind. Etwa ⅓ findet sich in peripheren Nerven, 15 % am 8. Hirnnerv. In den meisten Fällen treten keinerlei Beschwerden auf, sofern die Geschwülste in den peripheren Nerven gelegen sind. Anders verhält es sich jedoch, wenn sie an den spinalen Wurzeln wachsen, wo erhebliche Schmerzsyndrome auftreten können. Das multiple Auftreten reiner Neurinome ist ausgesprochen selten.

Torticollis spasticus

Der Torticollis spasticus ist eine athetotische Erkrankung, deren Ursache bisher noch nicht exakt geklärt ist. Sie muß jedoch im Bereich der peripheren Nervenerkrankungen erwähnt werden, da die therapeutischen Maßnahmen fast ausschließlich im peripheren Nervensystem durchgeführt werden. Voraussetzung ist ein exakter elektromyographischer Befund, der eine Aussage zuläßt, inwieweit es sich um vorwiegend extrapyramidale Abläufe handelt, wobei periphere Maßnahmen einen nur geringen Erfolg zeigen würden. Für die Art des

Eingriffs ist die exakte Indikationsstellung entscheidend. Die Elektromyographie muß auch eine genaue Aussage liefern, welche Muskeln vorwiegend betroffen sind. Handelt es sich hauptsächlich um eine Beteiligung des M. sternocleidomastoideus, besteht therapeutisch die Möglichkeit einer Durchtrennung des entsprechenden Akzessoriusastes. Steht die Nackenhinterkopfmuskulatur im Vordergrund, vor allem der M. splenius capitis, so hilft häufig die Rhizotomie der Wurzeln C1–C3 bds., wobei im Segment C1 die vorderen und hinteren Anteile der Wurzeln durchtrennt werden, in den Segmenten C2 und C3 nur die vorderen Wurzeln. Die stereotaktischen Operationen sind auf S. 161ff. abgehandelt.

Vegetatives Nervensystem

Das vegetative Nervensystem, das eine regulierende Funktion ausübt und der Erhaltung optimaler Bedingungen der inneren Organe dient, besteht in seinem peripheren Bereich aus einem sehr ausgedehnten nervösen Plexussystem, das überaus zahlreiche, größere und kleinere Ganglien enthält.

Da direkte chirurgische Maßnahmen am Parasympathikus ausgesprochen selten in Betracht kommen, konzentrieren sich unsere weiteren Erörterungen auf den Sympathikus.

Wichtig ist vor allem zu wissen, daß keine direkte Verbindung zwischen dem nervösen Zentrum im Rückenmark und den sympathischen Endgeflechten an den Organen besteht, sondern daß immer ein vegetatives Ganglion als Umschaltstelle dazwischengeschaltet ist. Man unterscheidet deshalb ein präganglionäres Neuron, dessen Fasern aus dem Seitenhorn des Rückenmarks, dem Nucleus intermediolateralis, stammen, von einem postganglionären Neuron. Das sympathische Zentrum in der Seitenhornsäule des Rückenmarks reicht beim Menschen vom 8. Zervikal- bis zum 3. Lumbalsegment. Dies erklärt, daß die präganglionären Fasern aus den thorakolumbalen Segmenten Th1–L2 austreten. Dabei verlaufen die präganglionären sympathischen Fasern für den Kopf, die das Auge, namentlich den Ziliarkörper und den Dilatator pupillae versorgen, in der 1. und 2. vorderen Thorakalwurzel, die für die obere Extremität entstammen der 3. bis 7. Thorakalwurzel. Den unteren Extremitäten sind die präganglionären Fasern zugeordnet, die aus Th10–12 stammen und im Grenzstrang abwärts verlaufen bis zu den Lumbalganglien L4–L5. Die genannten präganglionären Fasern ziehen nach ihrem Austritt aus dem Rückenmark mit der vorderen Wurzel und verlassen diese, um als markhaltiger R. communicans albus zum paravertebralen Grenzstrangganglion zu ziehen. Andere dieser Fasern, so z. B. jene aus Th5–Th9, die die sympathische Innervation des Magen-Darm-Traktes, des Pankreas, der Leber und Gallenwege übernehmen, passieren den Grenzstrang ohne Umschaltung und bilden einen Teil des N. splanchnicus und enden im Ganglion coeliacum, einem sog. prävertebralen vegetativen Ganglion. In diesen prä- und paravertebralen Ganglien erfolgt die Umschaltung auf das postganglionäre Neuron, das als markarmer R. communicans griseus über Adventitiageflechte der Gefäße, meist über die peripheren somatischen Nerven das Terminalretikulum des Endorgans erreicht. Zu berücksichtigen ist dabei noch, daß die Rr. communicantes albi das entsprechende Grenzstrangganglion nicht sofort als postganglionäre Fasern verlassen, sondern daß sie in senkrechter Richtung zum nächsthöher oder nächsttiefer gelegenen Ganglion ziehen und so mehrere Ganglien aktivieren können, bevor sie diese als Rr. communicantes grisei verlassen. Dies ist auch der Grund dafür, daß es bei Reizung eines präganglionären Abschnitts zu einer Ausbreitung der Wirkung kommt, wogegen diese bei Stimulation des postganglionären Neurons ausbleibt, da dessen Fasern mit dem entsprechenden Spinalnerv bis in das zugehörige Dermatom verlaufen und dort eine umschriebene Reaktion auslösen.

Der wesentlichste Unterschied zwischen einer prä- und postganglionären Unterbrechung des Grenzstranges ist vor allem der, daß letztere die Empfindlichkeit des vegetativen Systems auf Adrenalin beträchtlich erhöht. Die postganglionäre Durchtrennung der sympathischen Fasern löst so eine Sensibilisierung der glatten Muskulatur aus und steigert die vasokonstriktorische Reaktion der Gefäße auf Kältereize. Diese Reaktion verdient Berücksichtigung bei Sympathektomien, die zur Behandlung von Durchblutungsstörungen der Gliedmaßen, z. B. bei der Raynaudschen Krankheit, vorgenommen werden und postuliert die Durchtrennung der präganglionären Fasern. Damit wird eine Sensibilisierung der denervierten Gefäße durch Adrenalin, das im Blut immer vorhanden ist, vermieden.

Als Folge einer solchen Sympathikusunterbrechung (auch im Bereich des postganglionären Neurons) resultiert keineswegs ein kompletter Funktionsausfall des von der zentralen Steuerung abgetrennten Organs, da dessen selbständig funktionierenden Nervengeflechte eine autonome Regulation aufrechterhalten. Die Unterbrechung der zentralen Steuerung führt zu einer Vasodilatation und zum Verlust der Schweißsekretion und der Piloerektion. Während die Vasokonstriktion nicht mehr zentral gesteuert werden kann, erfolgt aber durchaus eine der Umgebungstemperatur angepaßte Regulierung, d. h., bei Wärmeeinwirkung kommt es zur Rötung der Haut. Dagegen fehlt der affektbedingte Farbwechsel der Haut (Röte bzw. Blässe), z. B. bei Freude oder Schreckreaktionen. Ebenso wird mit der Sympathektomie das Auftreten schädlicher vasokonstriktorischer Reflexe verhindert. Bei der Sympathektomie führt also die Unterbrechung des efferenten Systems infolge der Beseitigung der Gefäßspasmen zu einer

Durchblutungsverbesserung, und die Unterbrechung der Afferenzen verhindert die Weiterleitung von Schmerz oder anderen Reizen. Insofern hat die Sympathikuschirurgie ihre Berechtigung in der Behandlung von arteriellen Durchblutungsstörungen, in extremen Fällen von Hyperhydrosis und bei vegetativen Schmerzen.
Die Indikationsgebiete bei den arteriellen Durchblutungsstörungen umfassen sowohl funktionelle Störungen, die zu einem Angiospasmus führen, wie auch organisch bedingte Durchblutungsstörungen, z. B. lumeneinengende oder obliterierende Gefäßveränderungen.
Die größte Bedeutung unter den funktionellen Durchblutungsstörungen besitzt die Raynaudsche Erkrankung. Bei diesem Krankheitsbild, das fast ausschließlich beim weiblichen Geschlecht beobachtet wird, dessen Beginn, von den jugendlichen Abortivformen abgesehen, meist im Alter von 30–40 Jahren liegt, kommt es unter Kälteeinwirkung zu einer Vasokonstriktion, vor allem im Bereich der Finger und Zehen, aber auch der Akren des Gesichtes. Klinisch erkennt man eine Blässe (Leichenfinger), die schließlich in eine Zyanose übergeht. Gleichzeitig tritt ein Taubheitsgefühl hinzu, und mit diesem setzen heftigste Schmerzen von brennendem Charakter (Kausalgie) ein. In seltenen Fällen kann die Vasokonstriktion ein solches Ausmaß annehmen, daß Nekrosen auftreten. Derartige Raynaud-Anfälle können Stunden bis Tage anhalten. In Anfangsstadien sind konservative Maßnahmen (Behandlung mit Hormongaben, durchblutungsfördernden Mitteln und Wechselbäder) durchaus gerechtfertigt, jedoch sollte man diese Therapie nicht zu lange fortsetzen, da es nicht selten im Verlauf der Erkrankung zu Hautveränderungen im Sinne der Sklerodermie kommt, Veränderungen, die die Erfolgsaussichten einer Sympathektomie verschlechtern. Operativ kommt dabei nur die präganglionäre Grenzstrangunterbrechung in Frage.
Die ebenfalls zu den funktionellen Durchblutungsstörungen zählende Akrozyanose erfordert im allgemeinen keine chirurgischen Maßnahmen. Dagegen kann bei akuten Erfrierungen eine temporäre Sympathikusblockade entscheidend für die Gewebsrettung sein.
Unter den Durchblutungsstörungen aufgrund organischer Gefäßerkrankungen ist vor allem die Endangiitis obliterans (Winiwarter-Buerger) zu nennen, die im jugendlichen Alter auftritt und fast ausschließlich das männliche Geschlecht befällt. Außerdem zählt für das spätere Alter auch die Arteriosklerose dazu. Beiden, der Endangiitis obliterans wie der Arteriosklerose, sind organische Gefäßwandveränderungen gemein, die zu einer Einengung oder einer Verlegung des Lumens führen. Diese Veränderungen lösen über vasovasale Reflexe noch zusätzliche Durchblutungsstörungen in mehr oder weniger weit entfernten Gefäßabschnitten aus. Diese organisch bedingten Durchblutungsstörungen sind bevorzugt an den unteren Extremitäten lokalisiert und bergen immer die Gefahr einer Gliednekrose in sich.

Therapeutisch wird man zunächst immer versuchen, mit konservativen, z. B. durchblutungsfördernden, Maßnahmen oder einer temporären Grenzstrangblockade eine Besserung zu erzielen. Bei Versagen dieser Therapie ist die präganglionäre Sympathektomie angezeigt.

Die charakteristischen Schmerzformen des vegetativen Systems sind die Kausalgie und unter den viszeralen Schmerzen die Kolik.

Typisch für die Kausalgie, die nach Verletzungen mit inkompletter Nervendurchtrennung auftritt, ist der brennende Schmerz, der durch affektive, optische, akustische und sensible Reize ausgelöst oder verstärkt werden kann. Es handelt sich dabei um einen Gefäßschmerz, der mit ausgeprägten vegetativen Störungen (z. B. glänzender, atrophischer Haut, Sudeckscher Knochenatrophie) einhergeht und nur im Zusammenhang mit Verletzungen des N. medianus, N. tibialis und manchmal auch des N. ulnaris beobachtet wird. Als konservative Maßnahmen kommen vor allem Grenzstrangblockaden in Frage. Bei deren Versagen ist die präganglionäre Sympathektomie angezeigt.

Die spastischen Schmerzen der Eingeweide, die Koliken, werden ausschließlich über die afferenten sympathischen Bahnen geleitet. Nicht selten werden diese Schmerzen auf die zugehörigen Dermatome, sog. Headschen Zonen, der Körperoberfläche projiziert. Diese Schmerzen verschwinden mit der entsprechenden Behandlung, d. h. mit Beseitigung der Ursache (z. B. Steinen bei Gallenkolik). Diese Therapie steht deshalb bei derartigen Schmerzen im Vordergrund. Nur bei Unbeeinflußbarkeit solcher kolikartiger Eingeweideschmerzen werden Eingriffe am sympathischen System, z. B. Splanchnikotomien, erforderlich.

Es gibt viele Schmerzformen, die eine vegetative Komponente aufweisen. Es sei hier nur an die bereits früher erwähnte Sludersche Neuralgie erinnert, einen Gesichtsschmerz von brennendem Charakter, der mit Tränenträufeln, Nasenlaufen und Gesichtsrötung einhergeht. Hier ist die temporäre Blockade oder auch die Durchschneidung des Halsgrenzstranges oft die einzige wirkungsvolle Therapie.

Vor der Durchführung einer operativen Grenzstrangunterbrechung sollte man sich immer erst von der Wirksamkeit eines solchen Eingriffes überzeugen. Dies gelingt am sichersten durch mehrfache temporäre Ausschaltungen mittels einer Novocainblockade.

Diese temporären Grenzstrangblockaden stellen – wie bei den Indikationsgebieten bereits erwähnt – nicht nur ein Testverfahren dar, sie haben sich vielmehr auch bestens als Behandlungsmethode bewährt.

Im wesentlichen werden zwei Methoden angewandt, nämlich die Stellatumblockade (Ganglion stellatum = Ganglion zervikothorazikum) und die paravertebrale Grenzstrangblockade, wobei die erste zu einer Leitungsunterbrechung der sympathischen Bahnen zum Kopf und zu den Armen führt, während für die Brust- und Baucheingeweide eine

thorakale und für die unteren Extremitäten eine lumbale Grenzstrangblockade vorgenommen wird.
Therapeutische Anwendung finden diese temporären Sympathikusblockaden u. a. bei peripheren, aber auch zerebralen Durchblutungsstörungen, beim Schulter-Arm-Schmerz, außerdem bei trophischen Geschwüren und der Sudeckschen Knochenatrophie.
Dabei sind die Indikationsgebiete für die Stellatumblockade, mit der eine Unterbrechung der sympathischen Bahnen zum Kopf und den oberen Extremitäten erzielt wird, posttraumatische oder postoperative sowie endangiitische zerebrale Durchblutungsstörungen, atypische Gesichtsschmerzen mit vegetativer Komponente (speziell die Sludersche Neuralgie), die Zervikalsyndrome mit Zephalgie oder Schulter-Arm-Schmerzen, das Quadrantensyndrom (von der segmentalen Innervation unabhängiges vegetatives Reizsyndrom des oberen Körperviertels), Durchblutungsstörungen und vegetative Schmerzsyndrome der oberen Extremität.
Zur Technik der Blockade ist wichtig zu wissen, daß das Ganglion stellatum auf dem Köpfchen der I. Rippe liegt, so daß ein Novocaindepot an dieser Stelle das Ganglion und dessen Äste temporär ausschaltet. Man erreicht das Ganglion stellatum am einfachsten nach der Methode von Herget. Dabei sucht man die Mitte der Strecke zwischen dem Ringknorpel und dem Sternalansatz des Kopfnickermuskels und sticht die Injektionsnadel an dessen medialem Rand streng senkrecht ein, wobei man in 3–4 cm Tiefe auf den knöchernen Widerstand des Köpfchens der I. Rippe stößt. Verfehlt man das Köpfchen, d. h., dringt die Injektionsnadel ohne Widerstand tiefer ein, so ist es ungefährlich, wenn der Nadeleinstich senkrecht geführt wird. Die Nadellage läßt sich ohne größere Manipulationen korrigieren. Bei Mißachtung der Technik und schräg medialwärts gerichteter Nadelführung läuft man Gefahr, in das Foramen intervertebrale oder gar durch dieses in den Spinalkanal durchzustoßen und das Mark zu verletzten. Es ist immer notwendig, daß man sich davon überzeugt, daß beim Ansaugen kein Blut oder Liquor aspiriert wird. Erst dann injiziert man Novocain oder Depot-Impletol. Bei richtiger Nadellage gibt der Patient bereits während der Injektion in die homolaterale Schulter ausstrahlende Schmerzen und ein Wärmegefühl in der gleichseitigen oberen Extremität und Gesichtshälfte an. Neben diesen subjektiven Angaben bestätigt das rasch auftretende Hornersche Syndrom auch objektiv die korrekte Ausführung.
Während die Injektionstechnik nach Herget eine Rückenmarksverletzung so gut wie immer vermeiden läßt, kann es beim Einstich zu einer Pleuraverletzung und damit zu einem Pneumothorax kommen.
Der paravertebrale Zugang findet zur Blockade der thorakalen und lumbalen Grenzstrangganglien Anwendung. Die Treffsicherheit ist geringer als bei der Stellatumblockade. Bei einwandfreier Technik sind

Komplikationen selten. So kann das Eindringen in den Wirbelkanal fast immer vermieden werden. Am ehesten kann im Thorakalbereich noch ein Pneumothorax entstehen. Die günstigste Position bei der paravertebralen Injektion ist die Bauchlage. Die Injektion kann aber auch am sitzenden Patienten vorgenommen werden. Man sticht dabei die Nadel in Höhe des entsprechenden Wirbels etwa 3 bis 4 Querfinger neben dessen Dornfortsatz zunächst senkrecht ein, bis man auf den Querfortsatz gelangt. Dann tastet man sich an dessen oberen oder unteren Rand vorbei, richtet die Nadel in einem Winkel von etwa 20 Grad medialwärts und führt sie weiter vor. Im Thorakalbereich stößt man nach etwa 3 cm und lumbal nach etwa 4 cm erneut auf den knöchernen Widerstand des Wirbelkörpers. Man kann sich nun zusätzlich durch eine Röntgen- oder Fernsehdurchleuchtungskontrolle vom richtigen Sitz der Kanüle überzeugen und setzt dann ein Novocain-Depot.

Als operative Verfahren zur Grenzstrangunterbrechung sind eigentlich nur die obere thorakale und die lumbale sowie die endoskopische Methode der Sympathektomie von Bedeutung.

Bei der präganglionären oberen thorakalen Sympathektomie, die zur sympathischen Denervierung der oberen Extremität vorgenommen wird, ist die paravertebrale extrapleurale Resektion des 2. und 3. Thorakalganglions nach Entfernung eines Teiles der II. Rippe erfolgssicherer als die einfache Durchtrennung des Grenzstranges zwischen den genannten beiden Ganglien.

Das Hauptindikationsgebiet der lumbalen Sympathektomie sind Durchblutungsstörungen der unteren Extremität. Dabei wendet man heute im allgemeinen ein retroperitoneales, allenfals bei beidseitigen Sympathektomien ein transperitoneales Vorgehen an und reseziert das 3. und 4. lumbale Grenzstrangganglion.

Mit der endoskopischen Methode werden Unterbrechungen des thorakalen Grenzstranges bzw. dessen Äste oder der Nn. splanchnici auf thorakoskopischem Wege mittels Elektrokoagulation durchgeführt.

9 Fehlbildungen

Kraniale und spinale Verschlußstörungen

Allgemeines

Die Differenzierung des Zentralnervensystems aus dem äußeren Keimblatt (Ektoderm) ist etwa in der 3. Embryonalwoche abgeschlossen. Alle auftretenden Verschlußstörungen werden als Dysrhaphien bezeichnet. Die Einordnung in den dysrhaphischen Formenkreis ist immer leicht, wenn sichtbare Spaltbildungen in Haut und Knochen erkennbar sind. Eine Reihe von Dysrhaphien lassen äußerlich den formalen Spaltcharakter vermissen.

Pathogenese

Zur Erklärung werden genetische und umweltbedingte Ursachen genannt. Zu den letzteren rechnet man die Infektionen, Insertionsmängel der Plazenta, das Alter der Schwangeren, Sauerstoffmangel und hypoglykämische Einflüsse. Eine Abhängigkeit der Mißbildung von erblichen Faktoren bzw. chromosomalem Fehlverhalten scheint möglich, jedoch sind genauere Zusammenhänge bislang unbekannt.

Anenzephalus

Bei dieser schwersten kranialen dysrhaphischen Störung kann das Hirn fehlen. An der freiliegenden Schädelbasis liegt nur die Area cerebrovasculosa, ähnlich der Markplatte bei den spinalen Spaltbildungen. Die Kombination Anenzephalie und Akranie = fehlender Kopf bezeichnet man als Azephalie. Die so mißbildeten Früchte werden meist tot geboren oder sterben bald nach der Geburt. Eine sinnvolle Behandlungsmöglichkeit besteht ohnehin nicht.

Zephalozelen

Es handelt sich ebenfalls um Verschlußstörungen des Schädels und des Gehirns. Aus großen variierenden Knochenlücken der Mittellinie des a

b

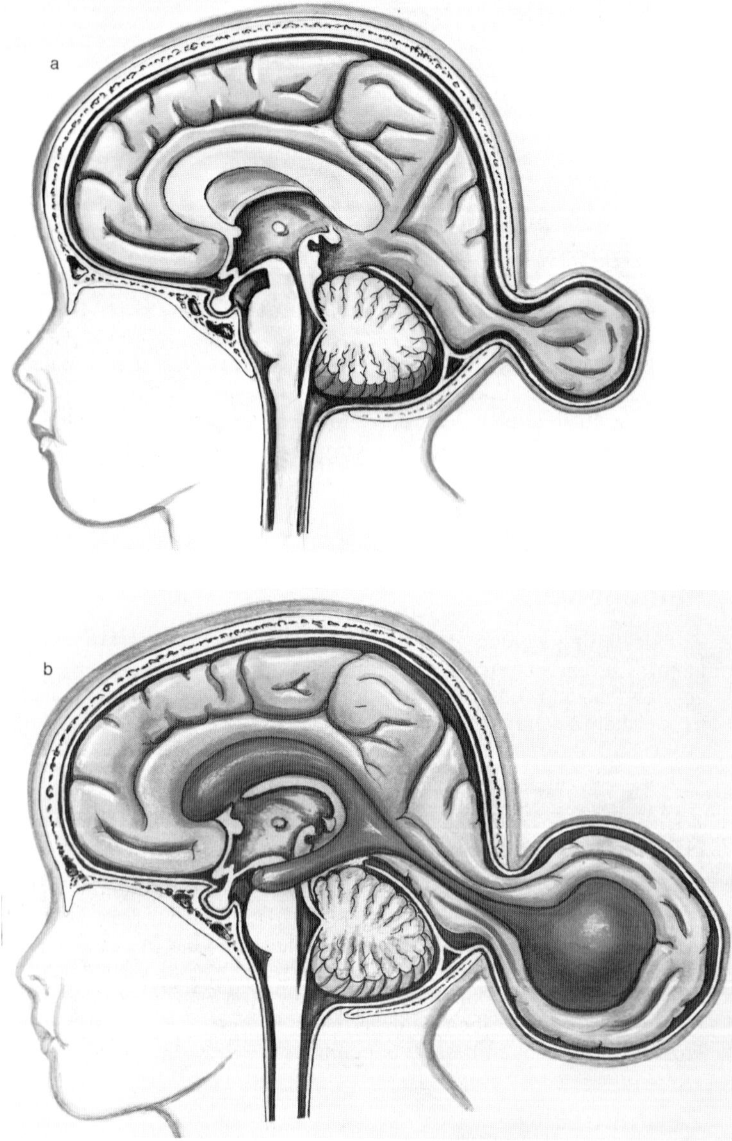

Abb. 9.**1 a–d** **a** Enzephalozele, **b** Enzephalozystozele, **c** Enzephalozystomeningozele, **d** Meningozele

c

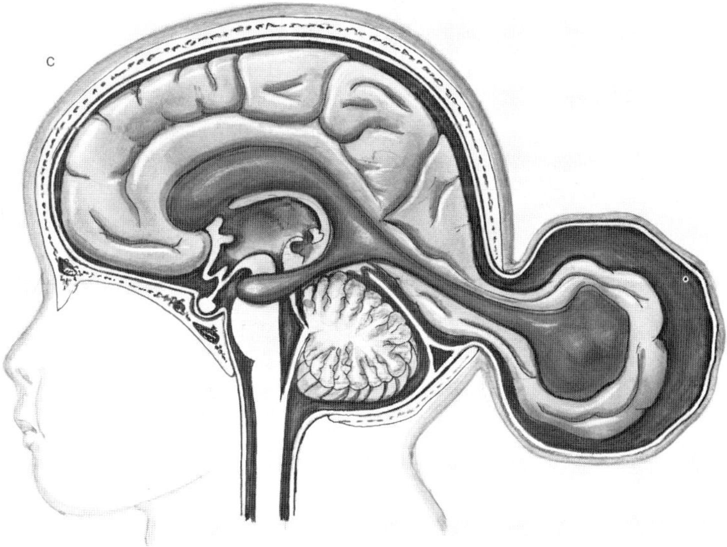

d

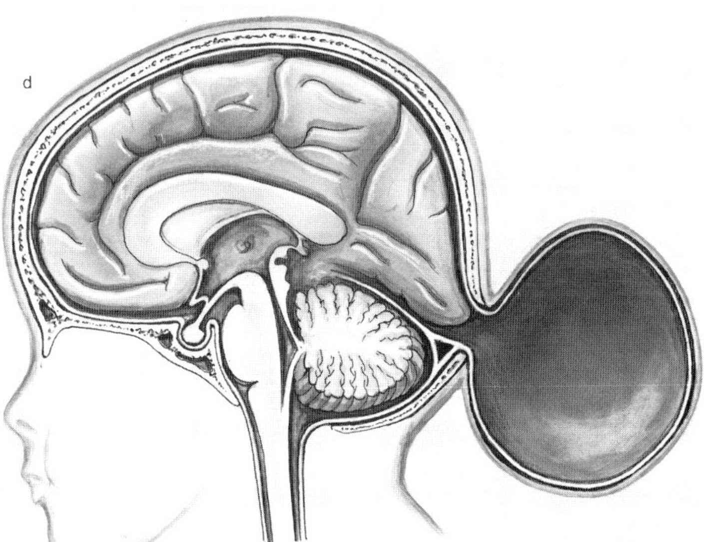

Schädels, meist der Konvexität, aber auch der Basis, wölben sich kombiniert oder isoliert Hirnhäute und Hirnanteile bruchartig nach außen. Kirschgroße Gehirnhernien stehen kopfgroßen Vorwölbungen gegenüber, in denen fast der gesamte Schädelinhalt enthalten ist.
Die Angaben zur Häufigkeit sind recht unterschiedlich. Ohne Geschlechtsbevorzugung rechnet man auf 2000 Geburten mit einer Mißbildung. Kombinationen mit spinalen Spaltbildungen und sonstigen Defekten sind bekannt.

Pathologische Anatomie
Eine Unterteilung richtet sich sowohl nach der Lokalisation – Konvexität oder Basis – als auch nach dem Zeleninhalt.

Lokalisation
Die gesamte Sagittallinie kann als Prädilektionsstelle angesehen werden mit Bevorzugung der okzipitalen Abschnitte (Abb. 9.**1**). Je nach Defektlage ober- oder unterhalb des Tentoriums wählt man die Bezeichnung Cephalocele occipitalis superior oder inferior.
Die basalen Zephalozelen zeigen ebenfalls bevorzugte Austrittsstellen. Man kennt einmal die frontoethmoidalen Formen (Abb. 9.**2**). Weitere basale Zephalozelen entwickeln sich sphenoorbital durch die Fissura orbitalis superior hinter den Bulbus mit Ausbildung eines Exophthalmus, in sphenomaxillarer Richtung über die Fissura orbitalis inferior zur Fossa sphenomaxillaris oder nasopharyngeal in den Nasen-Rachen-Raum.
Die Zephalozelen der Konvexität sind alle von Haut bedeckt und im Bereich der Nasennebenhöhlen und des Nasen-Rachen-Raumes mit Schleimhaut überzogen. Die Ausdehnung der äußeren Mißbildungen besagt nichts über die Defektgröße im Knochen. Auch bei kleinen ossären Foramen kommen ausgedehnte Zephalozelen vor. Außer der Cephalocele occipitalis inferior, die Kleinhirnanteile beinhaltet, handelt es sich sonst bei nervalem Bruchinhalt ausschließlich um Großhirngewebe. Die unteren okzipitalen Zephalozelen erlangen besondere Größe (Abb. 9.**3**).

Klinik
Die großen Zephalozelen der Konvexität bereiten keine diagnostischen Schwierigkeiten, sind meist prall gefüllt und können im okzipitalen Bereich auch schlaff sein. Kleinere sagittale Zephalozelen stehen in Differentialdiagnose mit zystischen Dermoiden, Lipomen und Gefäßmißbildungen. Eine sichere Einordnung kann klinisch unmöglich sein, und erst die operative Revision bringt Klarheit.
Die neurologische Untersuchung des Neugeborenen und Kleinkindes kann Informationen über eine gleichzeitige Hirnschädigung liefern wie auch eine Elektroenzephalographie (EEG) und eine Computertomographie (CT). Die Ausfälle reichen in einer breiten Skala von geringen

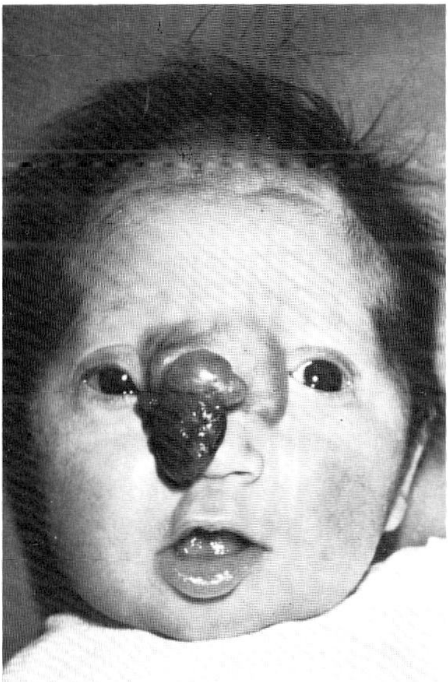

Abb. 9.**2** Frontobasale Enzephalozele

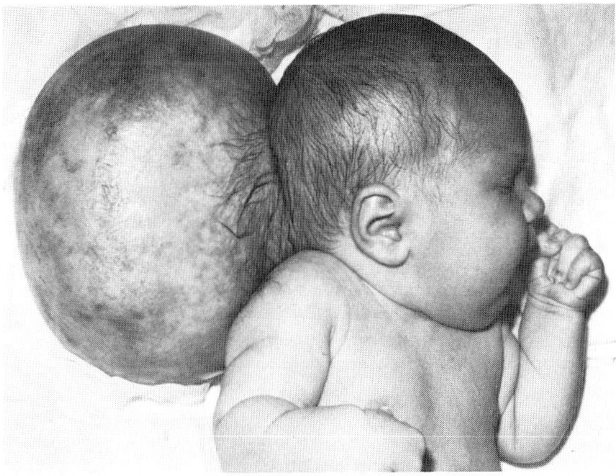

Abb. 9.**3** Ausgedehnte okzipitale Meningozele

Störungen des Tonus und der Koordination bis zu massiven Extremitätenparesen, Hirnnervenläsionen, Aphasien, gnostischen Störungen, kombiniert mit psychischen Defekten, bis hin zur Idiotie.

Die größeren sichtbaren basalen Zephalozelen (vgl. Abb. 9.**2**) sind ebenfalls einfach zu beurteilen. Diagnostische Schwierigkeiten bereiten die Formen, die sich in die Orbita entwickelt haben und den Bulbus verdrängen oder in den Nasen-Rachen-Raum reichen und die Atmung und den Schluckvorgang behindern. Verwechslungen mit Polypen können verhängnisvoll werden.

Therapie

Eine konservative Behandlungsmöglichkeit besteht nicht. Ein chirurgisches Vorgehen ist immer gegeben. Der Zeitpunkt der Operation richtet sich einmal nach der lokalen Situation, zum anderen auch nach dem Gesamtzustand, ob und in welchem Ausmaß Ausfälle bestehen.

Bei sehr ausgedehnten oder nicht überhäuteten Zelen erfordern allein die lokalen Verhältnisse aus pflegerischen Gründen und zur Vermeidung einer Hirninfektion über die Mißbildung eine rasche chirurgische Versorgung, ohne besondere Rücksicht auf sonstige Begleitschäden. Alle nicht sehr ausgedehnten und überhäuteten Zephalozelen bedürfen nicht unmittelbar nach der Geburt einer operativen Versorgung; dies kann je nach der Gesamtsituation im Laufe der ersten Lebenswochen und -monate erfolgen.

Je nach der Zelengröße und einer möglichen präoperativen Artdiagnose wird die Haut an der Basis umschnitten oder erst im Bereich der Konvexität der Zele eine Inspektion des Inhaltes vorgenommen. Der Hautschnitt ist so zu wählen, daß ein spannungsfreier Verschluß möglich wird. Bei den Meningozelen wird der gesamte Sack oberhalb der Knochenlücke abgesetzt, und Dura und Haut werden schichtweise verschlossen. Bei den übrigen Formen der Zephalozelen kann das im Bruchsack befindliche Hirngewebe, nur im Ausnahmefall bei sehr kleinen Zelen, weder reponiert noch belassen werden. Es wird abgesetzt, und der weitere Verlauf entscheidet darüber, ob es sich – wie meist – um funktionsuntüchtiges Gewebe handelt oder ob zusätzliche Ausfälle auftreten. Steht harte Hirnhaut nicht ausreichend zur Verfügung, kann man Galeaperiost der Umgebung zum Defektverschluß verwenden. Zur Hautnaht ist nur im Ausnahmefall eine Hautverschiebung nötig. Die Knochenlücke bedarf je nach Größe ebenfalls einer sekundären späteren Deckung.

Die frontobasalen Zephalozelen werden entweder von einem transfrontalen Zugang versorgt oder vom Nasen-Rachen-Raum von rhinologischer Seite angegangen. Eine Kombination der Verfahren wird vielfach die meisten Vorteile bieten.

Das Operationsrisiko ist über das normale Maß hinaus abhängig von der Intensität und der Größe der Mißbildung. Kleinere und mittlere Zelen der Konvexität und auch der Basis sind dabei entscheidend günstiger zu beurteilen als ausgedehnte okzipitale Zephalozelen mit Einbeziehung von Groß- und Kleinhirnanteilen.

Prognose

Sie ist abhängig vom Grad der Mißbildung, der mit der lokalen Ausdehnung nicht unbedingt übereinstimmt. Von der Schwere der Mißbildung ist meist auch die Kombination mit weiteren angeborenen Defekten abhängig, die bei entsprechenden Organbefunden die Voraussage zusätzlich beeinträchtigen. Bereits vorhandene neurologische Störungen sind nur in der Ausnahme durch die operative Versorgung zu bessern. Enthält der Bruchsack noch funktionstüchtiges Hirngewebe, so können sich die Ausfälle nach der Operation verstärken. Feinere, aber doch beeinträchtigende neurologische Störungen und vor allem psychische Defekte werden erst im weiteren Verlauf faßbar.

Hautfisteln (Sinus pilonidales)

Hautfisteln entstehen durch Ablösestörungen des Neuralrohres von der Haut und gehören zu den Dysraphien.

Pathologische Anatomie

In der Mittellinie der Schädelkonvexität, von frontal nach okzipital zunehmend, können in einem umschriebenen, verfärbten Hautbezirk kleine Fistelöffnungen zur Beobachtung kommen. Auch Teleangiektasien mit Anomalien des Haarbesatzes kommen in der Umgebung vor. Die Fistelgänge können lediglich die Haut durchsetzen oder durch Knochenlücken in den intrakraniellen Raum – hauptsächlich die hintere Schädelgrube – reichen und in einem Dermoid oder Epidermoid enden.

Klinik

Fistelöffnungen können einen Zufallsbefund darstellen, oder man stößt auf sie, wenn Sekretabsonderungen auftreten. Verhängnisvoll werden die offenen Gänge, wenn es bei einer Verbindung zum Schädelinnenraum zu einer Infektion von außen kommt. Unklare oder rezidivierende Meningitiden sollten auch an einen solchen Infektionsweg denken lassen.

Therapie

Ein zufällig entdeckter reiner Hautsinus kann unbehandelt bleiben. Liegen Sekretabsonderungen und lokale Entzündungserscheinungen vor, muß der Fistelgang entfernt werden. Eine weitere Operationsindikation besteht bei einem durchgehenden Fistelgang zum Schädelinneren und bei einer Raumforderung durch einen begleitenden Mißbildungstumor.

Spina bifida posterior

Spaltbildungen des Wirbelkanals, verbunden mit dysrhaphischen Störungen des Rückenmarks und seiner Häute, werden unter dem Begriff Spina bifida zusammengefaßt.

Häufigkeit

Auf etwa 1000 Neugeborene entfällt ein Kind mit Spina bifida, die damit ⅙ aller Mißbildungen ausmacht und neben Klumpfuß und Hüftluxation in einer Spitzengruppe liegt.

Entwicklung

Das Zentralnervensystem differenziert sich aus dem Ektoderm. Das Rückenmark entwickelt sich aus einer Neuralplatte, die in der Mitte zur Neuralrinne einsinkt und sich schließlich zum Neuralrohr verschließt (Abb. 9.**4**). Der Verschluß zum Neuralrohr beginnt im Zervikalbereich und verläuft von hier nach kaudal fort, um sich lumbosakral zuletzt zu formieren. Die normale Entwicklung ist in der 3. Schwangerschaftswoche beendet. Danach löst sich das Neuralrohr vom Ektoderm, das sich darüber wiederum als äußeres Hornblatt schließt und damit die Haut bildet. Durch ähnliche Vorgänge bildet sich die Chorda dorsalis, der Vorläufer der Wirbelsäule, aus dem Entoderm. Ein Zellverband zwischen Ektoderm und Entoderm, das axiale Mesenchym, umwächst Chorda dorsalis und Neuralrohr und läßt aus ihren Zellen Rückenmarkshäute und Wirbelbögen entstehen.

Pathogenese

Die Ursache der neurogenen Mißbildung ist meist unbekannt. Zur Erklärung der Genese kennt man zwei Gruppen, die umweltbedingten und die genetischen Ursachen. Diese Faktoren können solitär oder kombiniert wirksam werden.

Anomalien, die im Genotypus begründet sind, beruhen auf Chromosomenaberrationen oder auf Geninkompatibilitäten. Familiäre Häufung von Spaltbildungen wurde beobachtet; selten kann ein gesicherter Erblichkeitsnachweis geführt werden.

Zu den umweltbedingten Noxen zählt man Sauerstoffmangel, Infektionen, physikalisch-mechanische Einflüsse und Intoxikationen. Unter dem Oberbegriff Sauerstoffmangel sind unvollständige biologische Oxydationsvorgänge gemeint, die einen normalen Zellstoffwechsel verhindern. Ebenso führen Intoxikationen indirekt zu einem Sauerstoffmangel mit Hemmung der Atmungskette. Als Beispiel kann Blausäure dienen mit Hemmung der Zytochromoxydase oder Kohlenmonoxyd und Urethan durch ihre Affinität zum Hämoglobin.

Viren können die Plazentarschranke passieren und durch Angriff an der Nukleinsäure einen direkten Einfluß auf den Keim ausüben. Sie führen weiter zu einer Hemmung der RNS-Synthese und stören die Zelldifferenzierung in der Phase der höchsten Aktivität.

Eine direkte Gewebszerstörung bewirken Röntgenstrahlen und sonstige radioaktive Substanzen, wobei der Grad der Strahlenschädigung von der Intensität des Zellstoffwechsels abhängt. Je höher die Zellteilungsrate, um so intensiver ist die Strahleneinwirkung. Alle peristatischen Einflüsse müssen bis Ende der 3. Embryonalwoche eingesetzt

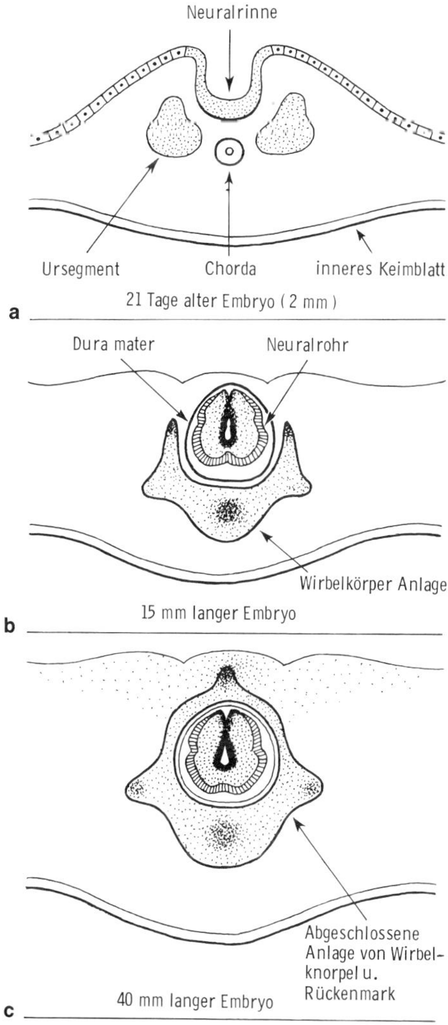

Abb. 9.**4 a–c**
Rückenmarksentwicklung

haben, wenn sie für dic Spaltbildung ursächlich bedeutsam werden sollen. Nach Abschluß der Blastogenese können nachfolgende Ereignisse nicht mehr wirksam werden, wie z. B. schwere Erkrankungen, Unfall, Überarbeitung, psychische Belastung, fehlerhafte Ernährung, medikamentöser oder Genußmittelabusus u. a.

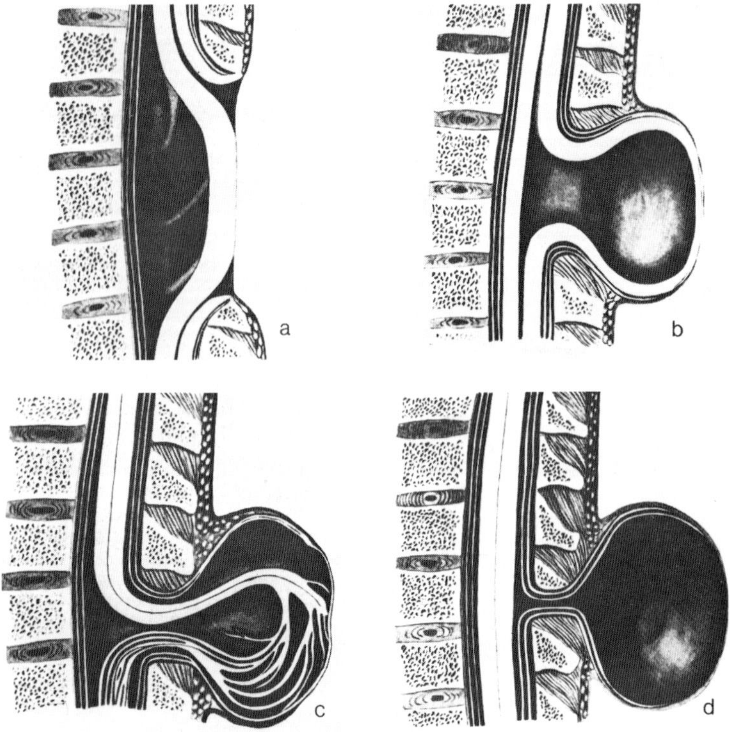

Abb. 9.**5 a–d** **a** Myelomeningozele (Myelozele), **b** Myelozystozele (Hydromyelozele), **c** Myelozystomeningozele, **d** Meningozele

Setzt eine Entwicklungshemmung im Stadium der offenen Neuralrinne ein, so durchläuft die dann entstehende Spaltbildung die Abkömmlinge von Ektoderm und Entoderm und damit die Haut, Wirbelbögen, Rückenmarkshäute und Rückenmark. Kommt es erst später zu einer Hemmung der normalen Entwicklung, so ist das Neuralrohr und damit das Rückenmark bereits differenziert, ebenso die bedeckende Hautschicht; aber es fehlt die dorsale Vereinigung mesenchymaler Anteile, wie Wirbelbögen und Rückenmarkshäute. Die schwersten Schädigungen treten während der Differenzierung der einzelnen Keimblätter und der nervalen Strukturen auf, zu einer Zeit der höchsten Stoffwechselaktivität.

Pathologische Anatomie

Die Spina bifida beinhaltet eine Spaltbildung des Wirbelkanals, der Rückenmarkshäute und des Rückenmarks. Man kennt die seltene

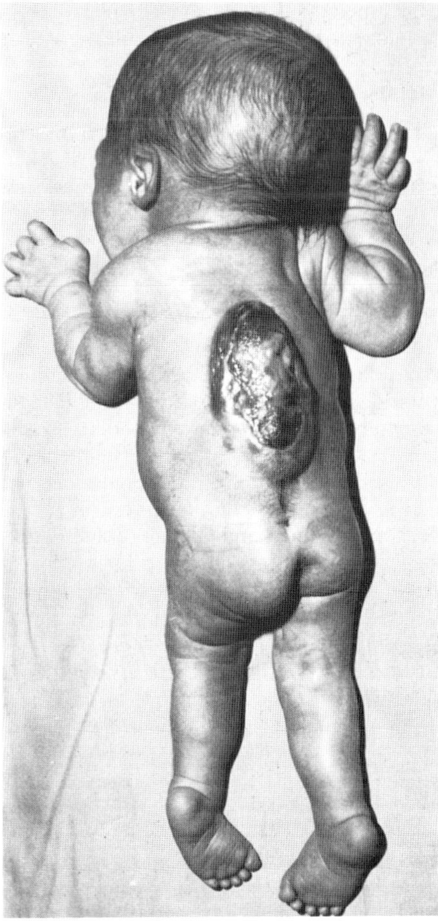

Abb. 9.**6** Ausgedehnte thorakolumbale Myelozele

Form der Spina bifida totalis und demgegenüber die fast ausschließlich auftretende Spina bifida partialis mit einer überwiegenden lumbosakralen Lokalisation. Neben seltenen nichtzystischen Formen stehen im Vordergrund die mit einem Hydrops verbundenen Verschlußstörungen = Spina bifida cystica. Dysrhaphien mit fehlendem Verschluß der Wirbelbögen bei intakter Weichteilbedeckung werden als Spina bifida occulta zusammengefaßt.
Bei der Spina bifida cystica (Abb. 9.**5**) werden folgende wesentliche Formen unterschieden:

Myelomeningozele (Myelozele),
Myelozystozele (Hydromyelozele),
Myelozystomeningozele,
Meningozele.

Die tiefgreifendste Mißbildung (Abb. 9.**6**) ist die Myelomeningozele (Myelozele). Haut, Wirbelbögen, Rückenmarkshäute und Rückenmark sind gespalten. Die Rückenmarksanlage wird durch einen Hydrops nach außen vorgewölbt. Zentral im höchsten Bereich der Vorwölbung liegt die Area medullovasculosa, die als Markplatte bezeichnete Rückenmarksanlage. Hieran grenzt die teilweise epithelisierte Zona epithelioserosa, die wiederum von der Zona dermatica umgeben wird.
Bei der Myelozystozele (Hydromyelozele) fällt die Störung in das Stadium der Umwandlung des Medullarrohres in den Zentralkanal. Das verschlossene Medullarrohr ist erheblich ausgeweitet. Die sackförmige Vorwölbung wird von intakter Haut, Arachnoidea und Pia bedeckt.
Die Meningozele (Abb. 9.**7**) stellt eine subkutane Form der Spina bifida dar. Gespalten sind Wirbelbogen und harte Rückenmarkshaut. Die Sackwand besteht aus äußerer Haut und Arachnoidea. In der bedeckenden Haut kann das subkutane Fettgewebe fehlen. Das Rückenmark liegt im Spinalkanal, und lumbal können Kaudafasern in der Zyste flottieren oder in der Sackwand verlaufen.
Besonders die Meningozelen können kombiniert mit einer Geschwulst (Lipom, Fibrom, Myom u. a.) vorkommen.
Etwa die Hälfte der Fälle mit Spina bifida cystica sind Myelomeningozelen (Myelozelen). Dann folgen mit einem Drittel die Myelozystozelen, und der Rest entfällt auf die Meningozelen.

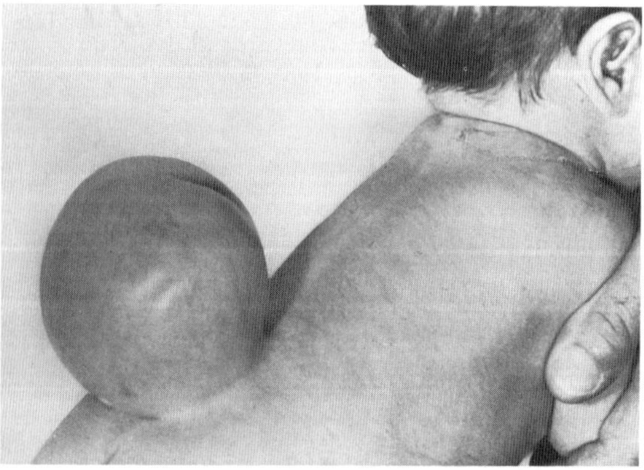

Abb. 9.**7** Meningozele

Die zystischen Formen der Spina bifida sind außer den Meningozelen fast immer mit einem Hydrozephalus kombiniert.
Eine Spina bifida occulta wird meistens als röntgenologischer Zufallsbefund durch einen fehlenden Bogenschluß (Abb. 9.**8a**) nachgewiesen. Manchmal weist auch eine umschriebene Hypertrichosis, evtl. begleitet von Teleangiektasien (Abb. 9.**8b**), auf die Mißbildungsform hin. Die Haut über dem Wirbelbogenspalt kann normal, eingesunken oder durch eine begleitende Geschwulst (Lipom, Dermoid) vorgewölbt werden. Dermalsinus finden sich manchmal in diesen Hautveränderungen. Nur selten liegt eine Beteiligung von Rückenmarkshäuten und nervöser Substanz vor.

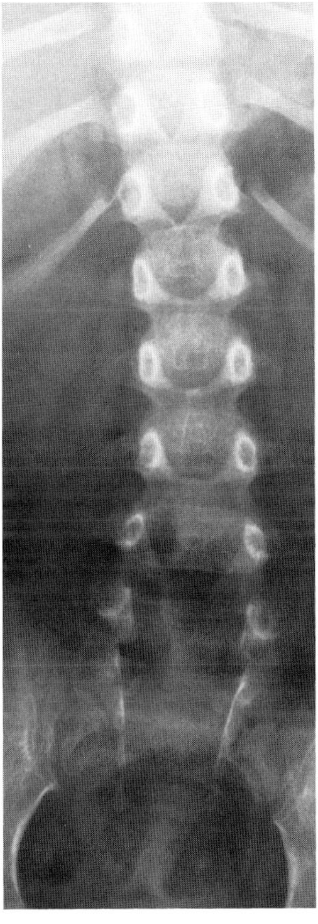

a

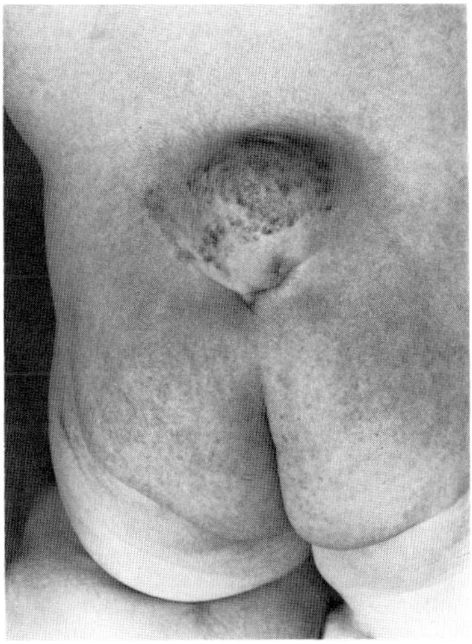

b

Abb. 9.**8a** u. **b** Spina bifida occulta. **a** Fehlender Bogenschluß, **b** Teleangiektasien

Symptomatik

Art und Ausmaß der Symptome hängen vom Schweregrad und von der Lokalisation der Mißbildung ab. Sie sind entweder direkte Folge des fehlentwickelten Rückenmarks oder werden durch Druck- oder Zugwirkung der Zysten und begleitender Geschwülste hervorgerufen. Die schwersten Ausfälle werden bei den Myelomeningozelen (Myelozelen) gesehen; Meningozelen lassen meist neurologische Störungen vermissen. An neurologischen Befunden finden sich motorische und sensible Ausfälle an den abhängigen Körperpartien und Organen. Bei zervikaler Mißbildung treten tetraplegische Bilder unterschiedlichen Schweregrades auf mit Lähmung des Zwerchfells, der Atemmuskulatur, des Darmes und der Blase. Bei thorakaler und lumbosakraler Lokalisation sind es Ausfälle der unteren Extremitäten, begleitet von Lähmungen des Beckenbodens und Blasen-Darm-Störungen mit Analprolaps. Nicht selten liegen Kombinationen mit weiteren Mißbildungen vor, wie Klumpfuß, Hüftluxation, Syndaktylie, Wirbel- und Rippenanomalien, Nabel- und Leistenhernien, Vaginal- und Uterusanomalien, Kloakenbildung u. a.

Die differenzierte Eingruppierung der vorliegenden zystischen Form der Spina bifida ist möglich aus dem Lokalbefund im Verein mit neurologischen, röntgenologischen und sonstigen körperlichen Befunden.

Bei der Spina bifida occulta treten Krankheitserscheinungen, wenn überhaupt, meist erst im späteren Jugendalter auf, wenn durch das rasche Längenwachstum der Wirbelsäule Zugwirkungen am Rückenmark und an seinen Häuten auftreten, das an der Membrana reuniens fixiert ist. Es können Störungen der unteren Extremitäten, der Blase und des Darmes auftreten. Die Enuresis nocturna allein wird sicher zu Unrecht ursächlich auf eine Spina bifida occulta bezogen.

Therapie

Spontanheilungen der zystischen Form bedeuten eine Rarität. Nichtoperierte Kinder sterben in über 90% im 1. Lebensjahr. Der Rest erreicht das Schulalter nur im Ausnahmefall.

Das Ziel des operativen Vorgehens ist, freiliegende oder auch überhäutete Rückenmarkssubstanz und Nervenwurzeln nach Entfernung der Zyste in den Spinalkanal zu reponieren und den Spalt der Rückenmarkshäute, des Wirbelkanals und der Haut zu schließen. Damit soll sowohl funktionstüchtiges Gewebe geschützt als auch eine Infektion verhindert werden. Mit den vorhandenen nervösen Elementen ist so schonend wie möglich umzugehen. Besonders die Markplatte der Myelozelen ist sorgfältig zu präparieren, weil sie noch funktionstüchtiges Gewebe darstellt, was elektromyographisch nachweisbar ist. Der offene Spinalkanal wird nach Versenken von Wurzeln und Rückenmarkssubstanz durch paravertebrale, gestielte Muskelfaszie verschlossen. Der Hautdefekt ist manchmal nur durch zusätzliche Hautverschiebungen zu decken. Begleitende Geschwülste – auch bei der okkulten Spina bifida – sind radikal zu entfernen.

Indikation und Prognose

Bei den Meningozelen ist immer eine Operationsindikation gegeben. Große Meningozelen ohne Ausfälle sind ein derartiges körperliches Hindernis, daß dies allein genügt, sie zu entfernen. Zudem können sie unbehandelt wachsen und durch Druckwirkung zu neurologischen Ausfällen führen. Die kleinen Meningozelen müssen nicht besonders hinderlich sein, aber sie können sich vergrößern oder mit Geschwülsten kombiniert sein. Die Prognose der operierten Meningozelen ist sehr günstig. Spätkomplikationen sind nur bei gleichzeitig vorliegender, nicht radikal entfernter Geschwulst zu erwarten.
Bei sehr ausgedehnten, evtl. kombinierten Mißbildungen mit daraus resultierenden schwersten Schädigungen mag ein operatives Vorgehen, selbst aus pflegerischen Gründen, nicht mehr sinnvoll sein. Bei allen anderen Formen der Spina bifida ist immer eine Operationsindikation zu stellen. Einmal ist aus rein pflegerischen Motiven eine Beseitigung der Spaltbildung angebracht, und andererseits bedeutet ein Überleben mit körperlichen Defekten keine auswegslose Situation mehr. Die nicht überhäuteten Mißbildungen müssen unmittelbar nach der Geburt – spätestens bis zu 24 Std. – versorgt werden, um die Infektionsgefahr zu beseitigen. Spaltbildungen mit normaler Hautdekkung bedürfen, von Ausnahmen vielleicht abgesehen, nicht akut der Behandlung. Sie sind im Laufe der ersten Lebenswochen oder -monate zu operieren.
Die Spina bifida occulta bedarf im Kindes- und Erwachsenenalter nur dann eines operativen Vorgehens, wenn neurologische Störungen auftreten.

Dermalsinus und -zysten

Ähnliche Veränderungen wurden am Schädel bereits beschrieben. Es handelt sich um Verschlußstörungen des äußeren Keimblattes in der Mittellinie der Haut.

Pathogenese

Bei der Lösung des verschlossenen Neuralrohres vom äußeren Keimblatt kommt es durch Störungen des normalen Ablaufes zu Versprengungen von oberen Hautschichten.

Pathologische Anatomie

Sinus sind mit Epithel ausgekleidete kurze Hauteinsenkungen der Oberfläche. Fisteln reichen über die Subkutis in tiefere Schichten bis in den Wirbelkanal (Abb. 9.**9**). Damit kombiniert werden Epidermoid-

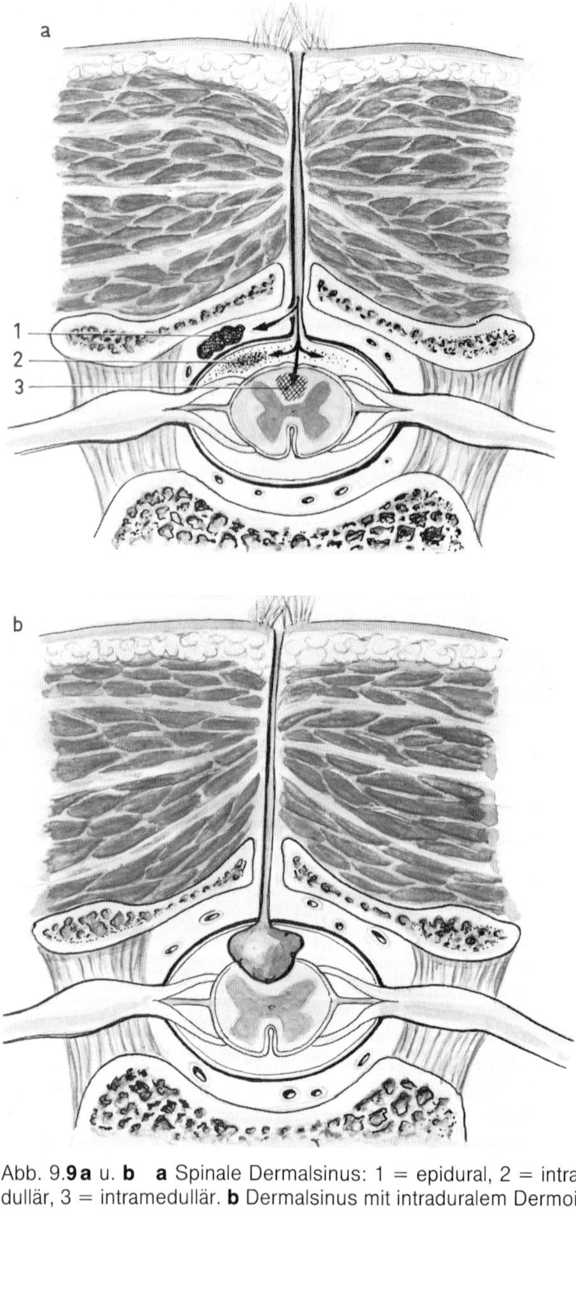

Abb. 9.**9a** u. **b** **a** Spinale Dermalsinus: 1 = epidural, 2 = intraduralextramedullär, 3 = intramedullär. **b** Dermalsinus mit intraduralem Dermoid

oder Dermoidzysten beobachtet wie auch solide Geschwülste (Dermoide, Teratome). In den Sinus und Fistelgängen finden sich weitere Hautanhänge (Haare, Talgdrüsen).

Klinik
Dermalsinus werden meist nur zufällig entdeckt, begleitet von Anomalien der Behaarung und Teleangiektasien. Entzündungen der Sinus und Fisteln bedingen entsprechende lokale Erscheinungen mit Sekretion. Bei offenen Verbindungen nach intraspinal treten Meningitiden auf. Begleitende Geschwülste führen zur spinalen Raumforderung mit radikulären und medullären Ausfällen.

Therapie
Sinus und oberflächliche Zysten sind zu entfernen, wenn Beschwerden oder lokale Entzündungen auftreten. Zum Spinalkanal reichende Fistelgänge sind wegen der Meningitisgefahr immer zu beseitigen, ebenso raumfordernde begleitende Tumoren und Zysten. Die Fistelgänge können röntgenologisch dargestellt und mit Farbstoff intraoperativ sichtbar gemacht werden.

Diastematomyelie und Diplomyelie

Es handelt sich um sehr seltene Rückenmarksmißbildungen. Bei der Diastematomyelie handelt es sich um ein geteiltes Rückenmark und bei der Diplomyelie um eine paarige Rückenmarksanlage.

Pathogenese
Beide Erkrankungen werden sowohl zu den Dysrhaphien gerechnet als auch mit Fehlbildungen der Chorda dorsalis („split-notochord-syndrome") in Verbindung gebracht. Wahrscheinlich liegt ein fehlerhafter Schluß des Medullarrohres aus der ursprünglich bilateralen Anlage der Medullarplatte zugrunde. Diese Entwicklungshemmung müßte demnach in den ersten Schwangerschaftswochen stattfinden.

Pathologische Anatomie
Bei der Diastematomyelie liegen die beiden Rückenmarksanteile nebeneinander; die Vorderhörner sind einander zugewandt. Unterteilt werden beide Rückenmarkshälften nur durch weiche und harte Rükkenmarkshäute oder durch knorpelige und knöcherne Fortsätze, die von den Wirbeln ausgehen.

Klinik
Vom kompletten Querschnittsbild bis nach Jahren allmählich zunehmenden Störungen sind alle Varianten möglich. Bei gleichzeitiger offener Spaltbildung kann die Diastematomyelie oder Diplomyelie erkannt werden. Bei späteren Ausfällen können Röntgenbilder mit Tomographie und die spinale Computertomographie die Krankheitssituation klären.

Therapie
Knorpelige und knöcherne Knochensporne, evtl. auch bindegewebige Septen, können entfernt werden. Durch Beseitigung einer Zugwirkung wird eine Progredienz der Ausfälle allenfalls verhindert.

Spina bifida anterior

Dieses Krankheitsbild beinhaltet eine primäre Störung der Wirbelsäulenentwicklung. Durch eine Spaltbildung der Wirbelkörper treten Rückenmarkshäute mit und ohne nervöses Gewebe hernienartig nach ventral in den Thorax oder Bauchraum.

Pathogenese
Der teratogenetische Terminationspunkt für die mediane Wirbelkörperspaltung liegt in der Phase der Primitivstreifenbildung, d. h. vor einer möglichen dorsalen Verschlußstörung.

Pathologische Anatomie
Man unterscheidet erstens die sagittale Spaltung der Wirbelkörper und zweitend nur thorakal seitliche Knochendefekte, meist im Bereich der Foramina intervertebralia. Durch die medialen und seitlichen Spalten wölben sich Rückenmarkshäute sackartig, mit Liquor und manchmal mit Rückenmark oder Wurzeln gefüllt, ventral der Wirbelsäule vor.

Klinik
Die zervikalen und thorakalen Formen sind meist symptomlos und werden zufällig bei einer anderweitigen Röntgenuntersuchung entdeckt. Sakrale vordere Meningozelen können ins kleine Becken reichen und eine Raumforderung mit entsprechenden Beschwerden verursachen.

Therapie
Ein operatives Vorgehen ist dann angezeigt, wenn wesentliche Verdrängungserscheinungen meist thorakal oder lumbosakral auftreten.

Kraniale und spinale Fehlbildungen

Allgemeines

Man definiert die Fehlbildungen als morphologische Abweichungen außerhalb der normalen Variationsbreite. Sie sind meist angeboren, können aber als Reifungsstörungen auch nach der Geburt auftreten. Ihre Entwicklung wird durch endogen oder exogen wirksame Faktoren hervorgerufen, wobei die Art der Fehlbildung keinen Schluß auf die Ursache zuläßt. Kausalgenetisch ist lediglich der Zeitpunkt der Wirksamkeit des teratogenetischen Faktors entscheidend, wobei für jede

Fehlbildung eine spezifische Formalgenese vorliegt. Wegen der differenten Störanfälligkeit der verschiedenen Entwicklungsstufen spricht man von teratogenetischen Terminationspunkten oder -perioden.

Als exogene Ursachen konnataler Fehlbildungen werden Infektionskrankheiten angesehen, wie Röteln, Toxoplasmose, Listeriose, Lues u. a., weiter Graviditätsendokrinopathien, sonstige Stoffwechselstörungen und Toxikosen. Eine besondere Bedeutung gebührt dem Sauerstoffmangel. Röntgenstrahlen können zu einer unmittelbaren Fruchtschädigung führen. Auch weitere Infektionen, wie Grippe, Masern, Mumps u. a., verursachen u. U. Fruchtschäden.

Schädelweichteildefekte

Dies sind angeborene Defekte von unterschiedlicher Größe, hauptsächlich nahe der Mittellinie in der behaarten Kopfhaut. Die Defekte reichen bis zur Galea, gelegentlich auf den Knochen bis zum Schädelinnern. Die kleineren Lücken heilen spontan ab, und die größeren müssen evtl. plastisch gedeckt werden.

Sinus pericranii

Ein Sinus pericranii liegt in der Nähe des Längssinus außerhalb des Knochens als venöser Blutsack in unterschiedlicher Ausdehnung. Die Varianten (Abb. 9.**10**) reichen vom keinen Varixknoten bis zum größeren Venenkonvolut, kombiniert mit einer größeren Knochenlücke. Beschwerden werden dadurch nicht verursacht. Prophylaktisch können sie entfernt werden, um verhängnisvolle Blutungen bei etwaiger Verletzung zu vermeiden.

Defekte der Schädelkonvexität

Lücken-(Leisten-)Schädel (Abb. 9.**11**) begleiten andere Fehlbildungen (Spina bifida, Hydrozephalus u. a.); allein bedingen sie, wie auch umschriebene Knochendefekte, keine Krankheiterscheinungen.

Mikrozephalie

Sie ist die Folge einer Unterentwicklung des Gehirns (Mikroenzephalie) und nicht umgekehrt. Der Hirnmantel ist vor allem betroffen; das Hirngewicht ist stark reduziert. Die Schädelnähte sind vielfach offen und können sich wegen des fehlenden Wachstumsdruckes vorzeitig verschließen. Geistige Defekte sind vordergründig; eine Behandlungsmöglichkeit besteht nicht.

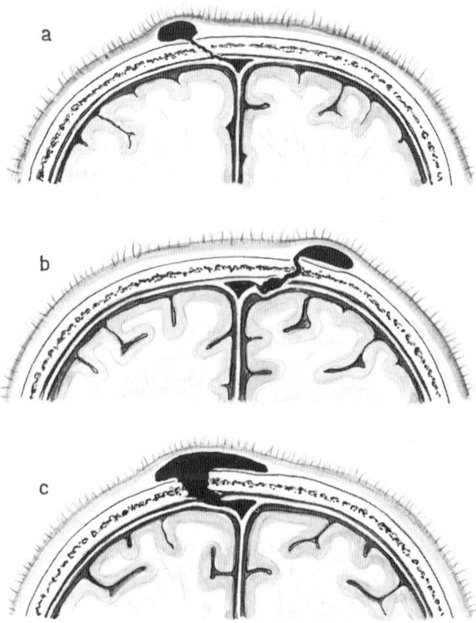

Abb. 9.**10 a–c** Sinus pericranii:
a Varix simplex,
b Varix racemosus,
c Varix herniosus

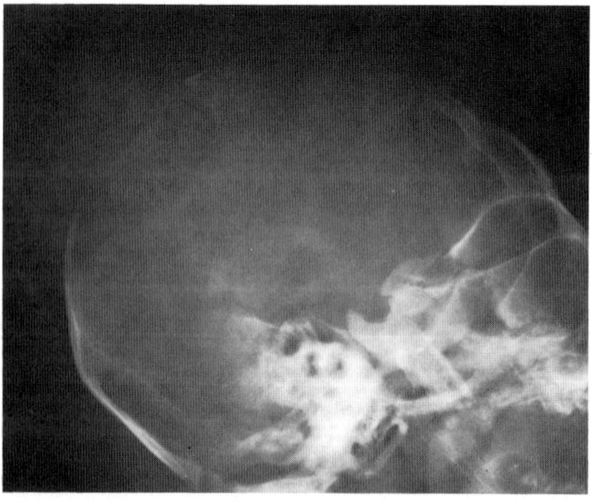

Abb. 9.**11** Mikrozephalus, Leistenschädel, kombiniert mit parietookzipitaler Enzephalozele

Kraniostenose

Pathogenese
Kraniostenosen sind in das Gebiet der Entwicklungshemmungen einzuordnen, speziell in die Ossifikationsstörungen des Schädels. Beginn der Verknöcherung etwa vom 20., ausnahmsweise vom 10. Lebensjahr an, meist in der Reihenfolge Sagittal-, Koronar-, Lambdanaht. Hier liegt eine vorzeitige Verknöcherung der Schädelnähte bereits angeboren oder im Säuglings- und Kindesalter vor. Die Ursachen sind in genetischen und exogenen Faktoren zu suchen.

Pathologische Anatomie
Kraniostenose ist der Sammelbegriff für eine große Anzahl von Einzelbezeichnungen, die auf dem Boden einer prämaturen Nahtsynostose pathologische Schädelformen aufweisen. Man folgt heute im wesentlichen folgender Einteilung:

A. Komplette prämature Synostose der Schädelnähte (Oxyzephalus, Turrizephalus)
   1. Oxyzephalus ohne Gesichtsmißbildungen
   2. Dysostosis kraniofazialis (Crouzon)
   3. Akrozephalosyndaktylie (Apert)

B. Unvollständige prämature Synostose
   1. Skaphozephalus – Obliteration der Sagittalnaht
   2. Brachyzephalus – Obliteration der Koronarnaht
   3. Plagiozephalus – asymmetrische Nahtsynostose
   4. Mischformen

C. Spätere prämature Synostose nach Abschluß des Schädelwachstums.

Oxyzephalus, Turrizephalus
Durch Synostose der Kranznaht ist das anterior-posteriore Schädelwachstum eingeschränkt. Ein Wachstum ist nur in vertikaler und transversaler Richtung möglich. Die Folge ist ein kurzer, hoher Schädel = Turmschädel. Verknöchern auch Pfeil- und Lambdanaht, so wird nur eine vertikale Ausdehnung möglich = Oxyzephalus.

Dysostosis cleidocranialis (Crouzon)
Die Schädelform variiert, je nachdem, ob die Kranznaht allein oder gemeinsam mit anderen Nähten verschlossen ist. Meist sind alle drei Hauptnähte verknöchert. Die gleichzeitige Gesichtsmißbildung unterscheidet sie von anderen Kraniostenoseformen: Verbreiterung der Nasenwurzel und des intraorbitalen Abstandes = Hypertelorismus (Abb. 9.**12a**). Hypoplasie der Maxilla führt zur Prognatia inferior. Offener Biß, spitzer Gaumen und Zahnanomalien liegen ebenfalls vor. Die Hypoplasie des Oberkiefers und der Oberlippe mit der verbreiterten Nasenwurzel imponieren als „Papageienschnabelnase“ (Abb. 9.**12b**).

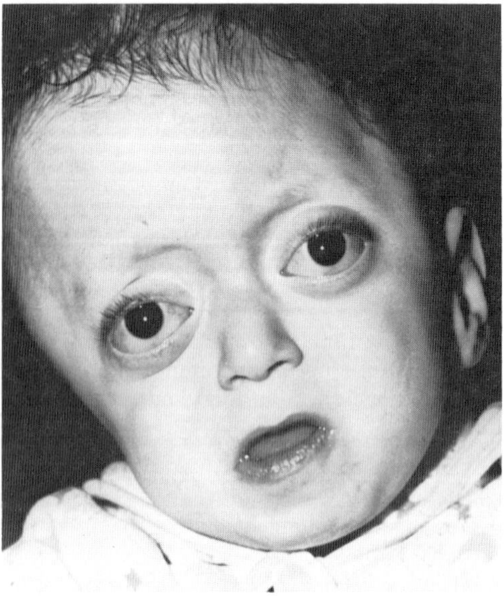

a

b

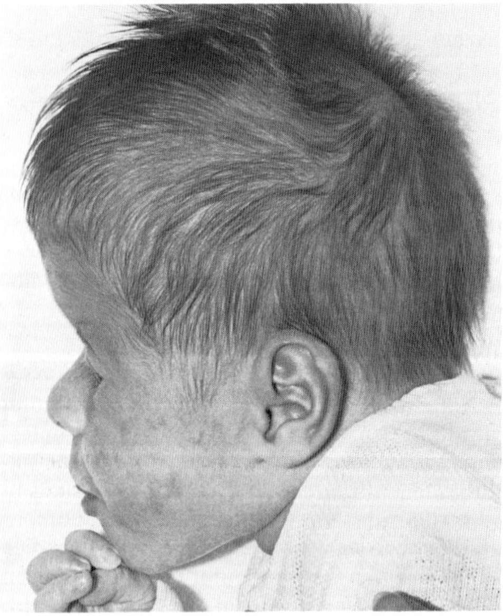

Abb. 9.**12a** u. **b**
Morbus Crouzon

Akrozephalosyndaktylie (Apert)
Die Kraniostenose ist mit einer Syndaktylie (Abb. 9.**13**) kombiniert. Der Schädel ist bei obliterierter Kranznaht, auch in Verbindung mit Verschluß der übrigen Nähte, meist hoch und breit. In der Regel keine Gesichtsmißbildungen. Die Syndaktylien an Händen und Füßen sind fast immer symmetrisch.

Skaphozephalus
Durch Obliteration der Pfeilnaht kann sich der Schädel nicht in die Breite und Höhe entwickeln. Kompensatorisches Wachstum axial zur Pfeilnaht in Richtung Kranz- und Lambdanaht. Dadurch entsteht eine längliche, schmale Schädelform. Durch eine wallartige Knochenleiste im Verlauf der obliterierten Naht erhält der Schädel die Form eines Bootes mit dem Kiel nach oben (Kahnschädel).

Brachyzephalus
Es handelt sich im wesentlichen um eine turrizephale Konfiguration. Wegen der dabei verkürzten Schädelbasis spricht man vom Brachyzephalus.

Plagiozephalus
Durch unilaterale Synostose der Kranznaht bildet sich der Plagiozephalus (Schiefkopf). Gesichtsasymmetrie und einseitiger Keilbeinhochstand mit verkürzter Orbita vervollständigen die Situation.

Klinik
Der größte Teil dieser Schädelanomalien führt über die äußerlich sichtbaren Erscheinungsformen hinaus vor allem zu einer Beeinträchtigung der Hirnentwicklung. Aus diesem Grund resultieren aus dieser Fehlentwicklung neben Schädigungen der Sehnerven vornehmlich mäßige bis schwerste psychische Veränderungen. In leichteren Fällen findet sich lediglich eine Verzögerung der geistigen Entwicklung; meist handelt es sich jedoch um schwerwiegendere Störungen mit größeren Intelligenzdefekten. Sehnervenschädigungen mit entsprechenden Ausfällen sind ein weiteres bedrohliches Ereignis. Sie werden entweder durch lokale Druck- oder Zugschädigung der Sehnerven selbst infolge der Schädeldeformation auch an der Basis (Canalis opticus) hervorgerufen oder durch einen gesteigerten Schädelinnendruck bei vorliegender Raumnot (Stauungspapille, Atrophie).

Therapie
Über die Operationsindikation ist dann nicht weiter zu diskutieren, wenn chronische oder intermittierende Hirndruckzeichen vorliegen oder wenn eine Schädigung der Sehnerven nachweisbar wird. Darüber hinaus ist jedoch im Einzelfall jeweils zu entscheiden, ob nicht bereits bei Fehlen dieser angeführten Erscheinungen operativ vorgegangen werden soll, damit ein normales Hirnwachstum besser gewährleistet

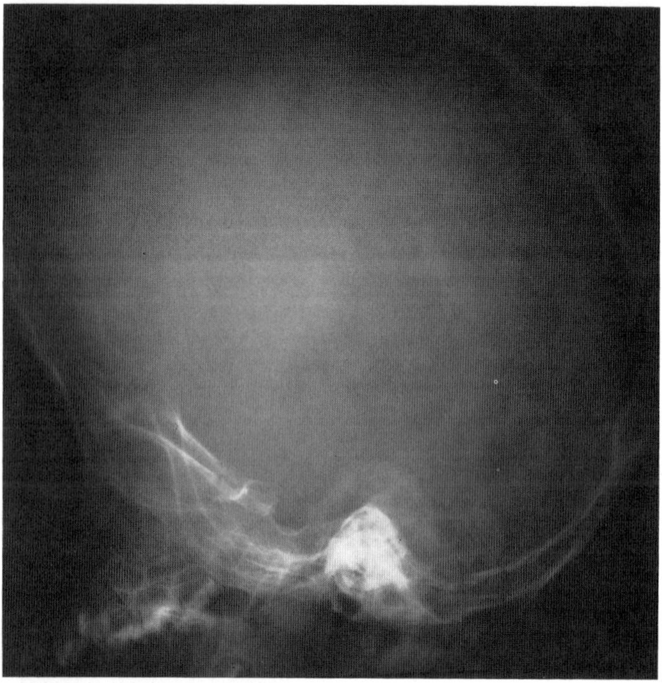

a

b

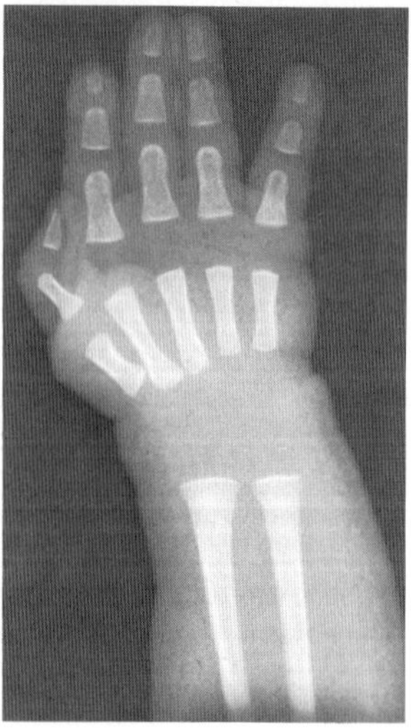

Abb. 9.**13 a** u. **b** Morbus Apert

wird, um dadurch vor allem geistigen Entwicklungsstörungen frühzeitig vorzubeugen. Hier sollte man im Zweifel eher zum operativen Vorgehen raten als erst bei nachweisbarem Defekt einzugreifen.

Zirkuläre Kraniotomie (Gersuny, Dumont, Bauer)

Ein zirkulärer Hautschnitt, an der Stirn-Haar-Grenze beginnend, wird rund um den Schädel gelegt mit Belassung von Hautbrücken im Schläfenbereich, die auch die ernährenden Gefäße der Kopfhaut führen. Die Schädelkalotte wird dann nach Anlegen einiger Bohrlöcher schrittweise durchtrennt. Es entsteht ein zusammenhängendes großes Knochenfragment. Der Eingriff wird auch zweizeitig durchgeführt.

Fragmentation (Kind, Woodhall u. Elvidge)

Nach hufeisenförmigem Hautschnitt, von frontal nach parietal reichend, wird auf beiden Seiten der Schädelkalotte eine größere Anzahl von Knochenfragmenten hergestellt.

Lineare Kraniotomie (Faber u. Towne, Ingraham, Alexander u. Matson)

Bei obliterierter Pfeilnaht wird ein bilateraler parasagittaler Knochengraben angelegt.

Vertikale Kraniotomie (Wange, Ingraham)

Im wesentlichen wird darunter die Resektion der Kranznaht verstanden. Es wurden verschiedene Verfahren miteinander kombiniert zu etwa folgendem Vorgehen: Je nach der vorliegenden Nahtverknöcherung wird meist ein mehr frontaler oder parietookzipitaler Visierlappen der Haut gebildet, der mit dem Periost vom Knochen abgeschoben wird. Beim Turmschädel kann die Bildung eines beidseitigen frontalen, zusammenhängenden Knochenfragmentes genügen. Bei anderen Formen muß eine entsprechende okzipitale Fragmentation vorgenommen werden. Die Verbindung beider Situationen (Abb. 9.**14**) kann nötig werden etwa bei gleichzeitiger Bildung eines paramedianen, parasagittalen Knochengrabens. Auch eine seitliche Fragmentation kann zusätzlich einmal angebracht sein. Bei der Fragmentation muß man sich nicht an die anatomischen Knochengrenzen halten. Daher brauchen die Knochengräben auch nicht unbedingt mit den Nähten zu korrespondieren. Die Knochengräben sollen etwa fingerbreit angelegt werden. Die Knochenränder können zur möglichen Hinderung einer schnellen Wiederverknöcherung mit Plastikfolien (Ingraham u. Matson 1954) oder lyophilisierter Dura umscheidet werden. Dem gleichen Ziel der Behinderung einer schnellen Verknöcherung dienen die Periostentfernung und die Resektion des äußeren Durablattes (Brenner 1965). Eine größere Fragmentation ist immer einer alleinigen Nahtresektion vorzuziehen.

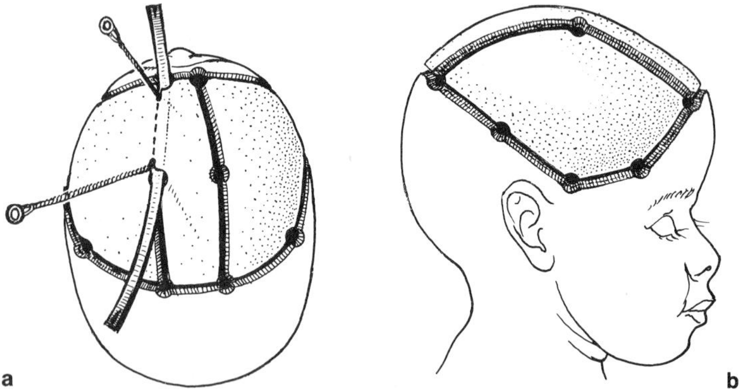

Abb. 9.**14a** u. **b** Doppelseitige Entlastungstrepanation

Prognose
Der Verlauf wird einmal von der Ausdehnung und Intensität der Synostosierung bestimmt, zum anderen jedoch entscheidend vom Zeitpunkt der einsetzenden Behandlung. Dies gilt weniger für die allgemeinen Hirndruckzeichen als für die Schädigung der Sehnerven und die psychische Alteration. Der Optikus bedarf frühzeitig der Hilfe, ehe er irreparable Schäden aufweist und das geminderte oder erloschene Sehvermögen nicht mehr verbessert werden kann. Ebenso bedarf das normal wachsen wollende Gehirn so früh wie möglich der notwendigen Entlastung, ehe sich bereits bleibende Störungen entwickelt haben.

Platybasie, basiläre Impression

Die Platybasie zeigt sich in einer Abflachung der Schädelbasis, besonders des Clivus mit einer Vergrößerung des Basiswinkels. Entwicklungsstörungen im Clivusbereich führen u. a. zum vorzeitigen basookzipitalen Nahtverschluß. Die alleinige Platybasie ruft praktisch keine Krankheitserscheinungen hervor.
Bei der basalen Impression ist die hintere Schädelgrube deformiert und dadurch eingeengt, daß sich die knöchernen Anteile um das Hinterhauptsloch und die obersten Halswirbel mit dem Dens (axis epistropheus) nach innen vorwölben. Durch die Einengung der hinteren Schädelgrube mit Beeinträchtigung der nervösen Elemente und Liquorräume kann es zu Störungen der Liquorzirkulation mit Hirndruckzeichen kommen, zu Kompressionen der Medulla und des Kleinhirns sowie zu Erscheinungen von seiten der unteren Hirnnerven und oberen Halswurzeln. Die operative Behandlung besteht in einer Entlastung durch Fortnahme der Hinterhauptsschuppe, der beiden oberen

Wirbelbögen, evtl. Resektion des hochstehenden Dens und Eröffnung der Dura über der hinteren Schädelgrube und dem oberen Halsmark. Wird eine freie Liquorzirkulation damit nicht erreicht, kann eine Ventrikel-Herz-Anastomose weiterhelfen.

Kraniopagen

Man versteht darunter eine symmetrische Doppelbildung mit mehr oder weniger ausgedehntem Zusammenhang der Schädel. Von der Intensität der gemeinsamen Verbindung ist die Möglichkeit einer operativen Trennung abhängig.

Zysten des Gehirns

Porenzephalie

Es handelt sich um liquorgefüllte Hohlräume in der Hirnsubstanz, die mit dem Ventrikelsystem und den Subarachnoidalräumen kommunizieren können. Vorausgegangen ist ein Gewebsuntergang im Laufe der Hirnentwicklung. Diese echte Porenzephalie zeigt in der Umgebung der Höhlen Rindenveränderungen mit Heterotopien und versenkten Windungszügen. Davon unterscheidet sich die Pseudoporen-

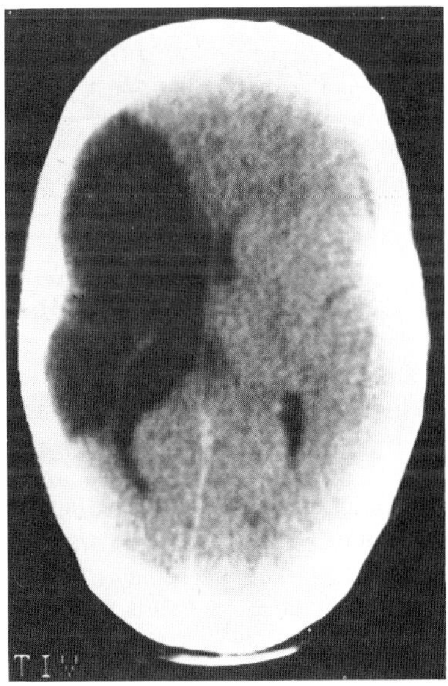

Abb. 9.**15** Ausgedehnte porenzephale Zyste

zephalie, entstanden nach der Migrationsperiode infolge umschriebener Kreislaufstörungen.
Das klinische Bild ist gekennzeichnet durch geistige Defekte und neurologische Ausfälle (Anfälle, Paresen). Der diagnostische Nachweis der Zysten gelingt mit der Computertomographie (Abb. 9.**15**) und Kernspintomographie. Operative Möglichkeiten sind nur im Einzelfall gegeben.

Hydranenzephalie

Das Großhirn fehlt bis auf frontobasale Reste und die Stammganglien. Der Gewebsuntergang ist durch Ausfall der Blutzufuhr über die Karotiden zu erklären. Die Behandlung dieser „großhirnlosen" Kinder ist unmöglich.

Arachnoidalzysten

Sie sind vornehmlich in den Zysternen anzutreffen und liegen abgeschlossen zwischen Arachnoidea und Pia. Ihre Entstehung bleibt vielfach unklar, wird jedoch auch auf Meningitiden und sonstige Meningopathien der Fetalzeit und postnatalen Perioden zurückgeführt. Entfernung der Zysten oder Umgehungsdrainagen des Liquors sind die Behandlungsmethoden der Wahl.

Zysten der inneren Liquorräume

Monroi-Zysten

Es handelt sich um kolloidale Zysten im vorderen Anteil des III. Ventrikels, die zur Blockade eines oder beider Foramina Monroi führen. Dadurch kommt es zur ein- oder beidseitigen Ventrikelerweiterung durch Liquorstauung. Hirndruckzeichen stehen im Vordergrund. Die Behandlung besteht in lokaler Entfernung der Zysten oder, ist dies zu risikoreich, in der Umgehungsdrainage des Liquors (Ventrikulozysternostomie nach Torkildsen) oder einer Ventrikel-Herz-Anastomose.

Zysten des Septum pellucidum und des Cavum Vergae

Zu diesen führt ein Persistieren eines Hohlraumes zwischen den beiden Blättern des Septum pellucidum durch eine fehlerhafte Anlage der Kommissurenplatte. Die Zysten des Cavum septi pellucidi liegen ventral und die Zysten des Cavum Vergae kaudal zwischen den Fornices und dem Balken. Sichtbar nachgewiesen werden die Zysten des Septum pellucidum (V. Ventrikel) und Cavum Vergae (VI. Ventrikel) durch die Computertomographie (Abb. 9.**16**) und Kernspintomographie. Bei geschlossenen, nichtkommunizierenden Zysten sind die Vor-

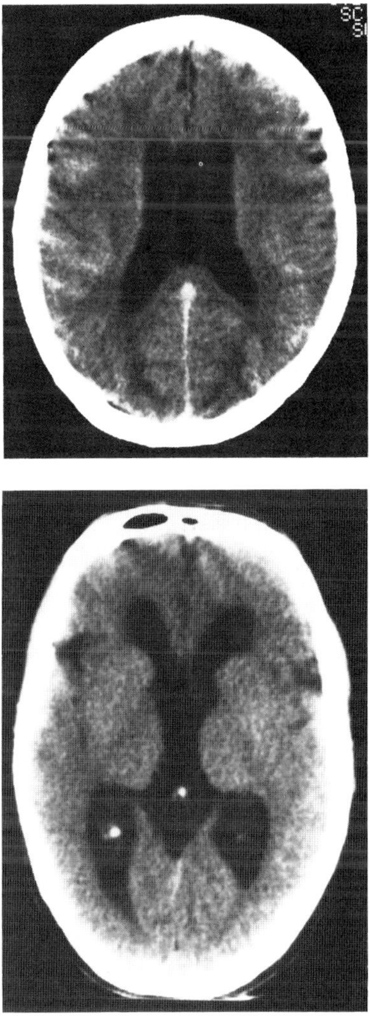

Abb. 9.**16 a** u. **b**
a Septum-pellucidum-Zyste,
b Cavum-Vergae-Zyste

derhörner auseinandergedrängt. Die Zysten sind klinisch meist stumm und führen nur selten zur manifesten Raumforderung. Im letzteren Fall muß eine Verbindung zum Seitenventrikel hergestellt werden.

Agenesie des Balkens

Ein Balkenmangel tritt bei Verschlußstörungen auf. Beginn der Balkenentwicklung im 3. Fetalmonat, von frontal nach okzipital fortschreitend. Bei unvollständiger Balkenentwicklung fehlen daher immer die dorsalen Anteile. Nachweis meist als Zufallsbefund. Behandlung nicht möglich. Vielfach kombiniert mit Hydrozephalus, seltener mit Geschwülsten (Balkenlipom).

Dandy-Walker-Syndrom

Man versteht darunter eine angeborene Fehlbildung der hinteren Schädelgrube, zystenförmige Erweiterung des IV. Ventrikels mit Verschlußhydrozephalus bei fehlerhafter Wurm- und Kleinhirnanlage (Abb. 9.**17a**), Membranbildungen und Verschluß der Foramina Magendie und Luschkae. Beschwerden und klinische Symptomatik werden vom Hydrozephalus geprägt. Nachweis durch Computertomographie (Abb. 9.**17b**) und Kernspintomographie. Operative Behandlung mit Wiederherstellung der normalen Liquorzirkulation in der hinteren Schädelgrube durch Liquorableitung mit Ventrikel-Herz-Anastomose.

Arnold-Chiari-Syndrom

Diese Mißbildung des Kleinhirns rechnet man zu den Dysrhaphien. Meist Kombination mit Spina bifida. Hypoplasie des Unterwurms, Verlagerung verkümmerter Kleinhirnläppchen mit Plexus des IV. Ventrikels nach kaudal, zapfenartige Verlängerung der Kleinhirntonsillen in den Wirbelkanal mit Tamponade der Hinterhauptzysterne (Abb. 9.**18**). Dadurch entwickelt sich ein Verschlußhydrozephalus. Beim Neugeborenen ist die Diagnose bei Kombination Spina bifida – Hydrozephalus nicht schwierig. Die operative Behandlung besteht entweder in der lokalen Dekompression durch Entfernung der verlängerten Kleinhirntonsillen, um die Behinderung der Liquorzirkulation zu beseitigen, oder in der Ableitung des oberhalb des Hindernisses gestauten Liquors in das Gefäßsystem (Ventrikel-Herz-Anastomose). Die Prognose ist weitgehend abhängig von weiteren begleitenden Mißbildungen. Der Verschlußhydrozephalus allein ist heute gut zu beherrschen.

Split-notochord-Syndrom (enterogene Form)

Mit einer Spaltung der Chorda dorsalis sind weitere Fehlbildungen dorsaler Weichteile, des Rückenmarks und des Darmes verbunden. In Hautfisteln der Mittellinie (Dermalsinus) kann histologisch entoder-

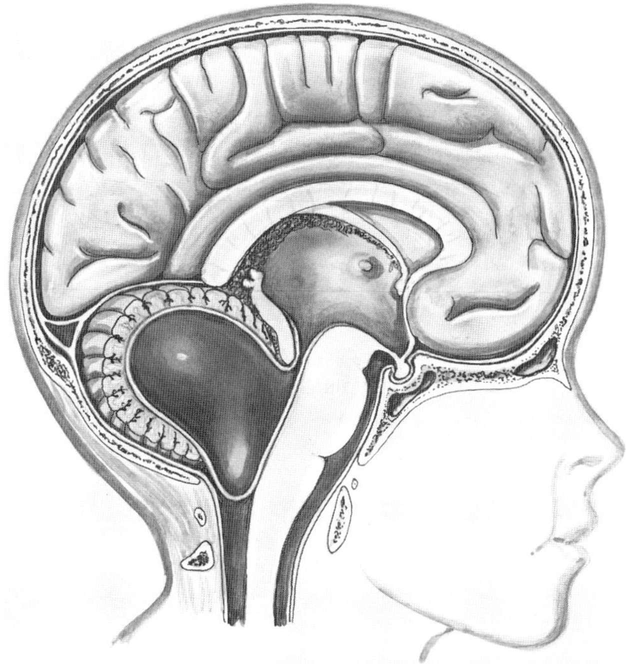

a

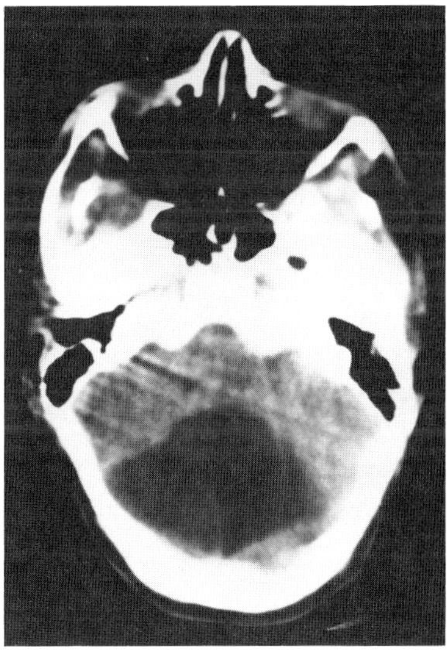

b

Abb. 9.**17 a** u. **b**
Dandy-Walker-Syndrom:
a schematische Zeichnung,
b Computertomogramm

a

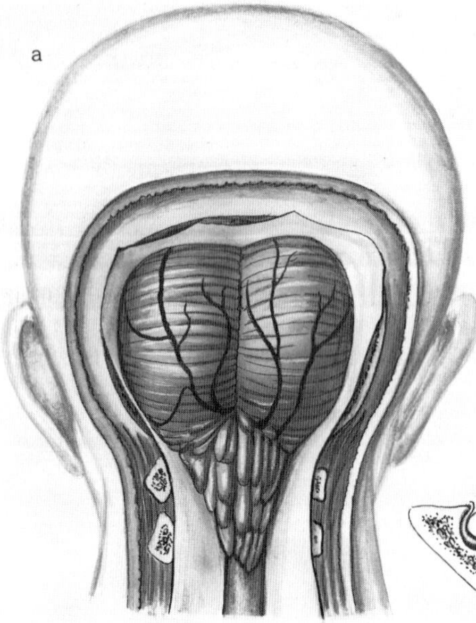

b

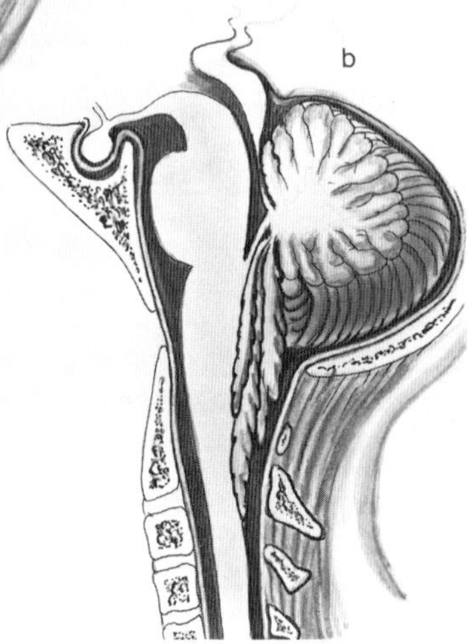

c

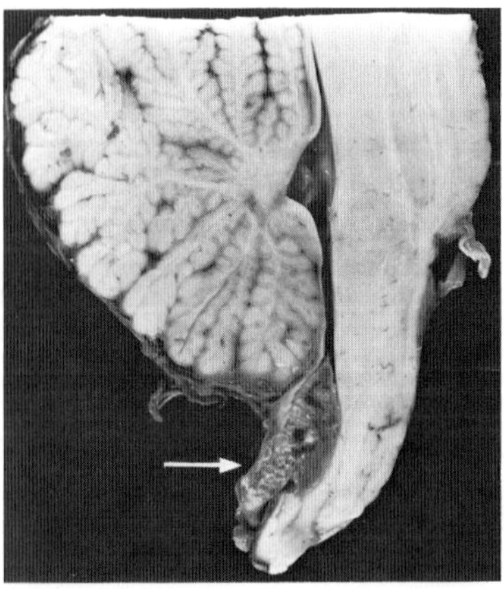

Abb. 9.**18 a–c** Arnold-Chiari-Syndrom: anatomisches Präparat

males Gewebe nachgewiesen werden, und im Extremfall bestehen offene Verbindungen zwischen solchen tiefreichenden Hautfisteln und dem Darm (Dünndarm, Dickdarm). Außer der Beseitigung der Hautfisteln müssen die Verbindungen zum Darm unterbrochen werden.

Sakrokokzygeale Teratome

Diese Mißbildungsgeschwülste mit Beteiligung aller drei Keimblätter liegen in der Mittellinie ventral oder dorsal des Kreuzbeines. Sie vergrößern sich wie echte Geschwülste und wachsen rein expansiv oder in maligner Art infiltrativ und siedeln Metastasen ab. Die Tumoren fallen meist äußerlich sichtbar durch ihre Größe auf. Vor dem Kreuzbein gelegen, können sie das Rektum verdrängen und den Plexus lumbosacralis tangieren. Die Diagnose ist bei entsprechender Geschwulstgröße nicht schwierig; kleinere Geschwülste sind durch Zusatzuntersuchungen (Kontrasteinlauf u. a.) nachweisbar. Die operative Entfernung ist immer anzustreben, da ein hoher Anteil zur malignen Entartung neigt.

Intraspinale Zysten

Angeborene Zysten des Wirbelkanals sind vielfach abgeschlossen, wenige kommunizieren mit dem Liquorraum. Sie sind außer- oder innerhalb des Durasackes lokalisiert, im letzteren Fall wiederum subdural oder subarachnoideal. Sie können von außen Dura und Inhalt raumfordernd verdrängen und auch intradural raumbeengend wirken. Sie führen zu Reiz- und Ausfallserscheinungen einzelner Wurzeln, der Kauda und des Rückenmarks und bedürfen der operativen Entfernung. Auftreibungen einzelner und mehrerer Wurzeltaschen oder des gesamten Kaudasackes (Megakauda) können klinisch stumm bleiben (Abb. 9.**19**).

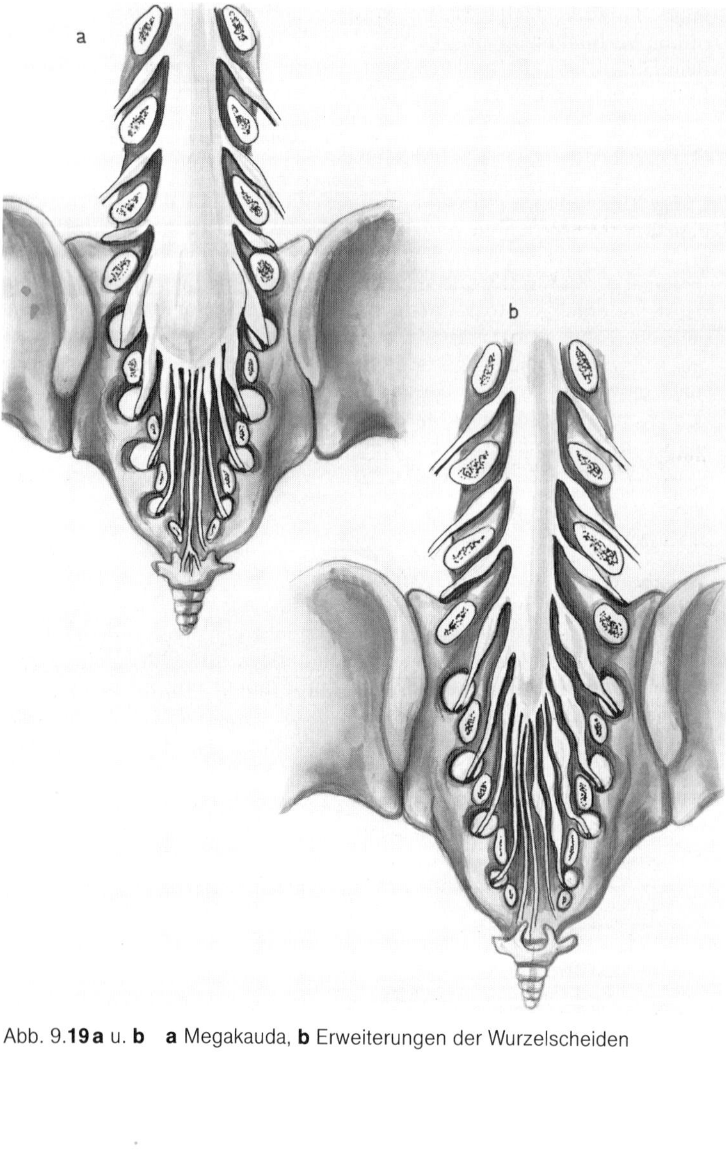

Abb. 9.**19 a** u. **b** **a** Megakauda, **b** Erweiterungen der Wurzelscheiden

10 Hydrozephalus

Allgemeines

Erste Hinweise auf das Krankheitsbild finden sich schon bei Hippokrates, der die Ventrikelpunktion als intrakranielle Entlastung empfiehlt. Der schottische Anatom Monroi hatte noch Ende des 18. Jahrhunderts die Vorstellung, daß der Liquor durch die Hypophyse in die Nase ausgeschieden würde. Bei einer Sklerosierung dieser käme es zur Bildung eines Hydrozephalus. Magendie dagegen sah die Entstehung für den Hydrozephalus im Verschluß des Aquädukts, dessen untere Öffnung er entdeckte. Luschka erkannte die Bedeutung der seitlichen Löcher im IV. Ventrikel und beschrieb damit als erster die Verbindung zur Cisterna pontis.

Liquorzirkulation

Unsere heutigen Vorstellungen basieren auf den Arbeiten von Key und Retzius vom Ende des vorigen Jahrhunderts. Gebildet wird der größte Teil des Liquors im Plexus choreoideus, vornehmlich im Seitenventrikel, aber auch in den Ventrikeln III und IV. Von den Seitenventrikeln fließt der Strom in kaudaler Richtung über die Foramina Monroi in den III. Ventrikel, von hier über den Aquädukt in den IV. Ventrikel, durch die Foramina Luschkae und das Foramen Magendii in die Subarachnoidalräume und die basalen Zisternen, wo die Rückresorption erfolgt. Von Cushing wurde deshalb dieses System als dritter Kreislauf des Körpers bezeichnet. In geringerem Ausmaß wird der Liquor auch vom Ventrikelependym produziert.

Pathogenese

Die grundlegenden Kenntnisse verdanken wir Dandy, der durch einen experimentellen Verschluß des Aquädukts einen Hydrozephalus der oberen drei Hirnkammern erzeugte, diesen aber verhinderte, wenn er gleichzeitig das Plexusgewebe entfernte. Andererseits wurden bei Liquorüberproduktion große Plexuszotten beobachtet (Weend, Millen und Wollam u. a.). Eine weitere Möglichkeit der Entstehung ist eine ungenügende Rückresorption, wobei jedoch bis zum heutigen Tag noch keine klaren Vorstellungen über den Mechanismus existieren.

Diskutiert werden Permeabilitätsstörungen. Die Schwierigkeiten, pathophysiologische Zusammenhänge darzustellen, sind durch pathologische und anatomische Untersuchungen nicht auszugleichen, da diese nur Momentaufnahmen eines sehr komplexen Geschehens zeigen.

Einteilung des Hydrozephalus

Nach Dandy erfolgt auch heute noch eine Unterscheidung in einen kommunizierenden Hydrozephalus (Hydrocephalus communicans) und in einen nichtkommunizierenden Verschlußhydrozephalus (Hydrocephalus occlusus). Matson weist darauf hin, daß im klinischen Ablauf zusätzlich eine Unterscheidung nach einem fortschreitenden oder dynamischen und nach einem zum Stillstand gekommenen adynamischen Hydrozephalus ratsam sei.
Von einem Hydrocephalus communicans spricht man dann, wenn zwischen den inneren Liquorwegen (Ventrikelsystem) und den Liquorresorptionsräumen der Konvexität eine freie Liquorpassage existiert. Es beseht also ein Mißverhältnis zwischen Liquorproduktion und Liquorresorption, wobei nicht zu unterscheiden ist, an welchem der beiden Systeme die Schädigung zu suchen ist. Einzig und allein ist die Tatsache entscheidend, daß das normale Gleichgewicht in Richtung eines Liquorstaus verschoben ist. Dem kommunizierenden Hydrozephalus zuzurechnen ist die Sonderform nach abgelaufenen Entzündungen oder Traumen, wobei eine Verlegung zwischen Ventrikelsystem und Subarachnoidalräumen durch Verklebungen und Verwachsungen entstanden ist. Von einem Hydrocephalus occlusus spricht man dann, wenn im Bereich des Ventrikelsystems ein Verschluß eintritt. Hauptursache dürften Tumoren sein. Damit wird verständlich, daß der Hydrozephalus eine nicht nur im Kindesalter auftretende Erkrankung ist. Als Hydrocephalus occlusus tritt er jedoch als Symptom und Ausdruck einer anderen Erkrankung auf. So kann es zu Blockaden der Foramina Monroi durch Tumoren oder Zysten kommen, z. B. Kolloidzysten, Kraniopharyngeome, ausgedehnte Hypophysentumoren. Die Verlegung des Aquädukts wird hervorgerufen durch Pinealome, Geschwülste der Vierhügelplatte u. a. oder durch Verdrängung des Aquädukts bei entfernter liegenden Tumoren. Medulloblastome oder Spongioblastome füllen den IV. Ventrikel aus und führen so ebenfalls zu einem Aquäduktabbruch bei der Ventrikulographie, zu einer unvollständigen Darstellung des IV. Ventrikels oder zu einer Verlagerung.
Gesondert betrachtet werden muß der Hydrozephalus durch Fehlbildungen, wobei man vor allem an die Arnold-Chiarische Mißbildung zu denken hat. Es handelt sich um eine dysraphische Störung, die meist mit weiteren Fehlbildungen vergesellschaftet ist (Myelomeningozele). Der Hydrozephalus besteht häufig schon bei der Geburt oder bildet sich im Laufe der nächsten Zeit aus. Die früher häufig durchgeführten

pneumenzephalographischen Schichtuntersuchungen zeigen gleichzeitig einen hohen Prozentsatz an primärer Aquäduktstenose. Zu denken ist weiterhin an das Dandy-Walker-Syndrom. Dabei handelt es sich um einen zystischen Verschluß des IV. Ventrikels mit gleichzeitiger Kleinhirnwurmaplasie. Auch basiläre Impressionen, Denshochstand, Atlasassimilationen und andere knöcherne Fehlbildungen am zervikookzipitalen Übergang kommen als Ursache eines Hydrozephalus in Frage.
Weitere Unterteilungen kann man nach der intrakraniellen Drucksituation vornehmen. Zu nennen ist vor allem der Normaldruckhydrozephalus („normal pressure hydrocephalus").

Klinik und Diagnostik

Symptomatik

Auffallendes Merkmal ist der vergrößerte oder der zunehmende Kopfumfang. Solange Fontanelle und Schädelnähte noch nicht geschlossen sind, kann es zu einem Auseinandertreten der Schädelknochen kommen. Der normale Kopfumfang beträgt bei der Geburt ca. 34 cm, mit 1 Jahr etwa 45 cm und hat mit 20 Jahren seinen endgültigen Umfang von ca. 55 cm erreicht. Durch den intrakraniellen Druck auf die Orbitae kommt es zum Herunterdrängen der Augen, wodurch das sog. Sonnenuntergangsphänomen entsteht. Der Schädel weist eine ausladende Stirn gegenüber einem relativ zu kleinen Gesichtsschädel auf. Die gestauten Venen sind besonders gut sichtbar; die Haut wirkt schlecht durchblutet (Abb. 10.**1**). Beklopft man den Schädel, hört man einen tympanitischen Klopfschall bei sehr ausgeprägtem Hydrozephalus. Entsteht der Hydrozephalus vor der endgültigen Verknöcherung, sind funktionelle Ausfälle spät zu beobachten, während diese im Erwachsenenalter relativ schnell auftreten können. So wird es zu Erbrechen, Kopfschmerzen, Stauungspapille, evtl. Schläfrigkeit und Koordinationsstörungen kommen.

Technische Untersuchungen

Röntgennativaufnahmen

In den Röntgennativaufnahmen sind die weiten, klaffenden Schädelnähte sichtbar; waren diese schon verschlossen, kommt es zu einer Nahtsprengung sowie zur Wolkenschädelbildung und Vermehrung der Impressiones digitatae durch den vermehrten Hirndruck auf den Schädelknochen (Abb. 10.**2**).

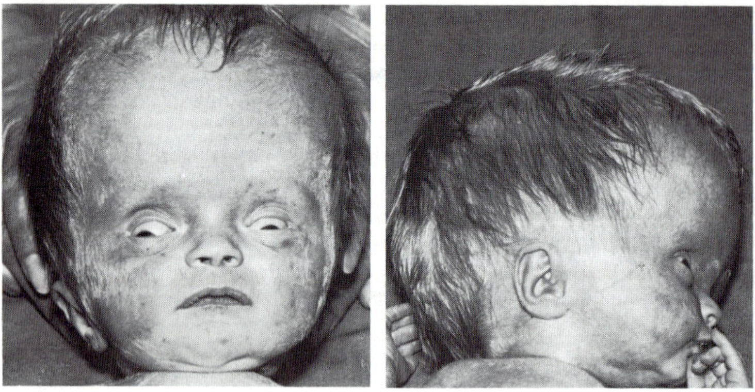

a b

Abb. 10.**1a** u. **b** Kind mit ausgeprägtem Hydrozephalus; gut zu sehen sind das „Sonnenuntergangsphänomen" der Augen sowie die ausladende Stirnpartie

Pneumenzephalographie

Sie stand früher im Kindesalter im Vordergrund der technischen Untersuchungen, da sie über die Ventrikeldarstellung hinaus die Möglichkeit einer diagnostischen Klärung bot. Ist die Fontanelle noch offen, wird der Seitenventrikel direkt anpunktiert und unter Bildwandlerkontrolle ein gezielter Liquor-Luft-Austausch durchgeführt. Liegt bei schon geschlossener Fontanelle eine Stauungspapille vor, was die Regel sein dürfte, kann nur über ein Bohrloch die Ventrikelpunktion durchgeführt werden. Zeigen sich keine Hirndrucksymptome, kann über eine Subokzipital- oder Lumbalpunktion der Luft-Liquor-Austausch erfolgen (Abb. 10.**3a** u. **b**).

Angiographische Untersuchungen

Diese spielen im Säuglingsalter eine untergeordnete Rolle, stehen jedoch im späteren Kindes- und Erwachsenenalter mehr im Vordergrund, jedoch nur dann, wenn eine diagnostische Klärung angestrebt wird. In der Regel ist die Computertomographie jedoch in der Lage, diese Aufgabe zu übernehmen. Im Angiogramm findet man einen weitbogigen Verlauf der A. cerebri anterior (Endast A. pericallosa) und einen sehr gespannten Gefäßverlauf (Abb. 10.**3c**).

Abb. 10.**2a** u. **b** Röntgennativaufnahmen beim Hydrozephalus: **a** Sprengung der Schädelnähte, **b** Wolkenschädelbildung ▶

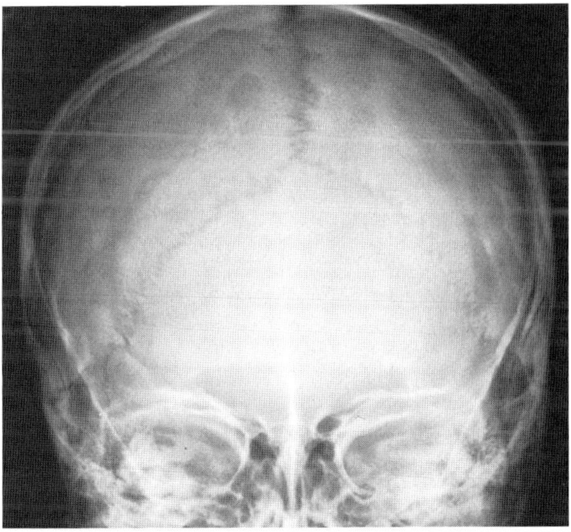

a

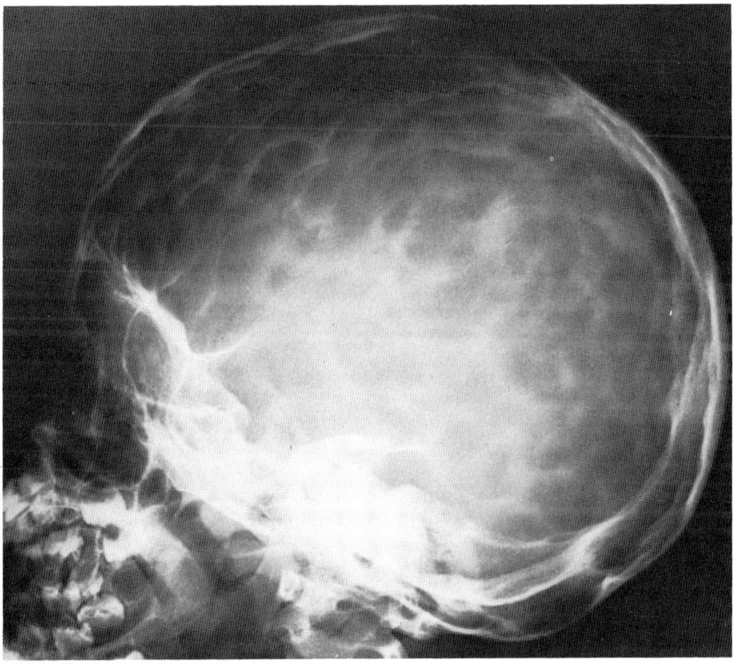

b

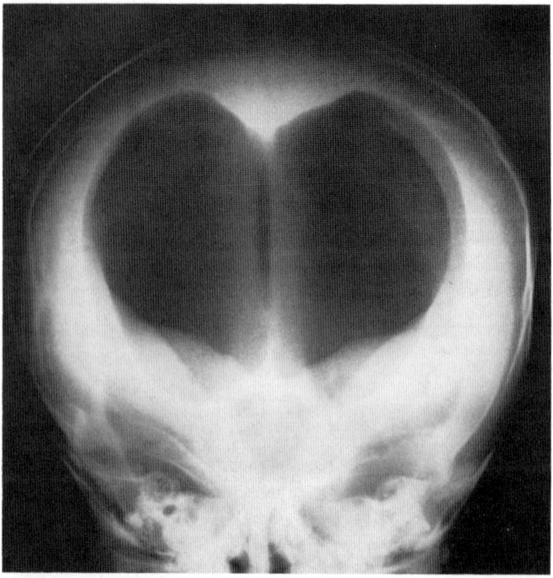

a

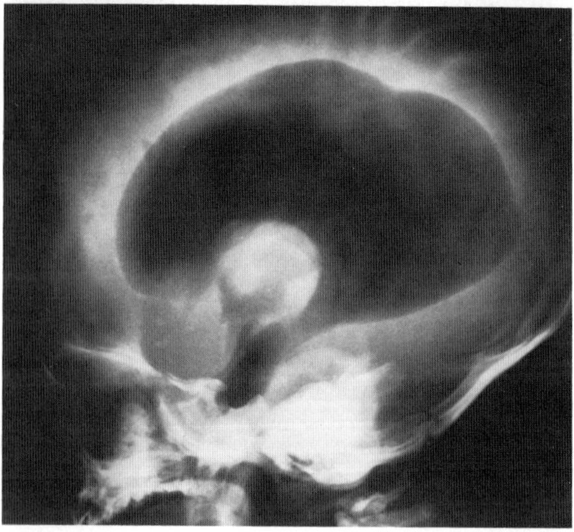

b

Abb. 10.**3 a–c** Darstellung des Hydrozephalus mit Röntgenkontrastmitteln: direkte Darstellung der erweiterten Ventrikel mit Luft a.-p. (**a**) und seitlich (**b**); **c** angiographischer Nachweis: großbogiger, gespannter Verlauf der A. cerebri anterior (A. pericallosa)

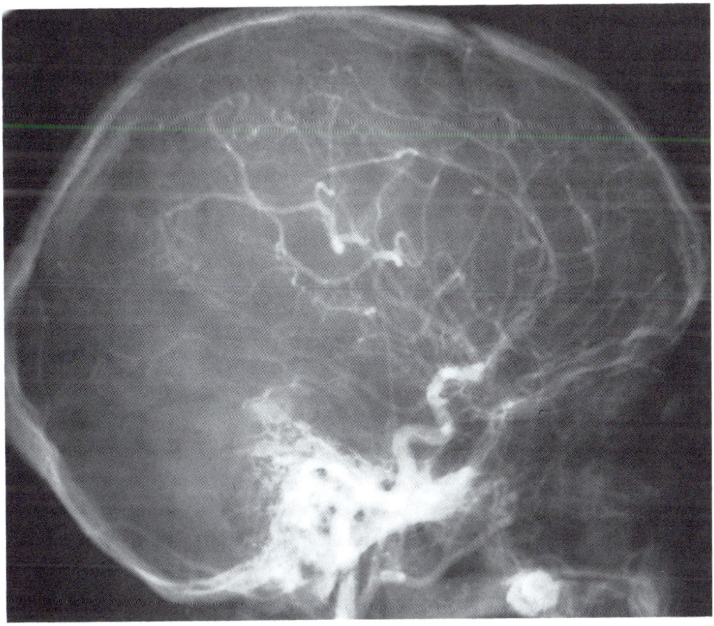

c

Passageprüfungen

Die früher häufig durchgeführten Farbstoff- und Kontrastmitteluntersuchungen (Methylenblau, Pantopaque) spielen heute keine Rolle mehr. Sie sind aufwendig und erfordern lange Röntgenzeiten, meist ohne eine entsprechende Klärung zu erreichen. Bessere Möglichkeiten bietet dagegen die Isotopenuntersuchung mit Jod-131-Albumin, das durch Ventrikelpunktion in den Liquorraum eingebracht wird. Man kann so eine Verlaufsstudie über die Verteilung der Aktivität in den Liquorräumen erstellen. Diese Methode kann auch für die Prüfung des Shunt-Systems (s. S. 323) eingesetzt werden. Hierbei wird in das Pümpchen ein Isotop oder auch Kontrastmittel eingegeben (Valvulographie) (Abb. 10.**4**).

Ventrikulographie mit positiven Kontrastmitteln

Im Gegensatz zur Untersuchung mit Pantopaque als öligem positivem Kontrastmittel haben sich die wasserlöslichen Stoffe besser bewährt. Es handelt sich hierbei um voll resorbierbare Stoffe mit gutem Kontrastbild. Diese Technik ist vielfach auch der Ventrikulographie mit

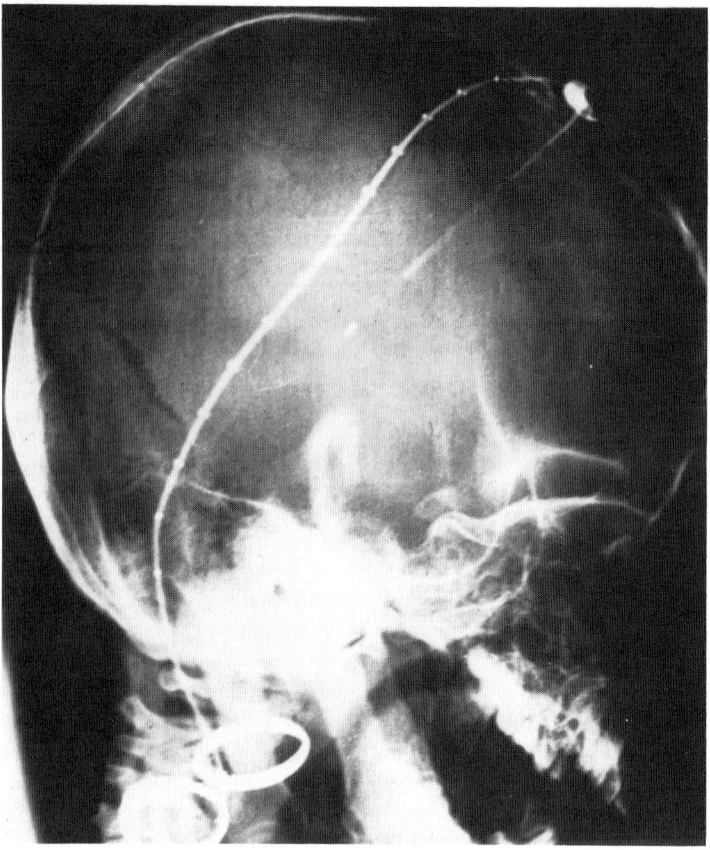

Abb. 10.**4** Passageprüfung des Systems mit Röntgenkontrastmittel, das in die Ventilpumpe eingespritzt wird

Luft überlegen. Häufig wird es erforderlich sein, eine genaue Lokalisation durch enzephalotomographische Aufnahmen durchzuführen. Seit Einführung der Computertomographie ist es nur noch in Ausnahmefällen notwendig, diese Methode anzuwenden.

Ultraschallverfahren

Die eindimensionale Echoenzephalographie reicht in der Regel zur Diagnostik nicht aus. Es ist zwar möglich, mit dieser die Hirnmanteldicke sowie die Weite des III. Ventrikels zu messen. Durch die Weiter-

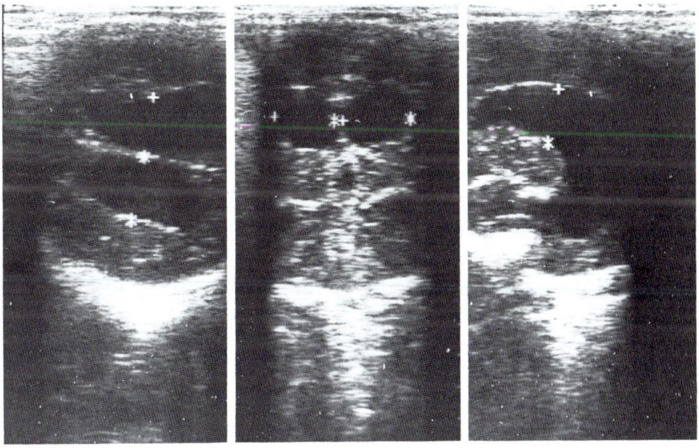

a b c

Abb. 10.**5 a–c** Ultraschalldarstellung mit Beschallung über die große Fontanelle. **a** Aufsicht, **b** a.-p. Schicht, **c** seitliche Darstellung

entwicklung der sonographischen Methoden ist die A-Scan-Methode jedoch überhaupt nicht mehr in Benutzung. Solange eine genügend große Fontanelle vorhanden ist, wird es mit einem guten Ultraschall-Sonographiegerät gelingen, eine wirklichkeitsgetreue Abbildung der Situation im Schädelinneren zu erreichen, ohne daß weitere invasive Maßnahmen notwendig sind. Diese Methode ist in den letzten Jahren zu einer Routinemethode ausgereift (Abb. 10.**5**).

Fontanellendruckmessung

Bei noch ausreichender Weite der großen Fontanelle ist es ohne Probleme möglich, den intrakraniellen Druck nichtinvasiv zu messen. Diese Methode, für die spezielle Druckaufnehmer entwickelt wurden, kann als Langzeitmethode wertvolle Hilfestellung bieten, insbesondere bei Grenzwerten (Abb. 10.**6**).

Invasive intrakranielle Druckmessung

In den letzten 15 Jahren hat sich die intrakranielle Druckmessung zu einer routinemäßigen, zuverlässigen und unentbehrlichen Hilfe entwickelt. Es stehen hierfür verschiedene Verfahren zur Verfügung. So kann der Druck epidural (telemetrisch oder direkt), subdural oder intraventrikulär gemessen werden. Welcher Methode der Vorzug gegeben wird, muß für die einzelne Situation entschieden werden.

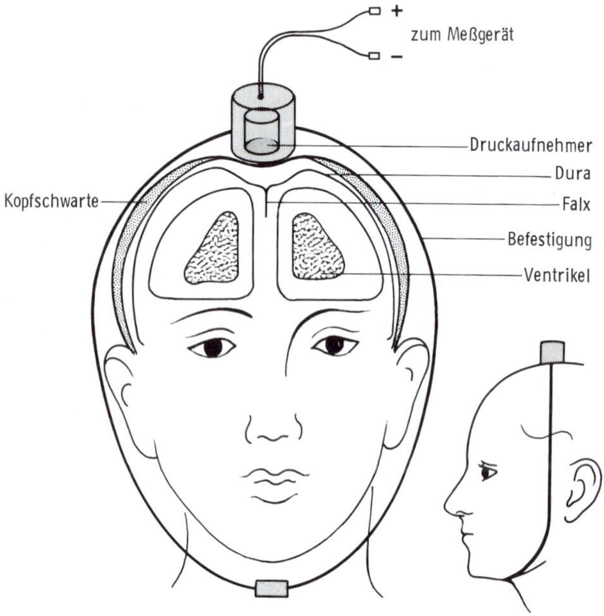

Abb. 10.**6** Fontanellendruckmessung

Computertomographie

Die überragende Methode ist heutzutage die Computertomographie, die fast alle anderen Verfahren abgelöst hat. Das trifft sowohl für die Diagnostik wie auch für den Verlauf und die postoperative Kontrolle zu. Nachteil ist, daß dadurch kaum noch nach der Ursache des Hydrozephalus gefahndet wird. Da es sich jedoch um eine nichtinvasive Methode handelt, die rasch und problemlos durchgeführt werden kann und darüber hinaus zuverlässige und brauchbare Ergebnisse liefert, wird sie in den nächsten Jahren auch die Methode der Wahl bleiben (vgl. Abb. 10.**11**).

Kernspintomographie

Die Kernspintomographie hat den Vorzug, eine nichtradiologische Methode zu sein, so daß dadurch die Strahlenbelastung entfällt. Zwei entscheidende Nachteile lassen die Methode zum jetzigen Zeitpunkt jedoch noch nicht für Diagnostik und Verlaufsuntersuchung beim Hydrozephalus brauchbar erscheinen. Einmal ist die Untersuchungszeit noch so lang, daß Neugeborene und kleinere Kinder nicht ruhig liegenbleiben; zum anderen spielen die hohen Kosten für routinemäßige Untersuchungen eine entscheidende Rolle. Ob sich später bei weiterer Verbreitung und kürzeren Scan-Zeiten eine Änderung ergeben wird, bleibt abzuwarten.

Therapie

Für die Therapie ist entscheidend, daß bereits zerstörtes Hirngewebe nicht regeneriert werden kann, dagegen funktionelle Störungen erholungsfähig sind. Eine Entlastungsoperation kann also nur die noch Funktion zeigenden Teile erhalten. Das erfordert einen möglichst frühzeitigen Eingriff. Die mehr abwartende Haltung ist unserer Meinung nach nicht gerechtfertigt. Auch das Einschwenken der Kopfumfangskurve in den Normbereich ohne operativen Eingriff macht eine aktive Therapie nur scheinbar überflüssig, da schon zu diesem Zeitpunkt unnötigerweise Hirngewebe zugrunde gegangen ist. Die neueren Untersuchungen über die geistigen Leistungen von Kindern mit Hydrozephalus, die frühzeitig einer Shunt-Operation zugeführt wurden, bestätigen dieses.

Hydrocephalus occlusus

Eine sinnvolle Therapie kann primär nur darin bestehen, die Liquorpassage wieder zu ermöglichen, d. h. eine operative Beseitigung eines Tumors, einer Zyste oder entzündlicher Verklebungen. Können diese jedoch nicht beseitigt werden oder liegt eine inoperable Geschwulst vor, muß eine Umgehungsdrainage angelegt werden. Torkildsen hat eine solche angegeben, wobei mittels Katheter der Liquor von dem Seitenventrikel epidural zur Hinterhauptzisterne und bis in den Spinalkanal geleitet wird (Ventrikulozysternotomie).

Hydrocephalus communicans

Frühere Versuche mit Entwässerungsmaßnahmen oder mit Bestrahlungen des Plexus und der Seitenventrikel mußten ohne Erfolg bleiben, da eine grundlegende Änderung damit nicht geschaffen wurde. Dandy versuchte die Plexusexstirpation, die bis Mitte der 50er Jahre die einzige operative Methode darstellte. Ein befriedigendes Ergebnis wurde nur in wenigen Fällen erreicht. Alle anderen Versuche (Abb. 10.**7**), den Liquor in die großen Körperhöhlen oder Flüssigkeitssysteme abzuleiten, z. B. in die Pleurahöhle, in den Magen, in den Ureter, in den Uterus oder in das Lymphsystem, zeigten auf längere Zeit nicht den gewünschten Erfolg.

Ableitung in das Blutsystem

Erste Überlegungen hatte bereits Gärtner 1895 angestellt; verwirklicht wurden sie von Payr 1908. Er versuchte dabei vergeblich, eine funktionierende Kommunikation der Seitenventrikel mit dem Sinus longitudinalis herzustellen. Erst Spitz und Holter gelang es Mitte der

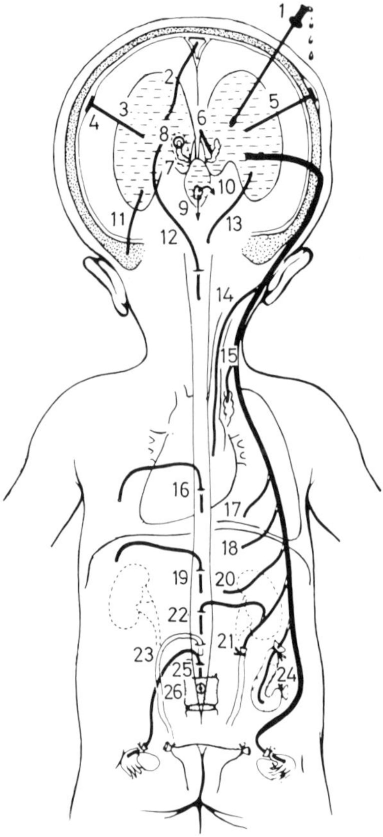

Abb. 10.**7**
Bisher versuchte Ableitungen des Liquors (von okzipital her gesehen):
1 = direkte Ableitung nach außen,
2 = Ableitung in den Sinus longitudinalis,
3 = Ableitung in den Subarachnoidalraum,
4 = Ableitung in den Subduralraum,
5 = Kopfschwartenableitung,
6 = Ableitung in die Balkenzisterne,
7 = Plexusexstirpation,
8 = Ventrikulostomie (Seitenventrikel),
9 = Ventrikulostomie (vorderer III. Ventrikel),
10 = Ventrikulostomie (hinterer III. Ventrikel),
11 = Ableitung in das Mastoid,
12 = Torkildsen-Drainage,
13 = transtentorielle Ableitung,
14 = Ableitung in den rechten Vorhof,
15 = Ableitung in die Lymphbahn,
16 = Spinalkanal-Pleura-Verbindung,
17 = Ableitung in den Pleuraraum,
18 = Ableitung unter das Zwerchfell,
19 = spinoperitoneale Verbindung,
20 = Ableitung in den Peritonealraum,
21 = Ventrikel-Ureter-Verbindung,
22 = Spinalkanal-Ureter-Verbindung,
23 = Einpflanzung des Ureters in den Spinalkanal,
24 = Ableitung in den Darm,
25 = Einpflanzung in die Tuben,
26 = Ableitung in die Wirbelkörper
(nach *Gerlach* u. Mitarb.)

50er Jahre, durch Einschalten von Ventilen den Rückstrom von Blut in das Ableitesystem zu verhindern. Mittels Ventile wird der Liquorstrom nur in eine Richtung gelenkt, Durch Zwischenschaltung eines Schlauchstückes zwischen die beiden Ventile kann eine Funktionskon-

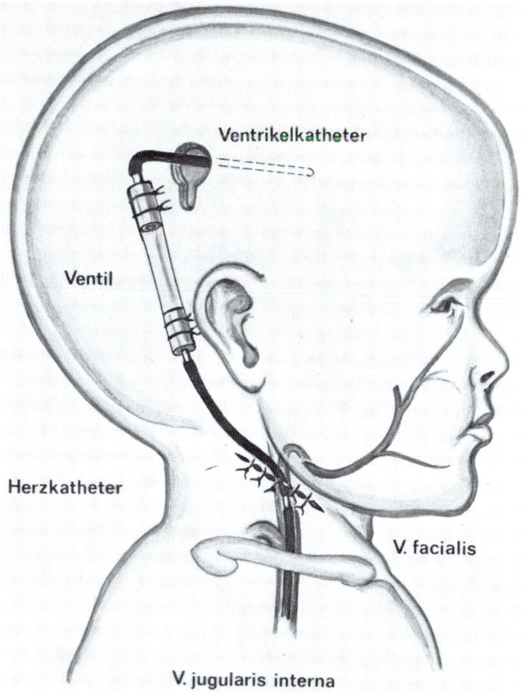

Abb. 10.**8** Drainage nach Spitz-Holter

trolle erreicht werden. Der obere Ansatz wird mit einem in den rechten Ventrikel eingebrachten Katheter verbunden, während der distale Katheter über die V. facialis, V. jugularis interna und V. cava superior in den rechten Vorhof eingeschoben wird. Das Ventil mit der Pumpe kommt dabei retroaurikulär in die Muskulatur zu liegen, da sonst Drucknekrosen der Haut entstehen können (Abb. 10.**8**). Der große Nachteil dieses weitverbreiteten Systems ist der offene Herzkatheter, der leicht thrombotisch verschlossen wird. In ähnlicher Form arbeitet das Hakim-System, das seit Anfang der 70er Jahre als ergänzendes System, vor allem bei hohen Liquoreiweißwerten, Verwendung findet.

Fast zur gleichen Zeit entwickelten Pudenz, Heyer und Schulte ein vollständig aus Siliconkunststoff bestehendes Ableitungssystem. Bei diesem liegt ein Ventil direkt an der Spitze des Herzkatheters, der in der gleichen Weise in den rechten Vorhof vorgeschoben wird. An der Spitze des konischen Siliconschlauches befinden sich längsverlaufende

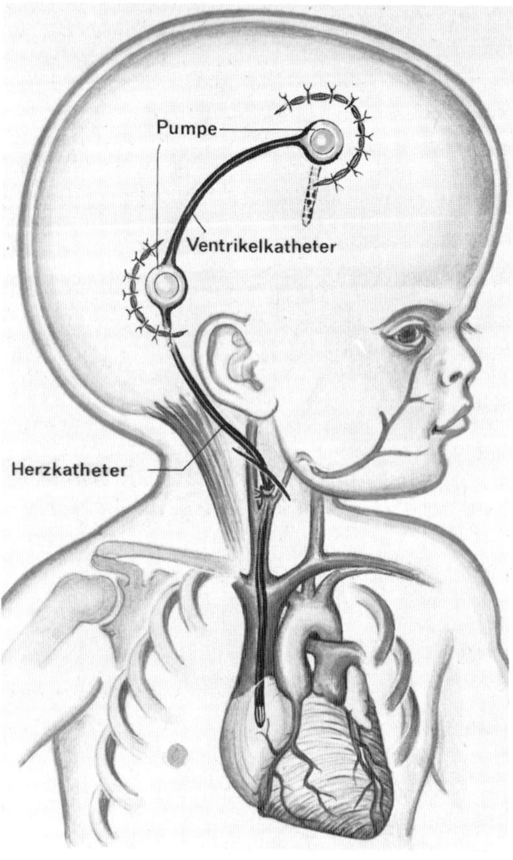

Abb. 10.**9** Drainage nach Pudenz-Heyer-Schulte. Das Ventil sitzt an der Katheterspitze und in der Pumpe, die gleichzeitig zur Kontrolle des Systems dient

Schlitze, die sich auf einen bestimmten Druck öffnen. Dadurch ist ein Blutrückstrom in das System nicht möglich. Ein weiterer Vorteil ist der markierte Herzkatheter, der röntgenologisch gut sichtbar ist. Die Kontrolle der Funktionsfähigkeit wird durch eine Pumpe gewährleistet, die zwischen Herz- und Ventrikelkatheter, am Schädelknochen befestigt, eingeschaltet ist. Neuerdings ist in diese auch noch ein Ventil eingearbeitet, so daß empfohlen wird, am Ende des Herzkatheters nur noch ein sich leicht öffnendes Schlitzventil zu verwenden. Früher wurden beide Systeme noch rechts am temporookzipitalen Übergang eingelegt. Hier jedoch ist der Plexus so stark ausgeprägt, daß es ratsamer erscheint, nur noch die frontale Einlage des Ventrikelkatheters anzuwenden (Abb. 10.**9**). Die rechtsseitige Einlage des Systems in das Ventrikelsystem wurde aus verschiedenen Gründen gewählt: Einmal ist die rechte Seite beim Rechtshänder die „unterwertige Hemisphäre"; zum anderen ist über die rechte V. facialis der Weg in den rechten Vorhof geradlinig, während es beim Vorschieben linksseitig Schwierigkeiten geben kann. Je nach Druckgradient wird bei allen Systemen der Ventilöffnungsdruck gewählt.

Intraperitoneale Ableitung

Statt der Ableitung in das Blutsystem kann man auch eine Einlage in den intraperitonealen Raum durchführen. Häufig wird dieser Weg gewählt, wenn bei Ventilrevisionen ein Vorschieben in das Venensystem nicht mehr möglich ist. Die Operationszeit wird dadurch verkürzt. Die Bewegungen des Darmes werden jedoch von dem Katheter mitvollzogen, so daß dieser auf Kontrollaufnahmen stets eine andere Lage einnimmt (Abb. 10.**10a** u. **b**). Bei Frühgeborenen ist der peritoneale Shunt die Methode der Wahl. Eine Standardisierung jedoch, in welcher Situation welcher Katheter und welches System in Frage kommt, ist nicht möglich. Hierbei bestehen erhebliche individuelle Unterschiede.

Lumboperitonealer Shunt

In den letzten Jahren ist ergänzend eine weitere Methode vermehrt angewandt worden, der lumboperitoneale Shunt. Hierbei wird der Katheter lumbal intradural eingeführt und am Rippenbogen entlang zum Abdomen geführt. Am Rippenbogen kann ein Ventilsystem mit Pumpvorrichtung angebracht werden, um auch hierbei eine Kontrollfunktion zu ermöglichen. Voraussetzung ist jedoch, daß es sich um einen Hydrocephalus communicans handelt, der eine ausreichende Verbindung des Liquors zum Spinalkanal hat.

Prognose

Diese heute allgemein üblichen Ableitungssysteme haben in der Behandlung des Hydrozephalus eine entscheidende Wendung gebracht. Es wird eine Normalisierung des intrakraniellen Drucks bei Rückläufigkeit der Ventrikelerweiterung erreicht (Abb. 10.**11**). Zum anderen aber wird zumindest bei einem Teil eine normale geistige Entwicklung möglich sein, wie große Statistiken in der letzten Zeit gezeigt haben. Über 50% der Kinder mit Hydrozephalus erreichen einen normalen Intelligenzquotienten, ein normales psychologisches Testverhalten so-

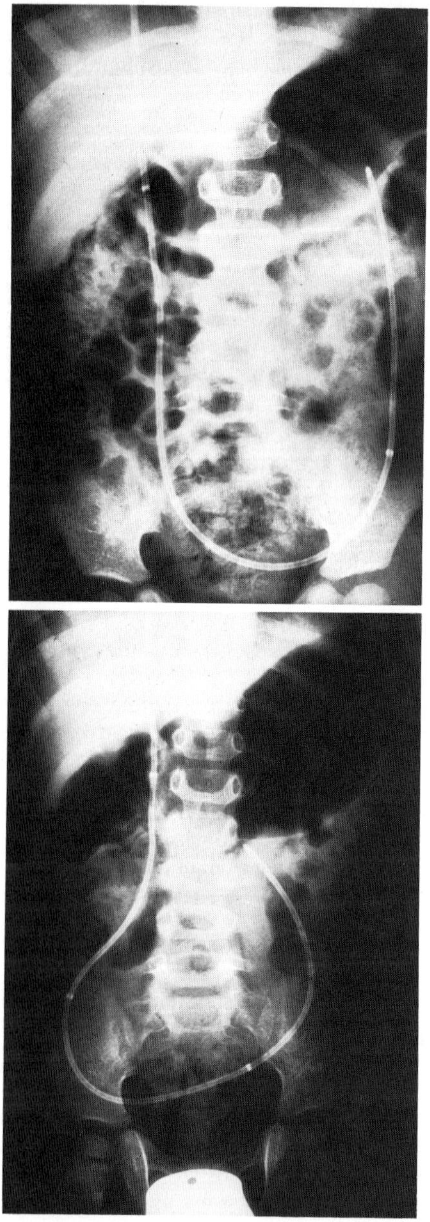

a
b

Abb. 10.**10 a–d** Peritonealer Shunt; verschiedene Lagen des Katheters durch die Darmbewegungen (**a** u. **b**). Computertomogramm vor (**c**) und nach (**d**) Shunt-Operation

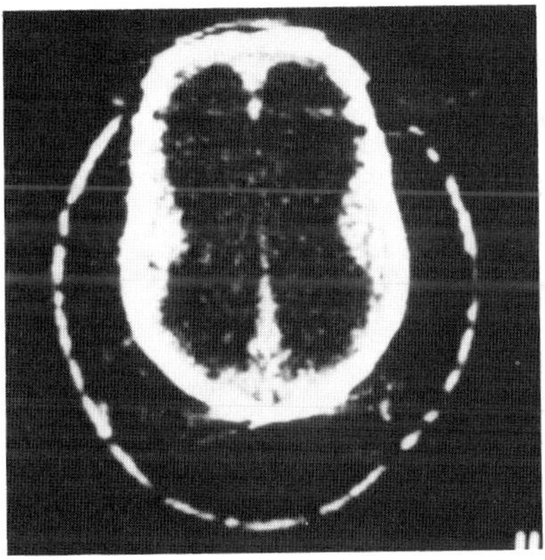

c

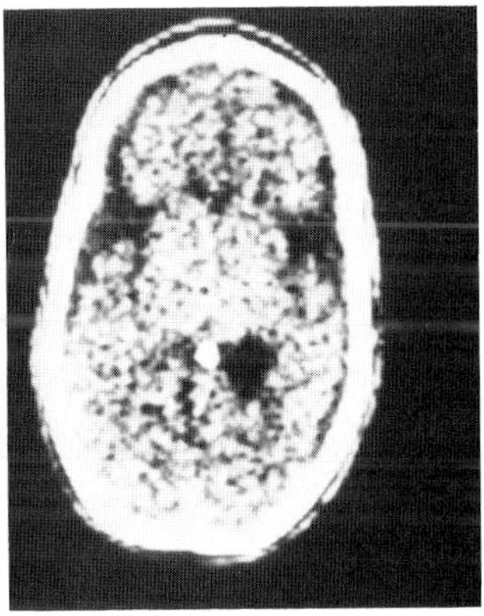

d

wie eine regelrechte funktionelle Entwicklung. Bei 20% ist eine leichte Retardierung festzustellen; nur bei 30% ist es fraglich, ob ein erheblicher geistiger Rückstand aufgeholt werden kann. Vergleicht man die frühere trostlose Situation mit diesen Ergebnissen, wird klar, welch positiver Wandel sich vollzogen hat. Entscheidend für das Funktionieren ist jedoch, daß eine fortgesetzte Kontrolle möglich ist. Die Überprüfung des Systems, evtl. Verlängerung des Herzkatheters beim Wachstum des Kindes sowie Revision des Ventrikelanteils oder der Pumpe sind häufig unumgänglich. Hierfür bietet sich die schon erwähnte Computertomographie als Kontrollmethode der Wahl an. Außerdem muß die Messung des Kopfumfanges ständig durchgeführt werden (Abb. 10.**12**). Versuche, auch die Elektroenzephalographie in das Überwachungsprogramm einzuschalten, haben zu keinen brauchbaren Ergebnissen geführt. Eine entscheidende Überwachung fällt dabei nicht nur der Klinik, sondern auch dem Haus- und Kinderarzt zu, da er den in Zusammenarbeit mit der Klinik erstellten Therapieplan durchführt. Unabhängig davon sind sozialtherapeutische Beratungen erforderlich, um eine reibungslose soziale Eingliederung zu erreichen.

Sonstige Hydrozephalusformen

Hierbei handelt es sich in der Regel um einen Hydrozephalus, der meist durch tumoröse Prozesse oder entzündliche Abläufe entstanden ist. Gelingt eine Beseitigung nicht, sollte man heutzutage nicht mehr die vorher erwähnte Torkildsen-Drainage durchführen, sondern die effektive Ableitung mit einem der geschilderten Systeme. Ein Hydro-

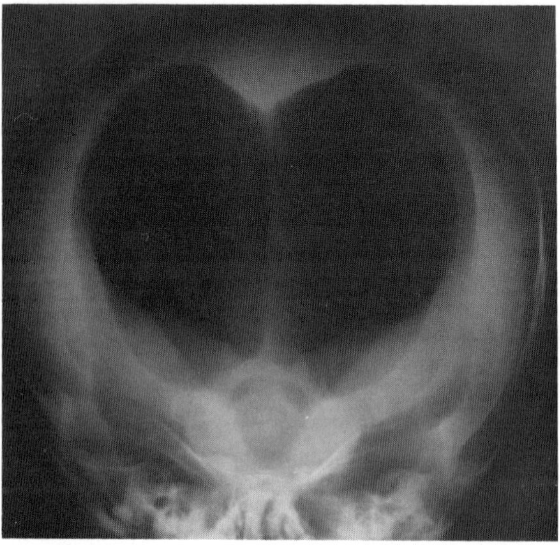

a

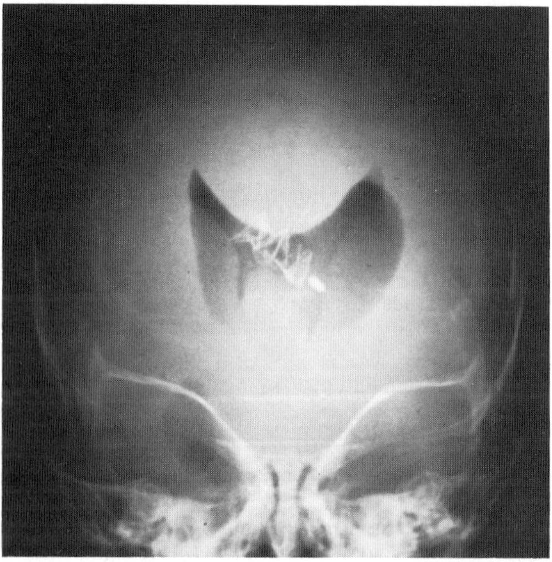

b

Abb. 10.**11 a** u. **b** Vergleich von prä- und postoperativen Ventrikeldarstellungen beim Hydrozephalus bei gleichzeitig fehlendem Balken vor (**a**) und nach (**b**) Einsetzen eines Ventils nach Pudenz-Heyer-Schulte

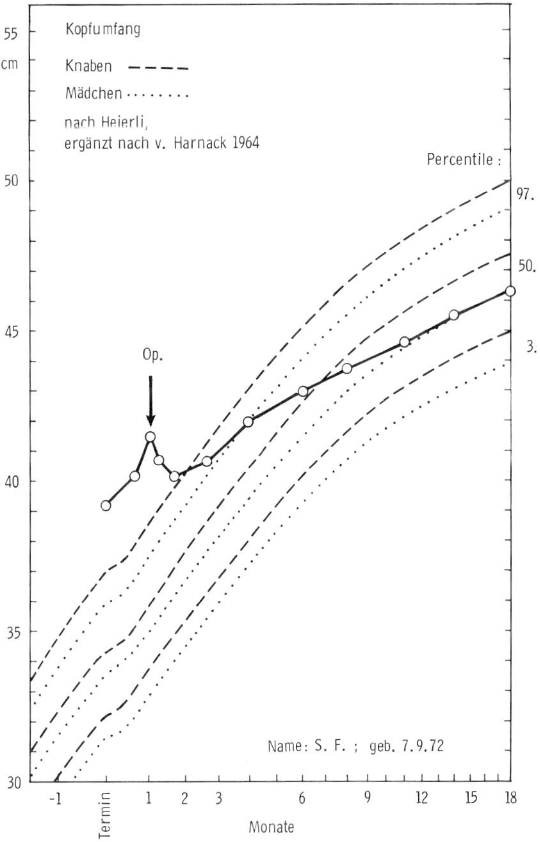

Abb. 10.**12** Verlaufskontrolle des Kopfumfanges bei gut funktionierendem Ventil

zephalus kann jedoch auch posttraumatisch entstehen oder als Zeichen einer sonstigen Hirnatrophie. Hierbei sind Ableitungsdrainagen und therapeutische Maßnahmen nicht immer angezeigt. Ähnlich verhält es sich mit dem sog. „Normaldruckhydrozephalus (‚normal pressure hydrocephalus'". Die Ableitungsdrainagen sollten in diesen Fällen mit „high pressure-Systemen" erfolgen. Eine Langzeitdruckmessung über mindestens 24 Std. ist bei diesen unklaren Hydrozephalusformen erforderlich, um eine saubere Indikationsstellung zu erreichen. Man wird hierbei sog. „B-Wellen" und „Plateauwellen" beobachten können.

11 Frühkindliche Hirnschäden und subdurales Hydrom

Frühkindliche Hirnschäden

Pathogenese

Es handelt sich um unterschiedlich lokalisierte Schädigungen des Hirngewebes (Abb. 11.**1**) zu verschiedenen Zeiten der Kindesentwicklung:

1. pränatal,
2. perinatal und
3. postnatal.

Von Bedeutung sind Art und Zeitpunkt der einwirkenden Noxe, wobei für den letzteren Faktor die teratogenetische Determinationsperiode für das Gehirn etwa von der 2.–10. Embryonalwoche von besonderer Wichtigkeit ist. Auch in der weiteren intrauterinen Entwicklung ist stets eine schädigende Einwirkung auf die Gehirnentwicklung und -reifung möglich. Bei diesen Schädigungen sind genetische Faktoren auszuschließen. Bei den exogenen Störfaktoren steht der Sauerstoffmangel an erster Stelle. Dann sind die Infektionen (Viren) der Mutter zu nennen, die auf den Fetus übertragen werden. Danach folgen erst sonstige mütterliche Stoffwechselstörungen (Diabetes mellitus u. a.) und anderweitige Einflüsse (Röntgenstrahlen, radioaktive Substanzen u. a.).

In der perinatalen Phase kommt es vornehmlich zu hypoxämischen Hirnschädigungen durch einen erschwerten Geburtsvorgang.

Nach diesen Schädigungsfaktoren der Hypoxie und Asphyxie ist die direkte mechanische Hirnschädigung zu nennen. Wiederum durch einen meist erschwerten und verlängerten Geburtsverlauf und durch notwendige zusätzliche äußere Manipulationen (Zangengeburt) kommt es zu kranialen Gewalteinwirkungen mit Verletzung venöser und arterieller Gefäße. Zerreißungen großer Gefäße (A. carotis, A. vertebralis, A. cerebri media, Hirnsinus u. a.) führen fast ausschließlich unmittelbar zum Tode. Verletzungen kleinerer Gefäße (Hirnkontusion, umschriebene intrazerebrale Blutungen, kleinere Brückenvenenabrisse) werden überlebt und führen zu Ausfällen sehr unterschiedlicher Intensität (objektiv keine bis Hemiparese und geistige Defekte).

Die postnatalen Hirnschädigungen werden ebenfalls vielfach durch

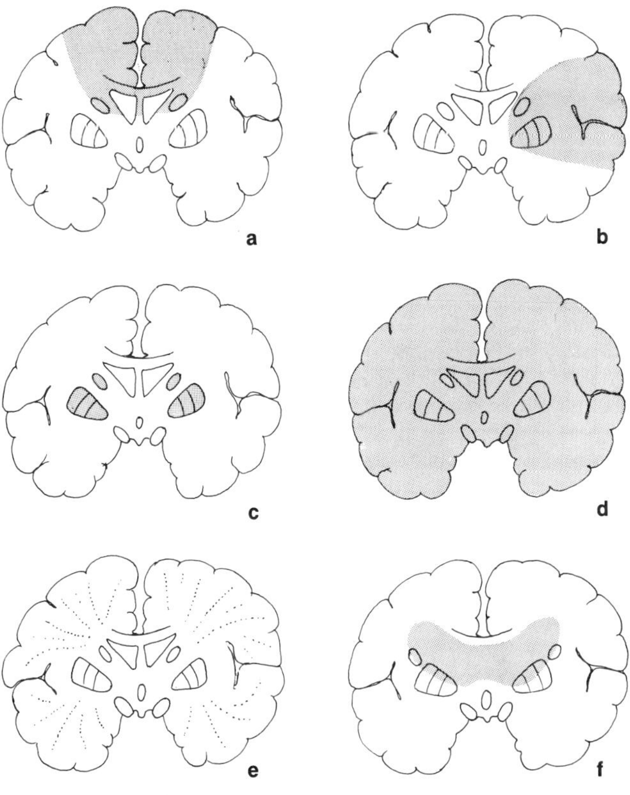

Abb. 11.**1 a–f** Unterschiedliche Topik der frühkindlichen Hirnschädigung (nach *Zülch-Lindemann*)

Zirkulationsstörungen bedingt, etwa bei zerebralen Krampfanfällen, Embolien (bei angeborenen Herzfehlern) und Infektionskrankheiten (Keuchhusten, Scharlach u. a.). Weitere zerebrale Schäden werden als Folge von Infektionskrankheiten durch Meningitiden, Enzephalitiden und Mischformen erzeugt (Rubeolen, Varizellen, Grippe, Mumps u. a.). Auch folgentragende parainfektiöse allergische Einwirkungen auf das Hirn (Impfungen und Wiederimpfungen) sind bekannt. Der zum sog. Kernikterus führende Icterus gravis neonatorum etabliert sich mit Nekrosen im Bereich der Stammganglien.

Pathologische Anatomie

Sauerstoffmangel ist für das unreife Gehirn besonders verhängnisvoll. Unvollständige Erweichungen im Marklager und in der Rinde führen über eine Gliaproliferation zu Narben und Verhärtungen (Sklerosen). Lokalisation und Intensität des Gewebsunterganges bestimmen, ob Narben oder Hohlräume (Porenzephalie) entstehen.

Die Hydranenzephalie ist der Prototyp einer ausgedehnten und intensiven arteriellen Durchblutungsstörung. Durch eine Unterbrechung der Blutzufuhr über beide Karotiden wird eine Einschmelzung beider Großhirnhemisphären bewirkt. Lediglich die von den Vertebralarterien versorgten Hirnanteile bleiben erhalten.

Am reifenden Hirn kann eine fehlerhafte Durchblutung ausschließlich das empfindliche Parenchym schädigen, ohne daß Glia und Mesenchym betroffen werden. Bei der selektiven Parenchymnekrose bleibt eine gliöse Narbe. Eine Sonderform unvollständiger Erweichungen ist der Status marmoratus, bedingt durch vasale Störeinwirkungen in den Stammganglien. Neben Narben im Striatum werden auch solche im Thalamus und in der Hirnrinde beobachtet. Unterbrechungen der V. magna Galeni und ihrer Zuflüsse führen im Großhirn zu Einschmelzungen des Marklagers unter Schonung der Stammganglien. Eine vermehrte Gliafaserbildung führt über eine Verhärtung (Sklerose) und Schrumpfung zur Narbe. Abflußbehinderungen von Venen der Konvexität führen zu Einschmelzungen an der Hirnrinde und im subkortikalen Marklager. Im Endstadium werden diese Hirnwindungen als Ulegyrien bezeichnet. Sekundär gehen in der Hirnrinde entsprechende Nervenfasern und Markscheiden zugrunde. Bei Bevorzugung einer Hemisphäre spricht man von einer Hemiatrophia cerebri und bei Betroffensein einzelner Lappen von einer lobären Sklerose. Bei Verlegung venöser Abflüsse spielt das begleitende Stauungsödem eine zusätzliche Rolle, indem es über die zuständigen Gefäßareale hinaus zu Schädigungen führt.

Die Beobachtungen zu den Späterscheinungen des Kernikterus der Neugeborenen werden als Encephalopathia posticterica infantum dargestellt. Die Ursache der im Krankheitsverlauf auftretenden Gewebsnekrose ist darin zu sehen, daß eine primäre Gewebsschädigung durch Sauerstoffmangel eine Durchtränkung des nekrotischen Gewebes mit Gallenfarbstoffen vorbereitet (Pallidum, Corpus subthalamicum, Ammonshorn, Nucleus dentatus, Oliven).

Bei fetalen Infektionen (2. Hälfte der Fetalzeit), wie z. B. der Toxoplasmose, kommt es zu entzündlichen Herden (Meningoenzephalitis) und Destruktionsprozessen im Gehirn. Es kommt zu einer Gefäßbeteiligung mit thrombophlebitischen Prozessen der Hirnsubstanz und mehr oder weniger ausgedehnten Nekrosen.

Klinik

Die klinischen Syndrome frühkindlicher zerebraler Schädigungen werden bestimmt von der Lokalisation und der Ausdehnung der Gewebsuntergänge und den Blutungen. Man unterscheidet bezüglich der Ausfallserscheinungen zwei große Gruppen:

1. Störungen der Motorik,
   a) spastische Lähmungen,
   b) Bewegungsstörungen;
2. psychische Ausfälle,
   a) Störungen der Intelligenz,
   b) Störungen des Affektes und des Antriebs.

Die Intensität der Lähmungen ist graduell unterschiedlich. Sie treten solitär auf wie auch kombiniert mit Bewegungsstörungen und psychischen Veränderungen.
An extrapyramidalen Bewegungsstörungen kennt man die Athetose, die Chorea und die Torsionsdystonie.
Psychische Ausfälle werden in etwa 70% aller frühkindlichen Hirnschädigungen gesehen, wobei der Schweregrad der Intelligenzdefekte etwa den gleichzeitigen neurologischen Ausfällen entspricht.
Weiterhin sind als Folge frühkindlicher Hirnschädigungen zerebrale Krampfanfälle bekannt, die in Form von epileptischen Anfällen auftreten oder auch als psychomotorische Anfälle (sog. Temporallappenepilepsie), Blitz-, Salaamkrämpfe u. a. Die exakte klinische Diagnose ist naturgemäß um so schwieriger zu stellen, je jünger das Kind ist, zumal im 1. Lebensjahr noch keine Spastik entwickelt wird.
Bei Gegenüberstellen mit einem normalen kindlichen Verhalten hinsichtlich der Bewegungsabläufe und des Reflexverhaltens kann man doch schon frühzeitig motorische Störungen nachweisen und bald auch schon etwas über den Intellekt aussagen.
Ergänzt werden diese Untersuchungen durch das EEG, die Computer- und die Kernspintomographie.

Therapie
Zur Behandlung der Folgen kindlicher Hirnschädigungen ist die Kooperation der verschiedensten medizinischen Fachdisziplinen im Verein mit heilpädagogischen, physiotherapeutischen und soziologischen Institutionen und vor allem auch der Familie des geschädigten Kindes unumgänglich, wenn man eine erfolgversprechende Rehabilitation im weitesten Sinne erreichen will.
Die spastischen Lähmungen sind die Domäne physiotherapeutischer Maßnahmen, unterstützt von medikamentöser Therapie. Bei störender und nicht ausreichend beeinflußbarer Spastik können operative Eingriffe weiterhelfen. Bekannt ist bei spastischer Paraparese der unteren Extremitäten die Durchtrennung der hinteren Wurzeln (FOERSTER 1909) zur Unterbrechung des Reflexbogens. Eine Minderung des Muskeltonus kann durch eine longitudinale Myelotomie (BISCHOF 1951) mit Durchtrennung der Verbindungen zwischen Vorder- und Hinterhorn erreicht werden.

Die Hyperkinesen sind zu einem großen Teil medikamentös zu beherrschen. Wenn das nicht der Fall ist, kommen einige operative Verfahren zum Einsatz. Außer peripheren Nervenwurzeldurchtrennungen im zervikospinalen Bereich, etwa beim Tortikollis, kennt man spinale Eingriffe, wie die Pyramido-Extrapyramidotomie (Schürmann 1949) mit kombinierter Durchtrennung des gleichseitigen Pyramidenseitenstranges, des Tractus rubrospinalis, des Vorderstranges und des gegenseitigen Pyramidenvorderstranges. Weiter zentral wurde die Pedunkulotomie (Walker 1942) ausgeübt. Bei beiden Methoden erfolgt die einseitige Beseitigung der Bewegungsstörung durch bewußte Provokation einer Parese. Bessere Resultate ohne zusätzliche Lähmung sind durch stereotaktische Operationsverfahren (Pallidotomie, Thalamotomie) zu erreichen.
Zerebrale Krampfanfälle auf dem Boden frühkindlicher Hirnschädigungen bedürfen im wesentlichen einer medikamentösen Behandlung. Ist sie nicht ausreichend, so ist bei konstant nachgewiesenen Foci im EEG eine operative Intervention angezeigt mit Entfernung des entsprechenden Hirnbezirks, der vielfach erhebliche anatomische Veränderungen (Zysten, Narben u. a.) aufweist.

Subdurales Hydrom (subduraler Erguß)

Da bisher weder Ätiologie noch Pathogenese dieses Krankheitsbildes geklärt sind, finden sich in der Literatur zahlreiche Synonyme: Hydrocephalus externus pachymeningicus (Virchow); Meningitis serosa cystica (Payr), extrazerebrale Arachnoidalzyste (Okonek), chronisch zystisches Hydrom der Dura (Bannwarth), Meningitis serosa cystica (Pette).

Ätiologie und Pathogenese

Die Entstehung der chronischen, zystischen Hydrome (subdurale Ergüsse), die fast ausschließlich im Kindesalter vorkommen, kann auch heute noch nicht befriedigend dargestellt werden. Die Flüssigkeit in dem von Membranen umgebenen Raum ist wesentlich eiweißreicher als der übrige Liquor. Störungen der intrakraniellen Druckverhältnisse mit Unterdruckzuständen werden angenommen, sind jedoch nicht bewiesen. Auch ein Mißverhältnis zwischen Wachstum des Schädels und Wachstum des Gehirns wird diskutiert. Alle angeführten Gründe sind jedoch nicht bewiesene Hypothesen. Gehäuft treten die chronischen Hydrome im Anschluß an Meningitiden auf. Auch hier ist der pathogenetische Faktor noch ungeklärt.

Lokalisation

Die subduralen Hydrome sind vorwiegend an der Konvexität zu finden und können sich über die gesamte Hirnoberfläche ausdehnen. Sie

a b c d

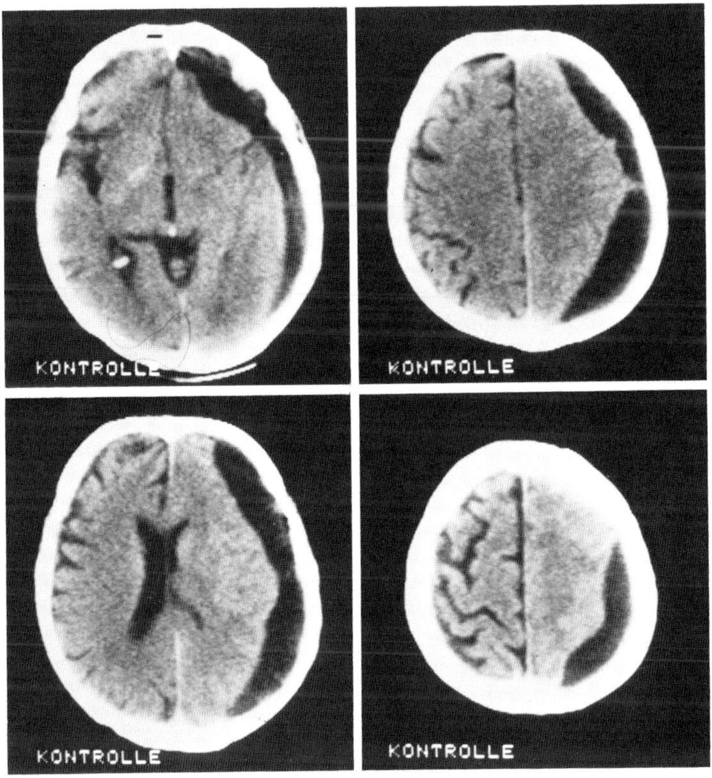

Abb. 11.**2a–d** Subdurales Hygrom, über dic ganze Hemisphäre reichend

kommen einseitig und doppelseitig vor. Ihre Dicke kann sich von Millimetern bis zu mehreren Zentimetern erstrecken.

Klinik und Diagnostik

Symptomatik

Da sich die Ergüsse langsam entwickeln, wird die anfängliche psychische Umstimmung mit Weinerlichkeit, Reizbarkeit und Unruhe meist nicht bemerkt oder fehlgedeutet. Erst die weitere mangelhafte Entwicklung und die verminderte Nahrungsaufnahme bei Säugling und Kleinkind lassen die Mutter aufhorchen. Später kommt es meist zu generalisierten Krampfentladungen (als generalisierte Jackson-Anfälle zu deuten). Die Fontanelle ist, sofern noch offen, häufig gespannt. Intrakranielle Drucksteigerungen mit Stauungspapille können fehlen.

In vielen Fällen kommen die Mütter aus anderen Gründen oder wegen routinemäßiger Untersuchungen zum Kinderarzt. In manchen Fällen wird die Diagnose als Zufallsbefund gestellt.

Technische Untersuchungen
Auf den Röntgenaufnahmen des Schädels finden sich die Zeichen einer intrakraniellen Drucksteigerung mit klaffenden Nähten. Im späteren Alter kann es zu einer Ausbuchtung der Schläfenschuppen kommen sowie zu einer Ausweitung der mittleren Schädelgrube. Im CT ist die Diagnose relativ einfach zu stellen (Abb. 11.**2**).
Im Säuglingsalter wird die Diagnose relativ einfach durch eine Punktion der Ergußflüssigkeit via Fontanelle gestellt. Sie ist eiweißreicher als normaler Liquor; meist ist sie etwas bräunlich oder blutig verfärbt, kann jedoch auch völlig klar und von Liquor nicht unterscheidbar sein.

Therapie
Besteht noch eine offene Fontanelle, kann man die Ergüsse einfach punktieren. Durch die plötzliche Druckänderung kann eine zerebral kritische Situation entstehen. Eine Überwachung ist deshalb erforderlich. Bei einer großen Anzahl kann man durch meist mehrmalige Punktionen eine Entfaltung des Hirns und damit eine vollständige Ausheilung erreichen. Verstärkt sich die Ergußbildung (ein- oder beidseitig) bei wiederholter Punktion, so wird eine Dauerdrainage erforderlich.

Prognose
Ähnliche wie beim Hydrozephalus hängt die Prognose einmal von dem Ausmaß des untergegangenen Hirngewebes ab; zum anderen ist es entscheidend, ob mit kleineren Maßnahmen ein rasches „Trockenlegen“ des Ergusses möglich ist oder ob schwerwiegende Eingriffe notwendig sind. Eigene Beobachtungen zeigten für ⅔ der Fälle gute Ergebnisse und für ⅓ dauernde körperliche und psychische Schäden.

Sachverzeichnis